【제3판】

정신건강론

【제3판】

정신건강론

김정미 · 박희숙

KNOWLEDGE COMMUNITY 공동체

우울, 공황장애, 자살, 사이코패스, 집단따돌림, 악플… 최근 우리가 주변에서 너무 낯설지 않게 접하고 있는 용어들이다. 그리고 우리는 최근 코로나 19를 맞아 세계가 하나로 시간을 멈추는 팬데믹 상황을 겪으며 엄청난 트라우마 속에서 살았다. 이제 정신질환은 일부의 사례이고 특별한 일이 아닌, 우리의 일상이 되어 버린 듯하다. 어쩌면 의례히 있는 환경의 하나로 여기고, 잘 겪을 수 있는 방법을 알고 있는 것이 더 현명할 수도 있겠다. 문제는 이러한 종류의 정신질환은 스스로 드러내지 않으면 일반인들이 쉽게 인식하기 어렵기 때문에 도움을 받기도 또 도움을 주기도 쉽지 않다는 것이다. 현대라 하면 IT, 문명의 발달로 인간을 더욱 편리하게 만들고, 그 결과는 어느 홍보영상에서 흐르는 안락한 환경에 행복스러운 웃음으로 그려질 듯한데, 정작 우리 주변에서 일어나는 외현적 현상들은 가족의 해체, 양극화, 외로움으로 인한 정신질환이 근본이 되어 인간의 내면에서 '나 좀 봐주세요', '나 좀 사랑해 주세요', 'help me!'를 외치는 신호인지도 모르겠다. 결국 현대사회의 변화는 인간을 위한, 좀 더 편리한 것, 좀 더 좋은 것에 초점을 두는 것 같지만, 인간의 궁극적인 행복감은 해결하지 못하고 있어 어느 때보다 인간의 정신건강을 심각히 생각해 보게 한다.

본 저자들은 지난 수년간 강단에서 정신건강론을 강의하고 현장에서 심리적 문제를 가진 아동, 청소년, 그리고 성인을 상담하면서 그들의 문제의 근본은 물리적 원인보다 심리적 불안과 가족 간의 적절하지 못한 관계형성에서 시작된 것임을 자주 경험하였다. 특히 부모는 자녀의 문제를 호소하고 전문가로부터 해결방법을 찾고자 하지만 자녀가 나타내는 외현적 문제는 정작 부모 자신의 심리적 안정이 우선적으로 해결되어야 하는 사례가 많았다.

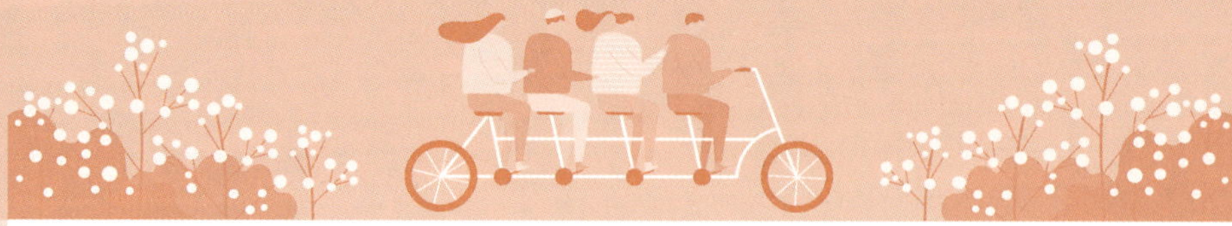

본 저자들이 가르치는 학생들은 졸업 후 사회복지사를 비롯한 사회복지 분야나 보육교사로서의 진로를 가진다. 이들은 다양한 발달기와 특성을 가진 사람을 대상으로 그들의 어려움 또는 그들의 발전을 위해 도움이 되는 일을 하는 직업을 가지게 된다. 그리고 자신의 분야에 적합한 자격증을 얻기 위해 필요한 과목을 이수하고 기술적 능력을 수련하고자 노력하지만 정작 현장에서 훌륭한 사회복지사나 보육교사가 되기 위해서는 인성 그리고 정신적 건강이 우선되어야 함을 자주 실감한다.

많은 사람을 대하는 분야의 사람들은, 특히 신체적 건강이나 물리적 성과보다 건강한 정신과 안정된 심리상태가 필요하다. 실제로 많은 사람을 상대로 하는 직업을 가진 의사, 간호사, 사회복지사, 심리상담사, 교사, 서비스업 종사자들과 같은 사람은 심리적 탈진으로 인한 스트레스가 다른 사무직 종사자들에 비해 높다는 연구도 있다. 심지어 최근에는 '감정노동자'라는 용어가 등장하여 육체적 노동이 아니라도 정신적 노동으로 인한 스트레스와 고단함이 얼마나 심각한지를 표현해 주고 있다.

본 저자들은 정신건강론의 목적을 사회복지사 및 보육교사 자격증을 위한 중요과목으로 그 중요성을 깊이 이해하며, 그 일차적인 초점을 그러한 일을 수행할 대상자의 개인적인 정신적 · 심리적 안녕을 찾는 데 두고자 하였다. 따라서 본 서에서는 장차 사회복지사나 보육교사로서 갖추어야 할 지식을 주는 차원보다는 사회복지사나 보육교사가 될 현재 학생인 자신을 먼저 성찰하고 스스로 깊이 인식하는 기회를 가지는 데 초점을 두고자 하였으며, 이에 따라 구성은 정신적 측면을 다루는 건강심리학과 대인관계 측면에 근거를 두고자 하였다. 이것이 바로 기술적 능력을 충분히 발휘할 수 있는 전문인으로서 근본이 되는 힘이라고 믿는다.

본 서는 제1부 정신건강의 이해, 제2부 정신건강에 영향을 미치는 요인, 제3부 스트레스와 정신건강, 제4부 이상행동과 정신장애, 제5부 인간관계와 정신건강의 내용으로 구성하였다. 현대사회의 인간문제와 스트레스를 제시하고 특히 정신건강 문제는 DSM-5(2013)에 기반하여 각 장에는 최근 사회적 이슈가 된 정신건강 관련 기사를 제공하였다.

아무쪼록 본 서가 좁게는 사회복지사 또는 보육교사를 꿈꾸는 학생들에게, 그리고 발전적으로는 그들이 영향을 주는 대상에게 정신적 건강과 심리적 안녕을 이루는 밑거름으로 이용되기를 진심으로 바란다. 그리고 본 서를 출판하기에 애써준 도서출판 공동체에도 감사를 드린다.

2023년 7월

저자 김정미 · 박희숙

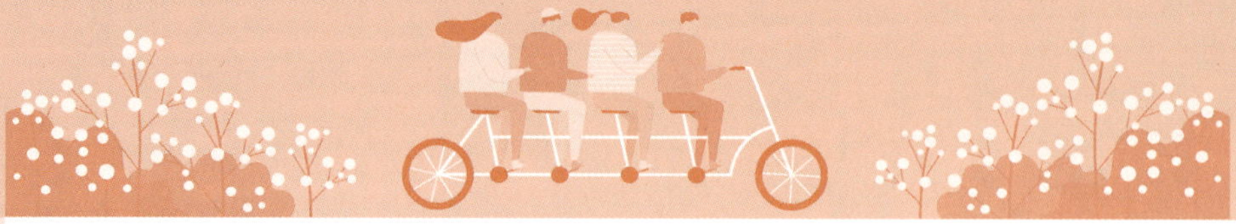

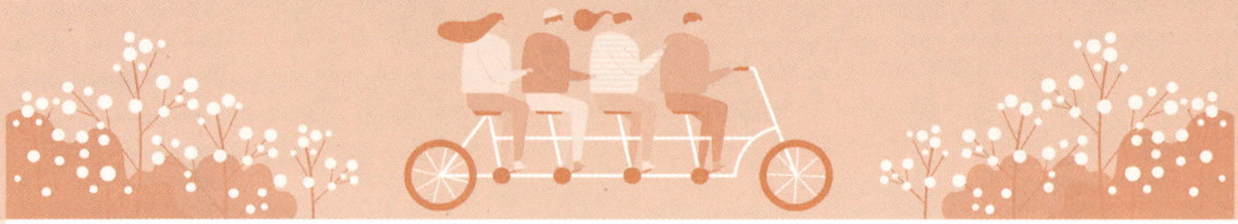

PART 04 이상행동과 정신장애 _ 159

PART 01

정신건강의 이해

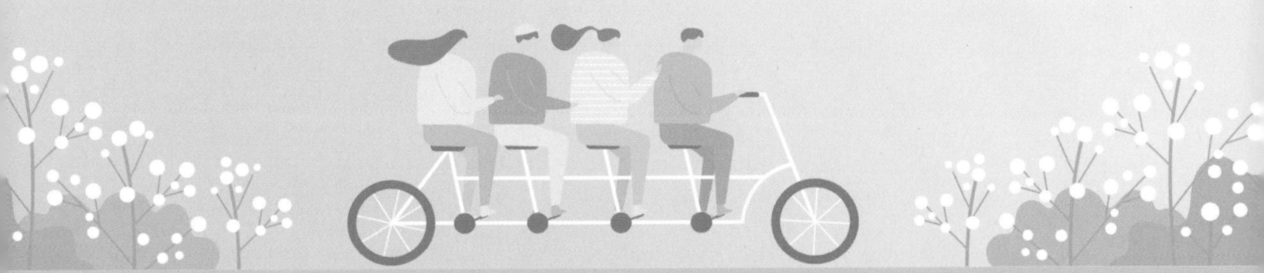

CHAPTER 01 현대인과 정신건강
CHAPTER 02 정신건강의 의미

CHAPTER 01

현대인과 정신건강

학습목표

1. 현대사회의 특징에 대해 살펴본다.
2. 현대사회 정신건강과 관련된 이슈들을 개괄해 보고, 그에 비춰 나의 일상을 짚어본다.

20세기에서 21세기로 넘어온 지도 20여 년이 지난 지금, 우리는 컴퓨터 등 정보통신의 비약적인 발전으로 모든 분야에서 정보화가 이루어진 지식정보화 사회라고 불리는 시대에 살고 있다. 그간의 사회, 문화, 경제 및 기술의 변화들은 인간의 삶의 방식과 조직체에 엄청난 변화를 미쳐왔고, 이러한 변화와 함께 미래에는 어떻게 될 것인가에 대한 많은 토론이 벌어지고 있다. 초고속 정보통신망에 의해 세계가 하나로 연결되고, 수많은 정보가 디지털화되어 인공지능(AI)이 현실화되어 가는 21세기는 보다 성숙된 고도의 정보사회가 되고 있다. 따라서 오늘날은 넘쳐나는 정보 속에서 누가 자신이 원하는 정보를 최적으로 선택하여 그것을 어떻게 사용하느냐에 따라 주도성을 가질 수 있다. 누구나 이렇게 빠르게 변화해 가는 사회 속에서 최적의 적응을 하며 자신의 삶을 성공적으로 이끌어 나가고 싶어 한다.

현대를 살아가고 있는 사람들에게 신체건강은 중요한 문제로 대두되고 있다. 우리 사회가 평균수명이 점차 길어지면서 고령화 사회로 진입하고 있는 것도 하나의 이유이다. 이에 못지않게 스트레스 관리나, 현대인의 우울증 문제 등 정신건강에 대해서도 많은 사람들이 관심을 가지고 있다. 인간이 갖게 되는 다양한 질병들은 신체적인 결함이나 환경적인 문제에 의해서도 나타나지만, 정신적 측면의 불균형 상태가 원인이 되기도 하며 그러한 사실들이 점차 밝혀짐에 따라 더욱 관심이 높아지고 있다. 사람들은 행복한 개인의 삶과 사회적인 관계를 위하여 건강한 심신의 균형을 유지하는 데 삶의 가치를 두고 있다. 이는 행복한 삶의 중요성이 부각되었기 때문이기도 하지만, 우리가 사는 현대사회가 심신을 위협하는 요소들을 너무 많이 포함하기 때문이기도 하다. 산업화와 기계화, 정보화된 사회는 편리하지만 비인간화 현상을 더욱 부추기고 있고 일상생활에서의 과잉정보와 자극들로 인해 신경이 과민해지고 피로하며, 심리적 · 물리적으로 무력하고 고립되며 불안함을 느끼고 살아가게 되었다.

인간은 신체적 존재인 동시에 정신적 존재이다. 그리고 사회적 존재이며 동시에 도덕성을 갖추어야 하는 존재이다. 인간의 건강은 이 중 어느 한 부분에 국한되지 않는다. 신체와 정신의 관계나 심신과 사회환경의 관계, 그리고 도덕성과의 관계를 늘 살펴야 하며, 동시에 총체적으로 이들 간의 균형을 보아야 한다. 이들은 분리될 수 없는 밀접한 상호관련성을 가지기 때문이다.

1. 현대사회의 특징

현대인의 생활은 이전 시대와 비교하여 더욱 편리해지고 쾌적해졌으나, 급변하는 미래에 대해 언제 어떻게 변화할지, 그것에 어떻게 대처해야 할지를 항상 걱정할 수밖에 없는 불확실성이 존재한다. 또한 여러 다양한 사상들과 철학들의 혼재로 인한 가치관의 혼동이 존재한다. 현대사회가 세계화되고 지구촌화되면서 서로 다른 문화적 배경과 언어적 배경을 가진 사람들이 함께 살 수 있게 되었으나 사람들 간의 문화차가 극대화되는 결과를 낳게 되었다. 홍수처럼 쏟아져 나오는 각종 정보들과 인터넷에서 검색만 하면 나오는 인스턴트식 정보와 지식들로 인해 오히려 현대사회는 의사결정과 선택이 매우 곤란한 환경이 되었다. 사람들의 직업은 언제나 불안정하고 세계 경제의 분위기에 따라 경제상황이 급변하여 오늘의 회사나 기업이 내일 어떻게 될지 모르는 상황에서 영속적인 직업도 없고 또한 더 나은 급여를 위해 잦은 진로변경을 하게 되었다.

가정과 교육 문제에도 큰 변화들이 우리에게 나타났다. 이혼율의 증가와 이로 인한 가정기능의 변화, 상실이다. 이러한 이혼이 원인이 되어 한부모가정, 조손가정이 증가하고 재혼이 증가하며, 많은 아동들이 어려움에 처하게 되었다. 또한 한층 복잡해지고 심각해진 교육제도와 입시제도 등은 공교육 기피현상 및 사교육 왕국으로서의 과열된 교육열을 만들었다. 교육현장은 이제 입시 전쟁터가 되었고 공교육 환경 안에서는 연일 일어나는 학교폭력과 인권침해 등의 뉴스가 심각한 수준에 이르렀다. 또한 사람들 간의 인간관계도 피상적이 되며 인터넷이 보편화되면서 인터넷 공간에서 소외되거나 의사소통에 익숙지 않은 경우 소외감을 느끼게 되었다. 사람들은 그 어느 때보다 인터넷이나 SNS(Social Network Service)를 통한 소통을 보편적이며 폭발적으로 하고 있으나 오히려 갈수록 실존적 공허함을 맛보게 된다고 한다. 따라서 현대인들은 다양한 종교에 관심을 가지며 그 필요성을 느끼게 되었다.

이처럼 현대사회는 그 어느 때보다 정신건강의 문제가 중요한 삶의 부분이 되었으며 정신건강은 한 개인의 관심사는 물론, 주요 사회적 이슈로 등장하게 되었다.

"SNS가 10대를 위협한다" … 미 공중보건당국 공개 경고

미국 최고 보건당국이 청소년들의 정신건강에 소셜미디어(SNS) 사용이 심각한 위험이 될 수 있다며 당국과 기업, 가정의 긴급한 조치가 필요하다고 경고했다. 과거 흡연과 비만 등에 대한 사회적 인식을 전환시켜 제도 마련 논의를 이끌었던 미 공중보건당국이 SNS를 "시급한 공중보건 문제"로 규정한 보고서를 발표한 것은 이번이 처음이다.

뉴욕타임스(NYT) 등에 따르면 비베크 머시 미 공중보건서비스단(PHSCC) 의무총감은 23일(현지시간) 공개한 19쪽 분량의 보고서에서 SNS 사용이 일부 긍정적 효과에도 불구하고 청소년과 어린이들의 건강과 행복을 해친다는 광범위한 지표들이 존재한다고 경고했다. 공중보건서비스단 의무총감은 미국인들의 공중보건을 책임지는 '국가 의사'에 해당한다.

보고서는 SNS 사용의 긍정적 요소로 비슷한 관심사를 가진 사람들을 온라인으로 연결해 우정의 기회를 제공한다는 점을 꼽았다. 특히 성적 · 인종적 소수자들은 이를 통해 긍정적인 정체성을 갖는 데 도움을 얻는 것으로 나타났다. 3주 동안 매일 30분씩 SNS를 사용하면 우울증이 크게 개선된다는 대학생 및 청소년 대상 실험 결과도 소개했다.

그러나 이 같은 긍정적 요소에도 불구하고 SNS에는 '사이버 괴롭힘'이 만연하고 남과의 비교, 낮은 자존감 등을 정상적 상태로 여기도록 하는 "극단적이고 유해한 콘텐츠가 넘쳐난다"고 지적했다. 보고서는 다양한 임상심리학 연구 결과를 소개하며 자신의 신체에 대한 부정적 이미지 · 섭식장애 등과 SNS 이용 사이에 잠재적 인과관계가 성립한다는 결과들이 나왔다고 전했다.

즉, SNS는 조금씩 절제해서 사용할 경우에만 긍정적인 효과를 얻을 수 있지만, 문제는 빅테크 기업들이 이용자들을 SNS 중독상태로 유도하는 것이라고 보고서는 지적했다. 게시글에 대한 푸시 알림, 자동 재생, 무한 스크롤, '좋아요' 버튼 등이 이용자들을 최대한 SNS에 장시간 머물도록 하는 전략으로 소개됐다. 보고서는 "우리 아이들은 수십 년에 걸친(SNS 기업들의) 실험에 자신도 모르는 사이 참가자가 됐다"고 기술했다.

보고서에 소개된 퓨리서치 조사에 따르면 미국 13~17세 청소년의 95%, 8~12세 어린이의 40%가 SNS를 사용한다. 한국의 중학생에 해당하는 8~10학년 학생들은 하루 평균 3시간 30분을 SNS에서 보내는 것으로 나타났다. 머시 의무총감은 이날 미 공영라디오방송 NPR에서 "어린이들은 작은 성인이 아니다. 이들은 성인과 다른 발달단계에 있는 이들이며, 특히 두뇌 발달의 중요한 단계에 놓여있다"면서 "SNS를 하루에 3시간 이상 사용하는 10대는 우울증과 불안 증상의 위험이 두 배로 증가한다"고 우려했다.

머시 의무총감은 "이는 시급한 공중보건 문제"라며 "빅테크 기업과 정책 입안자들에게 구체적인 조치를 마련해 줄 것을 촉구한다"고 말했다. 그는 "카시트, 장난감 등 아이들이 사용하는 다른 제품과 마찬가지로 SNS에도 청소년에 대한 안전 기준이 필요하기 때문"이라고 강조했다.

보고서에는 각 가정에서 어린이의 SNS 사용을 지도하는 데 도움이 되는 권장 사항이 포함돼 있다. 미 공중보건국은 가족 식사시간과 대면 모임에서 모바일 기기를 사용하지 않도록 할 것을 권장했다. SNS에 무엇을 올릴 것인지 한계를 설정하고 개인 정보를 비공개로 유지하도록 하는 등 SNS 사용 관련 '가족 미디어 계획'을 만들 것도 제안했다.

앞서 미국심리학회는 이달 초 부모가 청소년의 SNS 사용을 면밀히 모니터링할 것을 권장하고, 빅테크 기업들에는 무한 스크롤 및 '좋아요' 버튼과 같은 기능을 재고해 줄 것을 권고하는 최초의 SNS 지침을 발표했다. 유타주는 지난 3월 18세 미만의 사용자가 부모나 보호자의 명시적인 동의 없이 SNS 계정을 만들 수 없도록 규제하는 주법을 발표했다.

출처 : 경향신문(2023. 5. 24).

2. 현대사회와 정신건강 이슈들

현대사회는 매우 다양하고 복잡해지고 있고 정신건강을 위협하거나 심화시킬 수 있는 많은 다양한 이슈들이 사람들의 일상 속에 도사리고 있어 이에 대한 이해와 예방이 필요하다. 정신건강에 영향을 주고 있는 주요 이슈들을 알아본다.

1) 학대, 방임과 폭력, 직업적 스트레스

최근 현대사회에는 사람이 상대방을 괴롭히거나 가혹하게 대하는 학대 및 상대방에게 기본으로 제공되어야 하는 숙식, 의료 및 교육 등을 제공하지 않고 방치하는 방임의 문제가 일어나고 있다. 주로 스스로를 보호하기 어려운 약한 대상인 아동과 장애인, 노인이 피해자가 되는 경우가 많고 가해자는 주로 부모, 친인척 등이다. 학대는 권위를 남용하거나 불공정 또는 부당 이득을 얻는 것, 혹은 신체적 및 정서적 폭력을 행사하고 상해하며, 성폭력, 강간, 부정행위, 불법행위, 더 나아가 범죄 등 여러 형태로 나타나며, 학대를 당한 피해자에게는 심리적 외상과 불안을 포함하는 만성 우울증, 외상 후 스트레스장애 등의 증상이 발생한다.

또한 현대인에게 일자리는 사회에서 개인이 정체성을 확보하고 유지하는 데 있어 중요한 토대가 되고, 사회를 구성하는 개인들을 서로 연결시키는 역할을 한다. 직업과 고용은 생계와 직접적인 관계를 가지므로 정신건강의 사회환경적 요인으로 매우 중요하며, 직업에서 오는 스트레스는 정신건강 악화의 주요 요인이 되기도 한다. 실업과 불안정한 고용은 현대인의 정신건강에 중요한 영향을 미치고 일자리는 우리에게 사회적 지위, 자부심, 자아존중감, 신체적 활동과 정신적 활동, 자신의 기술이나 능력의 활용, 사회적 접촉, 인정과 같은 비경제적인 혜택도 주므로 실업에 대해서는 개인적 대처뿐 아니라 사회적 노력이 필요하다. 대인기술이 부족한 사람은 관계를 형성하고 싶은 동기가 있어도 어떻게 행동해야 하는지 잘 모를 수 있다. 인간관계와 관련된 문제 중에는 혼자만의 노력으로 해결되기 어려운 것들이 많기에 전문가의 도움을 받는 것이 바람직하다.

2) 자 살

통계청 자료에 따르면, 우리나라는 2022년 9월 기준으로 자살률이 인구 10명당 23.6명으로 OECD 국가 평균(11.1명)에 비해 2배가 높은 수준이며, 2020년 기준 OECD 국가 중 1위이다(OECD Health data. 리얼캐스트뉴스, 2023). 2021년 사망원인 통계에 따르면 10대부터 30대까지 사망원인 1위가 자살로 나타났으며(통계청, 2022), 노인 인구의 자살 증가, 경제적 위기상황에서의 청·장년의 자살 증가, 모방자살의 증가, 동반자살의 증가 등을 특징으로 한다. 우리나라의 자살 현황은 2000년 이후 지속적인 증가 추세이며 2006년 이후 가파르게 자살률이 증가하였는데 그동안의 추이를 보면 IMF 및 금융위기 시 및 유명인 또는 연예인의 자살이 있었던 해에는 자살이 증가해 온 특징을 보인다. 자살의 원인이 되는 사회문화적 변화 현상들은 황금만능주의, 향락지상주의, 외형적 가치 추구 등 가치관의 변화와 혼돈, 경쟁적 성취 위주의 자본주의 사회로 전환되는 가운데 과중한 스트레스, 사회적 고립과 경제적 어려움 등 사회경제적 변화이다. 또한 핵가족화, 이혼율의 증가로 인한 사회적 지지망의 약화와 양육의 위기, 자아 강건성의 위기, 생명존중사상의 약화와 생명경시 풍조 그리고 노인 인구의 급격한 증가에 대비되는 준비 없는 고령화와 최첨단 정보화를 통한 온라인게임의 보급, 신속하고 자세한 보도 행태, 인터넷의 발달 등이 또한 영향을 줄 수 있으며 우울증 등 정신질환의 증가 또한 원인이 되고 있다. 이에 지역사회 생명안전망을 조성하고 강화하는 노력, 생명존중문화 확산 등 정책적 지원이 절실한 상황이다. 자살은 환경요인의 영향을 받기에, 주변인 및 자살유족 관리, 검진주기 단축, 대상질환 확대(기존 우울증에 조현병·조울증 등 추가), 사후관리 강화(정신건강복지센터, 정신건강의학과 연계), 치료관리 강화, 위험요인 관리, 재난 후 위험 대응, 자살시도자 관리, 확산예방, 경제위기 및 정신건강위기군 등을 생애주기별, 생활터별로 촘촘하게 지원해야 할 것이다.

3) 약물 및 알코올 등 다양한 중독 문제들

약물 중독은 약물의 부정적이고 위해한 결과를 알면서도 약물에 사로잡혀, 강박적으로 약물을 갈망하고 지속적으로 사용하도록 뇌의 구조와 기능이 변화되는 만성적 뇌 질환이다. 현대사회를 살아가는 사람들은 많은 스트레스와 함께 경쟁적인 생활을 하고 있기에 나쁜 기분을 좋게 하기 위해서, 운동 및 업무수행 능력을 증가시켜야 하는 압박감에 시달리다가 이를 더 잘하기 위해 지속적으로 약물을 남용하게 될 수 있다. 그리고 호기심에서나 다른 사람들이 하니까 약물을 사용하게 되는 경우도 있다. 모든 중독 가운데서 알코올중독은 가장 많이 연구되고 흔하게 나타나는 중독 현상이다. 세계보건기구는 알코올 중독을 전통적 음주습관의 영역을 넘거나 혹은 그 사회에서 인정하는 범위보다 지나치게 많이 음주하고 사회와 가정에 지장이 있고 이상을 초래하는 경우로 정의하고 있다(전자신문, 2022). 한 사회가 용인하는 음주량이나 행동상의 문제에 대한 수용 정도에 따라 알코올중독의 규정이 달라질 수 있다. 또한 도박은 비물질중독의 하나로, 비물질중독은 물질이 아닌 어떤 심리적 현상이나 행동을 반복하는 데 의존하는 현상을 의미하며 인간에게 즐거움과 만족을 주지만 과도하게 몰입하였을 때 삶의 질에 심각한 타격을 미치는 것이 특성이다. 도박중독 외에 쇼핑중독 등이 대표적이다. 인터넷 중독(Internet Addiction)은 일반적으로 인터넷에 과도하게 의존하는 현상을 가리키는 것으로서, 인터넷 사용에 대한 의존성, 금단과 내성을 지니고 있으며 이로 인해 일상생활의 장애가 유발되는 상태이다. 오프라인 상황일 때 인터넷에 대한 강한 의존적 충동을 느끼고 너무 많은 시간을 온라인상에서 보내며 그로 인한 부정적인 결과를 경험할 때 죄책감이나 우울감을 느껴 결혼, 이성 관계 등 대인관계 문제, 사회적 고립 문제를 가질 수 있으므로 예방과 치료가 필요하다.

4) 문화적 다양성

우리나라도 차츰 인종적, 문화적으로 다원화되어 사회 속에 여러 다른 생활양식이 존재하는 다문화사회로 빠르게 변모하고 있다. 우리 사회의 다문화 배경 및 이주 배경을 가진 사람들이 차별이나 편견, 이로 인해 피해와 상처를 받는 것은 일상에서 여전히 일어나고 있기에 이들의 정신건강 증진방안으로 이민자들의 문화적 다양성을 수용하고 통합하는 차원의 정신건강서비스 개발이 시급하다. 이민자들의 법적·사회적 지위 등에 대한 충분한 고려가 우선되어야 하며 법적·제도적 차원에서의 지원방안을 모색해야 한다. 또한 성소수자는 고금을 막론하고 어느 문화권에서나 존재해 왔다. 그러나 이들이 항상 존재해 왔던 역사와는 별개로 여전히 자연스럽게 받아들여지지 못한 것이 현실이다. 이들에 대한 부정적인 시각과 편견은 어느 사회나 공존해 왔고, 현대에 이르러서는 성소수자들의 높은 자살률이 문제의 심각성을 대변하면서, 이들에 대한 연구의 필요성도 점차 커지게 되었다. 최근 들어 정신장애 인구가 증가하고 있는 추세이며, 이들에 대한 치료적 접근도 장기입원이나 요양치료보다는 조기 퇴원시켜 지역사회 생활에 재적응할 수 있도록 도와주는 지역사회 정신건강 접근이 널리 시도되고 있다. 따라서 퇴원 후 지역사회에서 생활하는 정신장애인들을 하나의 전인적인 인격체로 존중하며, 이들이 자신이 처한 상황과 환경에 보다 잘 적응하고 성공적인 사회적 재활을 이룰 수 있도록 도와주는 것이 중요한 과제가 되고 있다.

5) 재 난

재난은 국민의 생명·신체 및 재산과 국가에 피해를 주거나 줄 수 있는 것이다. 태풍·홍수·호우·폭풍·해일·폭설·가뭄·지진·황사·적조 그 밖에 이에 준하는 자연현상으로 인하여 발생하는 재해를 자연재난이라 하고 화재·붕괴·폭발·교통사고·화생방사고·환경오염사고 그 밖에 이와 유사한 사고로 대통령령이 정하는 규모 이상의 피해를 인적재난이라고 한다. 현대사회에서는 이러한 재난을 예상하고 대비하고자 노력하나 예고 없이 닥치는 재난들을 맞이했을 때 불안 및 혼란을 겪고 망연자실하게 된다. 더 나아가 신체적 · 정신적으로 해롭거나 위협적인 사건, 상황을 겪은 후 신체적 · 사회적 · 정서적 · 영적 건강과 기능에 지속적으로 부정적인 영향을 받는 정신적 외상을 경험하게 된다. 슬픔, 상실, 분노, 죄책감 등 다양한 심신의 문제와 원인을 알 수 없는 고통, 불면, 짜증의 증가 등 새로운 생활환경에 의한 스트레스를 겪게 되는 재난경험자의 심리적 고통을 완화하고 정신적 안정을 도모하며, 정신건강 고위험군을 조기 발견하여 적절한 치료개입을 제공함으로써 궁극적으로 지역사회 전체의 회복을 지원하는 일련의 활동들이 필요하다.

6) 가정의 변화

우리나라 이혼율이 급증하면서 친밀하던 부부가 관계에서의 문제로 인해 떨어져 살게 되거나 이혼 과정에 있을 때 가족의 정신건강에 어려움을 주게 된다. 이혼으로 인해 부부는 안도감과 삶의 전환의 기회를 가질 수 있는 반면 실패와 우울감 등의 심리적 변화도 가지게 된다. 이혼가정 자녀들의 상처 치유에 대한 중요성도 점점 커지고 있는데, 아동에게 부모의 이혼은 부모의 죽음 다음으로 큰 스트레스 요인이 될 만큼 혼란과 불안감을 안겨주게 된다. 자녀에게 부모와 떨어져 양육되었던 경험은 정신질환이나 기타 장애의 경과, 치료 등에 영향을 줄 수 있다. 또한 부모의 이혼으로 이혼 당시 아동의 연령, 비양육권자 부모의 역할, 사회적 지지망, 사회의 태도 등 다양한 요인들이 자녀의 적응에 영향을 미치게 된다. 또한 손자녀를 전담 양육하는 조부모들은 늦은 시기에 양육이라는 새로운 과업으로 인하여 일반 노인과는 다른 독특한 정서상태를 가지게 되므로 관심과 지원이 필요하다.

7) 인 권

우리 사회의 인권, 특히 정신장애인의 인권에 관심을 가져야 하는 이유는 다른 집단에 비해 인권을 침해받을 가능성이 높고, 이에 인권은 차별, 낙인, 배제로부터 보호받을 수 있는 거의 유일한 수단이기 때문일 것이다. 정신장애인의 인권은 한 사회의 인권 수준의 성숙 정도를 가늠할 수 있는 척도이기에 인권 보호를 위한 노력이 절실하다. 정신장애인의 인권 보호를 목적으로 정신건강복지법(정신건강증진 및 정신질환자 복지서비스 지원에 관한 법률)이 2016년 전면개정되었고 이를 통해 치료과정은 물론 지역 사회생활에서 차별받지 않고 인권을 보호받을 수 있는 기준을 정하고 이를 실행하기 위해 노력하고 있다. 국민의 정신건강증진 및 정신질환자의 인간다운 삶을 영위하는 데 이바지하기 위한 목적과 취지로 제정한 특별법인 정신건강복지법은 정신건강증진시설의 노동자에게 정신질환자 인권 보호를 위한 각종 의무와 금지행위 등에 대하여 상세하게 규정하고 있고 기존 정신보건법의 강제 입원 절차를 국제적 기준에 부합하는 방향으로 개선하여 정신질환자의 인권을 더욱 두텁게 보호하고, 행정입원 및 외래치료명령 등 제도를 개선하여 사회 안전을 강화하고자 한다. 정신질환자의 인권 보호를 위해 권리들 간의 충돌과 제한이 일부 발생할 수 있기 때문에 정신건강증진시설의 노동자의 노동기본권이 제대로 보장될 수 있도록 정신건강증진시설의 설립 · 운영을 둘러싼 다양한 관계에 놓인 모든 사람들의 인식 전환과 노력이 실천으로 이어져야 할 것이다.

학습정리

1. 현대인의 생활은 편리하지만 현대를 살아가고 있는 사람들에게 신체건강은 중요한 문제로 대두되고 있다. 우리 사회가 평균수명이 점차 길어지면서 고령화 사회로 진입하고 있는 것도 하나의 이유이다. 이에 못지않게 스트레스 관리나, 현대인의 우울증 문제 등 정신건강에 대해서도 많은 사람들이 관심을 가지고 있다.

2. 현대사회에는 정신건강과 관련한 많은 이슈들이 존재한다. 대표적으로는 학대, 방임, 폭력, 직업적 스트레스, 자살 문제, 다양한 중독의 문제, 문화적 다양성, 재난, 가정의 변화, 인권 등이 있다.

CHAPTER 02

정신건강의 의미

학습목표

1. 정신건강의 개념에 대해 살펴본다.
2. 정신건강의 성립과정을 살펴본다.
3. 정신건강을 위한 조건들을 살펴본다.
4. 정신건강에 대한 심리학적 견해를 살펴본다.

1. 정신건강의 개념

오늘날 '정신건강'이라는 말은 자주 사용되고 있다. 사전적인 의미로 '정신(精神)'이란 육체나 물질에 대립되는 영혼이나 마음, 사물을 느끼고 생각하며 판단하는 능력이다. 정신은 겉으로 보여지는 육체와는 달리 인간의 내면적인 것으로서 생각하는 작용과 정서의 작용뿐 아니라 대인관계에서 나타나는 모든 자질과 태도를 전반적으로 나타낸다고 말할 수 있다. '건강(健康)'이란 정신적으로나 육체적으로 아무 탈이 없고 튼튼함을 뜻한다. 따라서 정신을 건강하게 유지하고 증진하고자 하는 것이 정신건강이라고 할 수 있다(박선환 외, 2008). 또한 정신건강이란 일상생활을 언제나 독립적이며 자주적으로 처리해 나갈 수 있고, 스트레스에 대한 통제력을 갖추고 있으며, 원만한 개인생활과 사회생활을 할 수 있는 상태를 말한다고도 할 수 있다(교육학 대백과사전, 1998).

이처럼 정신건강은 신체와 정신이 균형을 이루어 외부환경에 적합한 사회기능을 한다는 의미가 포함되어 있다. 따라서 정신건강은 정신적인 안녕의 의미에 신체 · 사회 · 도덕적 건강의 개념이 모두 포함되어 있는 의미라고 할 수 있다. 이러한 상태는 인간이 바라고 원하는 방향으로 목표가 달성된 것을 의미한다. 소극적인 의미로의 정신건강은 정신적으로 건강하지 못한 상태의 예방 및 치료이며 적극적 의미로의 정신건강은 정신적으로 건강한 상태를 유지하고 증진하는 것이다.

정신건강과 비슷한 의미의 용어로는 정신위생이 있다. 정신위생은 정신건강을 위한 실천적 수단을 보다 강조한 용어라 할 수 있다. 프랑스의 피넬(Pinel, 1745~1826)은 이러한 정신위생운동을 시작하였으며, 정신이상은 병의 한 종류임을 주장하였다. 또한 미국의 비어스(Beers, 1876~1943)는 정신위생운동을 조직운동으로서 활발히 전개시켰다. 정신병원의 문제점을 지적하였고, 이를 위한 개선방안을 제시하였다. 이후 미국 코네티컷 주에 처음으로 정신위생협회가 탄생하였다. 이 협회를 후원하던 메이어(Meyer) 교수가 '정신위생'이라는 용어를 만들게 되었는데, 이후 정신위생이 '정신건강', '정신보건'이라는 말로 대체되어 사용되었다.

정신장애 환자는 오랫동안 편견과 경멸의 대상이 되어 왔으나, 차차 문화가 발달하고, 인권존중사상이 대두되며, 경제가 성장함에 따라 환자의 격리와 치료보다 예방에 관심을 두게 되었다. 이러한 맥락하에 기존의 입원치료, 퇴원 후 후속치료, 환자의 처우개선, 가족에 대한 사회지원, 직업교육 등 정신장애 환자의 사후관리보다 환자의 조기발견 등 예방문제에 보다 역점을 두게 되었다.

정신장애의 원인을 현대사회의 모순에서 발견하고, 정신건강을 해치는 많은 악조건을 지적, 개선하며, 산업발달과 기계문명의 보급은 필수적으로 인간관계를 파탄시키므로 적응에 실패하는 사회적 원인을 제거하고 개선하기 위한 사회 전체의 참여가 요망된다.

유럽 각국에서는 약 2백 년 전부터 이러한 내용을 담은 기초적 법률을 제정, 수정하여 오늘에 이르렀다. 미국은 1948년 국민정신건강법을 제정하였다. 1963년 케네디(J. F. Kennedy) 대통령이 정신보건법을 공포하여, 지역사회가 공동책임과 예방, 치료, 사회복귀를 위해서 노력하고자 하였다. 우리나라는 1995년 12월 30일 정신보건법(법률 제5134호)이 제정되었다.

세계보건기구(WHO)에 의한 정신건강의 정의는 일상생활에서 언제나 독립적 · 자주적으로 처리해 나갈 수 있고 질병에 대해 저항력이 있으며 원만한 가정생활과 사회생활을 할 수 있는 상태이자 정신적 성숙상태를 말한다. 미국정신위생위원회의 정의는 정신건강이란, 다만 정신적 질병에 걸려 있지 않은 상태만이 아니고 만족스러운 인간관계와 그것을 유지해 나갈 수 있는 능력으로, 모든 종류의 개인적 · 사회적 적응을 포함하며 어떠한 환경에도 대처해 나갈 수 있는 건전하고, 균형 있고, 통일된 성격의 발달을 말한다고 한다.

이러한 측면에서 정신건강이란, 정리하면 행복하고 만족하며 원하는 것을 성취하는 것 등의 안녕상태, 정신적으로 병적인 증세가 없을 뿐 아니라 자기능력을 최대한 발휘하고 환경에 대한 적응력이 있으며, 자주적이고 건설적으로 자기의 생활을 처리해 나갈 수 있는 성숙한 인격체를 갖추고 있는 상태라고 할 수 있다.

2. 정신건강의 성립과정

정신건강을 이해하기 위해 사회에서 정신건강의 성립과정을 살펴보는 것은 도움을 준다(강문희 · 장연집 · 정정옥, 1998; 장연집, 1999; 설진화, 2008).

신체적 질병뿐 아니라 인간의 정신장애는 인간의 역사와 더불어 존재하여 왔다. 정신건강은 물질문화를 중시하여 실용과 능률을 중시하는 서양에서 보다 일찍 발달하여 왔다.

1) 탄생기

정신건강론의 발달과정은 정신건강과 밀접한 관련이 있는 정신의학의 발달과정을 통해 살펴볼 수 있다.

고대 서양에서는 정신장애를 인간이 신을 거스른 죄로 마음에 병이 든 것으로 보고, 굿, 주술, 부적, 귀신 쫓기 등 마술적 내지는 종교적 의식과 행위를 통해 치료를 시도하였다. 그리스 시대 피타고라스(Pythagoras)는 뇌를 지적 활동의 중심으로 보고, 정신장애는 뇌의 질병 때문이라고 주장하였다. 의학의 아버지 히포크라테스(Hippocrates)는 정신장애를 두뇌의 장애로 규정하였고, 몇 가지 약물사용 등을 권장함으로써 자연상태에서 신체와 똑같이 되도록 만들어 주어야 한다는 과학적인 견해를 내세웠는데, 이것이 중요한 계기가 되어 정신장애에 대한 관찰과 과학적 탐구가 시작되었다. 철학자 플라톤(Platon)은 정신과 신체가 조화를 이룰 때 건강하게 생활할 수 있다고 보았다. 정신장애의 원인은 도덕적 · 신체적인 것에 있다고 주장하면서 정신장애자를 가족이 보살펴서 거리에서 방황하지 않도록 할 것을 강조하고, 가족이 돌보지 않을 경우에는 벌금을 부과해야 한다고 주장하였다.

종교의 영향력이 절대적이었던 중세에는 논리적 사고가 결여되고, 고대처럼 미신이 성행하게 되었다. 이로 인해 다시 정신장애는 초자연적인 힘이나 악령 또는 마귀가 씌어서 발생한다고 보게 되었다. 그리하여 정신장애를 치료한다는 미명 아래 쇠사슬이나 종교재판에 의하여 고문을 가하거나 처형을 하고, 매질하여 굶기는 등 매우 미신적이고 비인간적인 일이 공공연하게 발생하였다. 중세에는 이러한 일이 대부분의 사람들에게 받아들여져서 정신장애를 과학적으로 이해하려는 시도는 찾아볼 수 없었다.

15세기에 이르러 인간에 대한 존중사상이 널리 퍼지기 시작하면서 정신장애가 심리적 원인에 의해 생길 수 있다는 것과 정신기능도 자연적 법칙에 따른다는 견해가 나타나기 시작하였다. 스위스의 정신의학자 플레이터(Plater)는 뇌의 손상이 정신장애를 일으키는 주원인이라고 하였다. 또한 영국의 사이덴햄(Sydenham)은 기질적 뇌손상이 히스테리의 원인이며, 여성에게만 발생하는 것이 아니고 남성에게도 발생한다고 하였다. 레일(Reil)은 음악치료, 작업치료를 포함한 심리적 치료에 관심을 쏟았다.

스페인의 조프레(Jofre) 신부에 의해 1409년 바렌치아에 정신병원이 설립되었고, 1547년 영국에 베들레헴 정신병원이 개원되어 정신장애인들을 수용하였으나, 정신장애인들은 쇠사슬에 묶여서 짚으로 만들어진 침대에서 자야 했고, 병세가 약한 자들은 길거리에 나가 구걸하는 것이 허용되었다.

2) 형성기

종교개혁과 르네상스로 인해 일반인들이 종교적 권위에서 자유로워지고, 인간성 회복 운동이 일어나면서 18세기 이후부터 정신장애에 대한 미신적 이해에 서 벗어나 과학적 이해를 하고자 하는 시도가 나타나기 시작하였다. 정신장애자에 대한 인간적 치료가 이루어지기 전까지는 치료라기보다는 수용생활이 일반적이었다. 그러다 프랑스 대혁명 후 프랑스 파리의 비세뜨르 정신병원에 의사로 부임한 의사였던 피넬(Pinel)은 정신장애자 수용소에서 1793년 주위의 반대를 무릅쓰고 이들을 쇠사슬에서 풀어주고 자유롭게 산책할 수 있게 하였으며, 일을 주고, 위생적인 환경을 마련해 주어 개방적이고 인도주의적인 치료를 시도하였다. 이러한 피넬의 치료법을 이어받은 에스퀴롤(Esquirol)은 10여 개의 정신병원을 개설하여 도덕적이고 인도적인 치료를 실시하였다. 피넬을 중심으로 프랑스에서 일어난 정신장애자에 대한 인간적 대우 운동은 독일과 미국에도 전파되어 독일의 정신병원에서도 정신장애자에게 가해지는 가혹한 속박에 반대하는 운동이 일어나고, 정신병원 내에 정원과 밭을 확보하여 주거식 병동을 마련하려는 노력이 진행되었다. 미국에서도 미국정신의학의 아버지로 불리는 러쉬(Rush)가 정신장애자에 대한 인간적 대우를 강조하면서 정신의학과정을 체계화하고, 인도적 치료와 보호에 앞장서게 되었다.

19세기 이르러서는 모든 질병의 연구에 있어서 임상적 및 병리학적 방법이 주류를 이루게 되었다. 크레펠린(E. Kraepelin)은 정신장애도 신체질환처럼 기술하고, 여러 정신장애에 대한 증상의 표현, 경과, 예후, 병리소견 등을 연구하고 분류하여 병명을 붙이게 되었는데, 이를 기술적 정신의학(descriptive psychiatry)이라고 부르며 지금도 정신의학의 영역에서 통용되고 있다.

3) 확립기

이러한 정신건강의 역사적 과정은 20세기에 들어서 괄목할 만한 성장을 이루게 되었다. 프로이트(Freud)는 히스테리아 환자와 신경증 환자에게 자유연상법을 적용하여 무의식을 분석하는 정신분석을 통하여 정신장애에 대한 새로운 치료 가능성을 제시하였다. 이후 융(Jung), 아들러(Adler), 랭크(Rank) 등에 의해 정신장애 치료가 발전하게 되었다. 또 정신장애와 정서장애는 생물학적 · 정서적 원인 때문에 발생하는 것이 아니라, 가정과 사회적 환경 때문에 나타난다는 주장이 대두하게 되면서, 어린 시절의 가정환경이 정신건강에 미치는 영향에 관심을 갖게 되었다.

특히 인도주의적 정신건강운동이 더욱 활발하게 전개된 계기가 된 것은 예일대학교 졸업 후 사업을 하던 중, 불안과 실의에 빠져 자살을 기도하여 정신병원에 입원하게 된 비어스(Clifford W. Beers)가 병원에서의 가혹한 체험을 저술한 자서전인 『A mind that found itself』를 1908년에 발간한 것이었다. 비어스의 투병기는 그 당시 정신건강운동의 이론적 지지자였던 하버드대학교 심리학과 교수인 제임스(James)와 정신과 의사인 메이어(Meyer)에게 영향을 미쳐 미국정신의학회의 결성 계기가 되었다. 또한 이들은 제1차 세계대전의 발발과 함께 군인과 귀환병들의 정신건강 문제에도 관심을 갖게 되어 종전 후 정신건강을 위한 치료뿐 아니라 예방에도 관심을 기울이게 되었고 심신의 장애로 인해 환경에 적응하지 못하는 사람들뿐만 아니라, 건강한 사람들까지 정신건강의 대상에 포함하도록 확대하였다.

정신건강에 대한 관심은 1940년대에 들어와 크게 확산되어 제2차 세계대전이 끝난 직후인 1946년대에는 미국 정부가 정신건강법을 제정하기에 이르렀다. 이 법의 제정을 계기로 인간의 정신적 고통은 육체적 고통만큼이나 중요하며, 이에 대해 적절한 치료를 받을 필요가 있음이 교육자와 학부모뿐 아니라 일반인에게도 널리 인식되었다. 이러한 사회적 · 국가적 관심은 학교에서의 아동지도에도 영향을 미치게 되었다. 행동주의 심리학의 발전 또한 정신의학의 발전에 크게 공헌하였으며, 왓슨(J. B. Watson)은 이를 임상치료에 활용하였고 행동 수정 등으로서 현재 정신장애의 치료 분야에서 큰 비중을 차지하고 있다.

그 이후 정신건강의 발달과정은 미국 정신위생운동과 지역사회정신건강운동으로 나눌 수 있다.

4) 정신위생운동

20세기 초의 정신위생운동(mental hygiene movement)은 정신장애로 3년간 정신병원에서 가혹한 체험을 한 비어스(C. W. Beers)에 의해 주도된 개혁적인 운동이다. 그는 1909년에 미국 정신위생위원회를 설립하여 정신장애인들에 대한 국민들의 관심을 불러일으켰다. 비어스는 18세기 중반에 시설 내에서의 정신장애인의 삶을 향상시키기 위해 병원 내의 환경개선을 위해 노력하였다. 또한 정신위생운동은 병원 밖에서의 정신장애인 보호, 즉 지역사회에서의 정신장애인 보호에 관심을 갖도록 함으로써 새로운 전환점이 되었다.

자원봉사조직들은 기금마련과 인식개선활동 등을 활발하게 전개하였으며, 그 결과 일반국민들은 정신장애와 정신건강을 하나의 연속선상으로 이해할 수 있게 되었다. 또한 정신장애의 심각한 문제를 줄이는 방법으로서 조기발견과 조기대응(치료)을 강조하였다.

처음에는 병원에서의 치료와 보호에 대한 공적인 관심에 초점을 두었고, 병원 프로그램들은 전문 정신병원과 종합병원 정신과로 확대되어 나갔다. 특히 제임스(W. James), 메이어(A. Meyer) 등 영향력 있는 정신건강 전문가인 정신과의사들에게 영향을 미쳐 지역사회정신건강운동의 기초를 마련하였다.

5) 지역사회정신건강운동

1950년대에 제2차 세계대전을 경험한 정신과 의사들 사이에서 정신장애인 들을 지역사회와 멀리 떨어진 대형 정신병원에서 입원치료를 시킬 것이 아니라 삶의 근거가 되는 지역사회에서 치료를 해야 하며, 장기입원보다는 단기적인 지지와 치료 후 곧 사회로 복귀시키는 것이 가능하다는 생각이 확산되었다. 또한 1950년대 초기에 개발된 향정신성 약물로 인하여 과거에는 회복 불가능하다고 여겨지던 정신장애인들의 퇴원이 가능해지게 되었다. 이 외에도 정신장애인의 인권에 대한 지각, 지역사회 정신보건 관련 법률의 제정 등은 정신장애인의 탈시설화(deinstitutionalization)를 촉진하는 계기가 되었으며, 그 결과 지역사회에 기반을 둔 정신건강운동이 활발하게 전개되었다.

지역사회에서 이루어지는 모든 정신건강에 관련된 활동을 지역사회정신건강이라 말하며, 전통적인 정신건강활동과 구분되는 특징들은 다음과 같다(Bloom, 1984).

- 수용 및 입원 시설이 아닌 지역사회에서의 실천 강조
- 개인보다는 전체적인 지역사회 혹은 집단을 강조
- 치료보다는 정신장애의 예방과 건강을 증진시키는 서비스를 강조
- 서비스의 지속성과 포괄성 그리고 접근성을 강조
- 직접적 서비스보다는 자문과 같은 간접적인 서비스를 강조
- 단기치료와 위기개입과 같은 신속하고 효과적이며 효율성이 높은 임상전략을 강조
- 신중하고 현실적인 정신건강 프로그램의 계획을 강조
- 병원 내의 의료인력이 아닌 지역사회의 새로운 자원에 관심을 가짐
- 지역사회와 깊은 연관을 맺게 되어 지역사회에 대한 기여도가 높음
- 정신장애의 원인을 인간의 내적인 것에서만 찾기보다는 지역사회 전체를 살피고 확인하게 되어 관심영역이 넓고 다양해짐

3. 정신건강의 조건

많은 학자들은 조금씩 다른 요소들을 포함시키며 정신건강을 위한 조건들에 대해 설명하였다. 다음은 가장 많이 언급되는 정신건강의 조건들이다. 이를 정리하면 정신건강의 의미에 대해 보다 잘 이해할 수 있을 것이다.

1) 야호다의 정신건강의 평가기준

정신건강의 평가기준으로 가장 많이 알려진 야호다(M. Jahoda)는 다음 여섯 가지를 제시하였다(나동석 외, 2008; 장연집 · 박 경 · 최순영, 1999; 이영실 · 이윤로, 2008).

(1) 자신에 대한 긍정적인 태도

자신의 욕구와 행동을 이해하여 하나의 인간으로 수용하며 자신을 객관적으로

보고 자기인식을 할 수 있어야 한다. 또한 이러한 내용은 나이가 들면서 현실수준에 맞도록 바꾸며 자기정체감을 가질 수 있어야 한다.

(2) 성장, 발달, 자기실현

전인을 강조하고 인간은 적절하고 자유롭게 자신의 자아와 접촉하고 그의 느낌, 감정을 살펴서 지적 · 인지적 기능과 통합시키며 그의 내적 갈등과 스트레스에 의해 억제를 받지 않고 그의 환경과 자유롭고 개방적으로 상호작용을 할 수 있는지와 다른 사람들과 잘 어울리며 그 사람들과의 삶의 경험에서 성장할 수 있는지 등의 생각에 초점을 두고 있다.

(3) 통합력

통합력은 개인의 내적 · 외적 갈등 및 욕구와 기분 및 정서의 조절 간에 균형을 이루는지, 겉으로 표현되는 것과 내적으로 억압되는 것 간에 균형을 이루는지를 말하며, 정서적 감응력 및 통제와 통합된 인생철학 개념들을 포함하고 있다. 스트레스를 견뎌내는 능력은 강하고 융통성 있는 자아를 관련시켜서 개인이 그 스트레스를 처리하게 하고 성장할 수 있게 한다.

(4) 자율성

자율성은 자기결정, 의존과 독립의 조화, 자기행동 결과의 수용 등을 포함한다. 자기의 결정, 행동, 사고, 감정 등을 포함하여 개인 스스로가 책임을 지는 것을 말하며, 그 결과 개인은 타인의 자율성과 선택의 자유도 존중할 수 있다.

(5) 현실지각

공감능력, 사회적 민감성, 남의 감정과 태도를 존중하는 것 등이 현실감각에 포함된다. 또한 건강한 사람은 자기의 지각을 새로운 정보에 비추어서 변경할 수 있다.

(6) 주변 환경의 지배

새로운 우정관계를 이루고, 만족스러운 집단생활을 하는 것 등으로 자기 주변 환경을 지배한다. 공격성, 고독, 좌절 등에 잘 대응하는 자질이 있으며 남을 사랑하고 남들로부터 사랑을 받으며 호혜적 관계를 가진다.

2) 조대경 등의 정신건강의 조건

조대경, 이관용, 김기중(1994)은 정신건강의 평가기준이 되는 조건에 대해 다음과 같이 나열하고 있다.

(1) 자기와 타인을 존중할 줄 아는 인간에 대한 자세

자신과 타인을 좋아하는 사람은 정신적으로 건강하다고 할 수 있다. 반면 자신과 타인에 대해 심각한 혐오감을 갖는 사람은 전형적인 부적응상태에 놓여 있다고 볼 수 있다. 따라서 정신건강은 인간관계에서 관용과 칭찬 및 긍정적인 접근, 개인의 존엄성 인정과 깊은 연관을 맺고 있다.

(2) 자신과 타인이 지닌 장점과 한계에 대한 이해와 수용에 대한 자세

정신건강의 주요 원칙은 인생의 현실을 분명히 보고 그것을 수용한다는 것이다. 자신의 장점을 있는 그대로 수용하고 자신의 한계 역시 받아들일 줄 알아야 한다.

(3) 모든 행동에는 원인과 그에 따른 결과가 있음을 이해할 줄 아는 자세

인간의 모든 행동에는 원인이 있으며 그에 따른 결과가 반드시 존재한다. 잘 적응된 사람은 자신의 행동에 대한 원인으로 남의 탓을 하지 않는다. 자신의 행동은 자기선택에 의해 나타난 것이기 때문에 선택에 따른 책임이 스스로에게 있다고 보기 때문이다.

(4) 자아실현에 대한 동기를 이해하려고 끊임없이 노력하는 자세

모든 인간의 행동은 역동적이며 모든 유기체들은 성장의 동기를 가진다. 매슬로우(Maslow)는 인간에게 있는 잠재능력까지 총동원하여 끌어내어 삶의 현장에 풀어놓는 자아실현화를 하기 위해서는 고통스러울 정도의 노력이 필요하다고 하였다. 이것은 '고통 없이는 얻는 것도 없다(No Pain No Gain)'라는 말을 의미한다.

3) 펜톤의 정신건강의 조건

펜톤(Fenton)이 제시한 정신건강의 조건을 살펴보면 다음과 같다(나동석 외, 2008).

(1) 통일성과 일관성

인격체의 조화를 의미하는 것으로 감성과 이성이 잘 조화되고 균형 잡힌 건전한 성격의 측면을 말한다. 인격이 조화롭고 환경에 적응적이어서 적당한 정서를 나타낼 줄 아는 것이다. 이는 일시적인 갈등이나 불안, 공포 등으로 고통을 겪다가도 곧 인격체의 평형을 회복할 줄 아는 능력이 있다는 것이다.

(2) 자신에 대한 승인

자기 자신을 객관적으로 판단하고, 있는 그대로 수용하며, 자신의 한계를 받아들이는 것이다. 자신의 능력조건을 올바로 파악하여 그 한도 내에서 최대한의 노력을 하는 것이 바람직하다.

(3) 사회적 승인

인간은 사회적 존재이므로 사회 속에서 타인과의 정신적 유대와 협력 및 신뢰관계가 이루어져야 한다. 즉, 인기, 친화성, 지도성, 사회적 유능성은 집단 내에서 바람직한 인간관계와 연결된다.

(4) 사회적 승인의 유지

정신적으로 건강한 사람은 보다 바람직한 환경 조성을 위해 노력한다. 따라서 사회적 현상을 중요시하고 자신의 요구나 욕망을 사회적 이상으로 정정해 나가는 것을 말한다. 개인적인 욕구의 만족에 매달리지 않고 자기계발과 사회적 이상 실현을 위해 자신의 특성이나 능력을 최대한 발휘하는 것이 생산적이며 자기실현의 바람직한 삶이다.

4) 캐롤의 정신건강의 조건

캐롤(Carroll)이 말한 정신건강을 위한 조건은 다음과 같다(나동석 외, 2008).

(1) 자기존중과 타인존중

자신을 좋아하고 자신이 사회집단에 수용된 성원임을 느끼며, 인간관계에서 관용적이고, 긍정적인 접근을 하며, 타인에 대해 존엄성을 가지는 것이다.

(2) 자신의 한계와 타인의 한계에 대한 이해와 수용

현실을 알고 그를 수용하는 것, 자신을 있는 그대로 수용하며, 타인의 한계를 수용하고 현실을 인정하는 것이다.

(3) 모든 행동에는 원인이 있다는 것을 이해

인간행동은 의미 있는 일이며, 행동의 원인을 모두 아는 것은 불가능한 일이나 그 원인을 알려고 하는 것은 현명한 일이다.

(4) 자기실현에 대한 동기 이해

모든 인간의 행동은 동기화된 표현이다. 모든 사람은 자기실현에서 오는 심리적 안정감을 필요로 한다.

5) 사티어의 정신건강의 조건

사티어(V. Satir)의 정신건강에 대한 조건은 다음과 같다(설진화, 2008).

① 자신이 뜻하지 않았던 잘못을 한 것을 깨달았을 때, 자신의 잘못된 행동을 사과한다.
② 비판하고 평가해야 할 상황에서는 공평하고 솔직하게 비판과 평가를 한다.
③ 사람을 비난하는 것이 아니라 그 사람의 행동을 평가해야 할 경우, 그 평가에는 그 사람에게 제공해야 할 새로운 방향도 포함되어 있다.
④ 강의나 설명, 방향제시 등과 같이 지적인 이야기를 할 때에는 상대방에게 정확한 단어로 말의 의미나 뜻을 전하며 동시에 현실을 수용하는 능력이 있다.
⑤ 타인을 사랑하는 능력과 모든 사람들과 함께할 수 있는 능력이 있다.
⑥ 다른 사람과 대화를 할 때, 정확하게 설명하고 자연스러운 몸짓으로 자신의 감정을 잘 표현한다.
⑦ 원만함, 충만함, 개방성 그리고 항상 생동감 있고 활기가 넘치기 때문에 항상 상대방을 신뢰하고, 상대방이 그로 인해 즐거우며 살아 있는 느낌을 준다.
⑧ 일상생활에 지쳤을 때, 이를 해소할 수 있는 삶의 지혜를 가지고 있고 가족과의 융화와 분화를 적절히 잘 사용하며 건강한 인간관계를 유지하고, 책임을 맡고 자율적인 행동을 한다.

6) 알포트의 정신건강의 조건

알포트(G. W. Allport)는 정신과 의사들이 보편적으로 강조하는 정신건강의 조건을 다음과 같이 열 가지로 요약 · 정리하였다(설진화, 2008).

① 유쾌함과 즐거움을 누릴 수 있다.
② 낙관적이고 평온함이 있다.
③ 일을 즐기는 능력이 있다.

④ 놀이를 즐기는 능력이 있다.
⑤ 사랑할 수 있는 능력이 있다.
⑥ 설정한 목표를 달성할 수 있다.
⑦ 감정을 극단적으로 표현하지 않는다.
⑧ 자기통찰력이 있다.
⑨ 상황에 따라 적절하게 반응한다.
⑩ 사회적 책임이 강하다.

위에 열거한 내용을 종합하면, 정신건강이란 다양한 측면에서의 자질들을 충분히 획득하여 능력을 갖추고 있을 때의 상태라고 할 수 있다. 그렇지 않으면 성공적으로 적응하는 데 어려움을 가지게 되고 심하면 정신질환을 일으키게 될 수 있다. 적응의 측면에서 정신건강을 볼 때, 적응이란 자기 내부의 욕구나 사회로부터의 요구에 순응하여 정신적으로 살아남는 것을 의미한다. 일반적으로 적응하는 인간은 심리적인 만족, 하는 일에서의 능률적 활동, 사회에의 공헌 등을 가지는 것이라고 할 수 있으며 또한 달성하고자 하는 목표를 설정하는 것이 중요하다(장연집 · 박 경 · 최순영, 1999). 따라서 정신건강의 문제는 한 사람의 다양한 생활환경들을 포함하여 기능수행 측면을 고려한 상대적 기준을 마련하는 것이 더욱 필요하고 바람직하다고 볼 수 있다.

4. 정신건강에 대한 심리학적 견해

용어를 정의하는 것은 그러한 정의를 내리는 사람이 중요시하고 의미를 두는 것에 따라 달라질 수 있다. 다음은 정신건강에 대해 많은 학자들이 이를 어떻게 설명하고 있는지 간략히 살펴본다(나동석 외, 2008; 장연집 · 박 경 · 최순영, 1999; 이영실 · 이윤로, 2008).

정신분석의 창시자인 프로이트(S. Freud, 1856~1939)는 개인의 정신내적 발달과정의 관점을 강조하였다. 그는 정상적인 사람들은 사랑할 수 있고 일할 수 있는 능력을 가지고 있어서 신경증적인 사람들이 해낼 수 없는 것을 하는 사람이라고 생각하였다. 건강한 성격은 원초아(id), 자아(ego), 초자아(superego)의 세 영역이 조화를 이룬 상태를 의미한다. 건강한 사람이란 원초아, 자아, 초자아가 잘 통합되어 어느 한편에 치우치지 않으며 본능과 현실을 교섭하고 조화와 적응을 이룰 수 있을 만큼 강해져서 욕구 간 갈등을 적절히 해결할 수 있는 사람이라고 하였다. 또한 성격은 만 5세까지 거의 형성되고 그 이후의 성장은 대부분이 기본적 구조가 정교화되는 과정으로 생각하였다.

정신분석 이론을 따랐으나 나중에는 여기서 나와 분석심리학을 체계화한 융(C. G. Jung, 1875~1961)은 성격 전체를 정신이라고 부르며, 이는 개인을 규명하고 그 사회적 · 물리적 환경에 적응시키는 지침의 구실을 한다고 하였다. 정신은 서로 관련되어 있는 수많은 체계와 수준으로 이루어져 있는데, 이를 의식, 개인무의식, 집단무의식으로 구별한다. 프로이트가 무의식을 인정하고 무의식에 의해 성격이 지배되고 통제된다고 본 것과 달리, 융은 무의식에 바탕을 둔 목적과 창조성에 초점을 두었다. 따라서 건전한 성격이란 무의식의 힘에 대해 의식이 감독과 지시를 하여 이루어진다고 보았다. 의식과 무의식의 세계가 통합되고 각각이 자유롭게 발달되어야 하며, 과거의 경험 및 미래에 대한 목적의식에 의해서도 성격은 영향을 받는다고 하였다.

아들러(A. Adler, 1870~1937)는 건강한 성격을 다음과 같이 설명하였다. 인간의 자기성장, 능력을 위한 모든 노력의 근원은 열등감이며, 이런 열등감을 보상해 나가는 노력이 건강한 성격이라고 하였다. 또한 프로이트와 달리 사회적 관심과 우월감 추구의 두 가지 본질적인 개념 위에 자신의 개인심리학을 발전시켜 나간다고 하였다.

에릭슨(E. Erikson, 1902~1994)은 인간이 성장 발달 과정에서 개인의 과제를 달성한다는 관점을 설명하였다. 에릭슨은 정신건강의 척도는 인생의 각 단계에서 습득되는 기본적 신뢰감의 형태에 따르는 것이라고 하였다. 에릭슨은 정신건강의 척도로서 신뢰감 외에 자율성, 진취성, 근면성, 자아의 주체의식, 친교능력, 생산능력 등을 들었다.

설리반(H. S. Sullivan, 1892~1949)은 대인관계적 관점을 강조하였는데, 성격이란 인간관계 상황을 떠나서는 관찰될 수도, 연구될 수도 없다고 하였다. 인간은 항상 현실적으로 관계를 맺고 행동한다는 것이다. 인간성격의 지배적인 주체를 대인관계로 보았으며, 특히 개인생활에 의미를 부여하고 타인에 대한 지각과 태도를 강조하고 있다. 그리하여 궁극적인 만족과 안정은 정확한 지각과 자기 자신 및 타인에 대한 신념을 가질 때에만 이루어지는 것으로 보고 있다. 성숙하고 건전한 성격을 가진 사람은 통합적 사고를 하여 현실적으로 적합한 행동을 한다고 생각하였다.

알포트(G. W. Allport, 1897~1967)는 건강한 사람에 대해 다음과 같이 설명하였다. 성격이란 각 개인의 정신적 · 신체적 체계 안에서 그의 특징적 사고와 행동을 결정해 주는 역동적 조직이라고 정의했다. 건강한 사람은 그들이 볼 수 없고 영향을 미칠 수도 없는 무의식적 힘에 의한 통제나 지배를 받지 않으며 무의식적 갈등에 의해 조정되지 않는다고 했다. 무의식적 힘은 신경증 환자의 행동에 중요하게 영향을 미친다고 보았기에 건강한 사람은 이상적이고 의식적인 상태에서 기능을 수행하고 자기를 지배하는 힘들을 잘 알고 통제할 수 있다고 하였다.

매슬로우(A. H. Maslow, 1908~1970)와 로저스(C. R. Rogers, 1902~1987)는 건강한 성격의 중심을 심리적으로 건강한 개인의 기능에 두고 있다. 지금-여기(here-and-now)를 경험하는 건강한 성격을 가진 개인은 과거나 미래의 행동에 지나치게 얽매이지 않는다. 새로운 경험에 개방적이며 자신의 직관을 믿는다. 또한 세계와 가치에 대한 자신의 지각에 도전해 보는 사고와 생활방식을 가지고 있고 내적인 장점을 믿고 자신의 충동을 두려워하지 않는다.

프롬(E. Fromm, 1900~1980)은 사회체계와의 관계적 관점을 강조하였다. 인간의 욕구는 사회적인 것으로서 동물적 본성보다는 탁월한 것이며, 정신적으로 건강한 사람들은 이러한 사회적 욕구를 다른 사람들과 적당한 관계를 맺어가면서 순차적으로 충족해 나간다고 보았다.

학습정리

1. 정신건강은 인간이 바라고 원하는 방향으로 목표가 달성된 것을 의미하는 정신적인 안녕의 의미에 신체 · 사회 · 도덕적 건강의 개념이 모두 포함되어 있는 것이라 요약할 수 있다. 소극적인 의미로는 정신적으로 건강하지 못한 상태의 예방 및 치료이며 적극적 의미로는 정신적으로 건강한 상태를 유지하고 증진하는 것이다.

2. 정신장애 환자는 오랫동안 편견과 경멸의 대상이 되어 왔으나 문화가 발달하고 인권이 존중되며 경제가 성장함에 따라 환자의 격리와 치료에서 예방에 관심을 두게 되었다. 기존의 입원치료, 퇴원 후 후속치료, 환자의 처우개선, 가족에 대한 사회지원, 직업교육 등 정신장애 환자의 사후관리도 중요하게 다루면서 환자의 조기발견 등 예방문제에도 더욱 초점을 두게 되었다.

3. 성공적인 적응을 위해 정신건강은 매우 중요한 삶의 조건이 되었다. 각 사람마다의 환경을 고려하여 정신건강을 위한 기준을 마련할 수 있어야 한다.

PART 02

정신건강에 영향을 미치는 요인

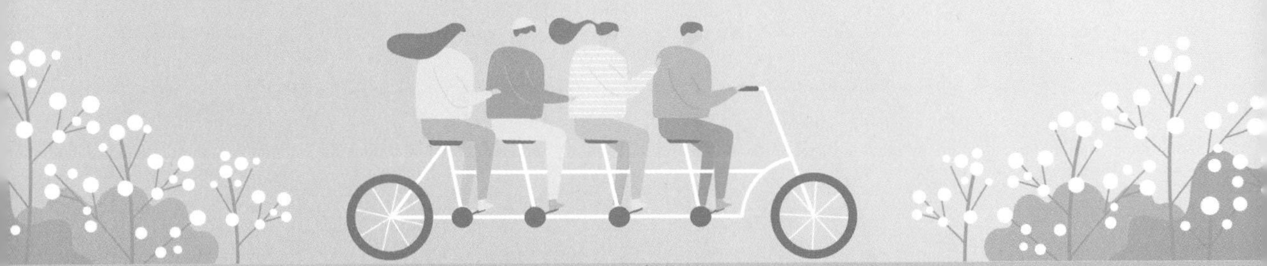

정신건강에 영향을 미치는 요인, 즉 정신장애의 원인은 크게 생물학적 원인, 심리적 원인, 환경적 원인으로 나눌 수 있다. 또한 정신건강을 추구하는 과정은 어떤 시각과 지식을 가지고 접근할 것인가에 따라 여러 가지 측면으로 생각할 수 있다. 정신건강을 추구하는 구체적인 실천도 인간의 정신기능에 영향을 미치는 요인이 어떠한 것인가에 달려 있다(이영호, 2006). 많은 학자들은 생리적 관점, 심리적 관점, 환경적 관점, 세 가지 요인과 실천의 관점들을 제시하고 있다. 이러한 관점들은 상호배타적이지는 않지만 서로 다른 인간의 경험요소를 강조하기에 각 관점에 따라 실천방법도 달라진다.

CHAPTER 03

생물학적 요인

학습목표

1. 유전과 신체는 정신건강과 어떠한 연관이 있는지 알아본다.
2. 뇌와 관련된 정신건강 문제에 대해 설명할 수 있다.
3. 호르몬은 정신건강과 어떻게 관련되어 있는지 살펴본다.

1. 유전과 신체의 영향

유전자(genes)는 한 세대에서 다음 세대로 전해지는 생화학적 전달자라고 한다. 서로 다른 유전자군이 유전되기에 우리 모두는 같지 않고, 반면 혈연관계에 있는 사람들은 그렇지 않은 사람들보다 더 많은 유전자를 공유하기에 유사한 특질을 볼 수 있다. 유전자는 신체의 각 세포핵 속의 46개의 모든 염색체에서 볼 수 있다. 염색체는 부모 중 한쪽에서 영향을 받도록 23개의 쌍으로 작용하여 전달받게 된다. 인간의 다양한 신체적 형태나 기능 그리고 정신기능 등은 유전에 의해 상당히 영향을 받는다고 한다. 대부분의 형질은 유전과 환경에 의한 상호작용의 결과이지만 염색체의 유전기전에 대해 많은 객관적인 사실이 밝혀지고 있다. 정신기능 중 대표적으로 유전이 영향을 미친다고 알려진 것 중의 하나가 지능인데, 그 영향은 상당히 크다고 알려져 있다.

배들리(Baddely)의 연구에 의하면 지능은 50~70%가 유전에 의해서 결정된다고 한다(나동석 외, 2008 재인용). 뇌전증(epilepsy)도 부분적으로 유전되는데, 뇌전증 발작은 뇌구조상 병리작용에 의해서 일어나지만 대뇌기능상의 병리현상 없이 일어나기도 한다. 증후성 간질(symptomatic epilepsy)과는 달리 발작성 간질(idiopathic epilepsy)은 유전적 요소가 다분히 내포되어 있다고 한다. 일반적 지능은 높은 편이나 읽고 쓰는 능력에 결함이 있는 실독증(dyslexia)도 유전적 요인에 영향을 받는다. 근육위축, 신경위축과 같은 장애는 모두 단일의 유전자에 의해 결정되며, 단일 유전자는 지능이나 감정의 장애보다 감각과 운동기능의 장애와 밀접한 관계가 있다. 그러나 하나의 유전자가 모든 사람에게 똑같은 문제를 일으키지는 않으며 특정의 유전자가 어떤 사람에게는 결정적으로 작용하나 다른 사람에게는 그렇지 않을 수 있다. 따라서 정신건강의 문제에 유전적 요인이 관여하기는 하나 어떠한 유전자가 결정적으로 작용하는지에 대해서는 명확히 설명하기 어렵다.

비만이나 만성 신체질환과 같은 신체적 요인은 개인의 정신건강에 영향을 미칠 수 있다. 비만은 에너지 섭취와 에너지 소비의 불균형에 의한 체지방의 과잉축적으로서 제2형 당뇨병, 고혈압, 고지혈증, 심혈관계 질환 등의 위험요인이 되며, 열등감과 우울증, 의욕상실을 일으킨다(박선환 외, 2008). 비만이 열등감이나 우울증을 일으키게 되는 원인은 인간이 저마다 만드는 신체상(body image)과 관련된다. 신체상은 자신의 신체를 마음속으로 떠올려 자아개념을 이루는 중요요소이다. 인간은 자신의 신체에 만족할수록 자신을 존중하며 신체에 불만족할수록 자신감을 잃고 자신을 비하하게 된다. 현대는 특히 외모의 매력이 인간관계에 중요한 영향을 미치기에, 외모가 다른 사람에 비해 뒤처진다고 생각되면 신체 불만족으로 연결되어 결국 부정적인 자기평가에 영향을 미쳐 열등감과 우울로 나타나게 된다. 대중매체들은 이상적 신체상을 극도로 마른 체형으로 묘사하기도 한다. 따라서 정상적인 기능을 하는 표준체형이라도 이상적 신체상과의 비교로 왜곡된 신체상을 갖게 하여 거식증을 비롯한 여러 가지 섭식장애 등의 부작용을 가져오게 된다.

나에 대한 신체상을 점검해 보자

상담을 하다 보면 자신의 신체에 대해서 부정적으로 생각하는 고객을 종종 보게 된다. 평균적인 몸매와 평범한 외형적 조건을 가지고 있는 경우는 물론 준수한 외모에도 불구하고 자신의 신체적 조건에 대해 불만족하거나 자신감이 부족한 여성들을 보면 안타까움이 들기도 한다. TV나 영화, 잡지 등에서 흔히 접할 수 있는 팔등신 미녀들의 길쭉하고 매끈한 몸매에 익숙해져서, 모델이나 영화배우 정도의 빼어난 외형적 조건을 평균적인 수준 혹은 당연히 갖추어야 하는 것으로 생각하는 것 같다.

결국 심할 경우 자신의 이상적 모습과는 다른 실제 자신의 모습에 대해 부정적으로 생각하게 되고, 스트레스와 자신감 결여, 우울증 등으로 연결될 수 있다. 다이어트에 있어서도 체중 감량, 사이즈 감량을 이룬 후에도 만족감을 느끼지 못하고, 다이어트에 대한 동기나 흥미를 잃게 되어 포기하게 되기도 쉽다.

따라서 자신을 보는 마음의 거울인 신체 이미지에 대해서 스스로 점검해 보고, 자신의 신체에 대해 자신감과 긍정적인 이미지를 갖는 것이 중요하다.

신체 이미지(신체상)란?

신체 이미지, 즉 신체상(身體像)이란 신체적 자아, 즉 객관적인 실제 외모가 아닌 신체에 대해 가지고 있는 주관적이고 정신적인 상으로, 쉽게 말해 몸에 대해 '머릿속에 떠오르는 모습'이라고 하겠다. 이는 '나'와 '내가 아닌 것'을 구별하는 자아의 원초적 구성요소이므로 이를 통해 자아의 경계를 명확히 할 수 있게 된다. 따라서 그 경계가 불명확해지거나 마음에 들지 않게 되면 자아는 흔들리고 자긍심을 잃기도 한다.

신체 이미지는 체중감량과 유지뿐 아니라 그 자신과 일상 기능에 많은 영향을 끼칠 수 있다. 부정적인 신체상을 가진 경우, 긍정적인 신체상을 갖도록 하는 신체상 요법만을 통해서 체중을 전혀 줄이지 않고서도 기존에 우울감을 주던 외모에 대한 편견을 고칠 수 있다.

부정적인 신체상의 형성과 유지

떨어지지 않는 외모를 가졌음에도 얼굴, 몸매에 대해 고민하거나 과체중이 아닌데도 스스로 뚱뚱하다고 생각하는 십대 청소년 등이 부정적인 신체상의 예가 될 수 있다. 이는 일반적인 사회적 압력, 개인의 특유한 환경적 압력, 신체적으로 독특한 구별, 과거 중요한 사건 등으로 형성되고 유지되기도 한다.

이렇게 형성된 부정적인 신체상은 회피나 부정적 예측, 또는 반복적인 비판적인 생각 등을 갖게 한다. 또한 신체적 자극이나 변화 등에 대해 잘못된 해석을 낳게 하며, "말라야 성공한다" 혹은 "날씬해져야만 자신감이 생길 것이다"와 같은 역기능적 믿음으로 유지되기도 한다.

부정적인 신체상을 극복하려면

사회적 압박으로 인한 부정적 신체상이라면 자신의 문제가 아니라 편견을 갖고 있는 사람의 문제라는 것을 인식하고, 그 편견에 대해 화내지 않도록 한다. 화를 내기보다는 무시하거나 편견에 대항하는 캠페인에 참석하기 등으로 대처해 보는 것도 좋은 방법이다.

스스로 잘못된 신체상을 가지고 있는 경우라면, 사실에 근거한 것인지 단지 가정일 뿐인지 되짚어 보고, 그런 식으로 생각하는 것의 이점과 손해를 따져본다. 왜곡된 지각과 해석이 아닌지 자문해 보고, 객관적으로 생각하도록 노력한다.

노력으로 인해 체중감량에 성공했다면, 그로 인해 변화한 모습을 자각하고, 스스로 변화를 이룩했다는 것을 긍정적으로 평가한다. 더 많은 신체적 변화를 이루고 싶어도 이상과 현실은 다르다는 점을 수용하는 것도 중요하다. 이러한 수용은 자신의 신체에 대해서 부정적이기보다 긍정적인 평가를 가능하게 하며, 결국 자신감을 통해 더욱 당당한 아름다움을 가질 수 있도록 도와준다는 점을 잊지 말자.

출처 : 헬스조선(2023. 5. 28), 김하진(비만클리닉 원장).

2. 뇌와 행동

중추신경계는 뇌와 척수로 구성된다. 뇌는 가장 최고의 신경중추로 인간의 행동과 정신과정을 지배하는 기관이다. 척추에 둘러싸인 척수(spinal cord)는 뇌에서 오는 정보를 말초신경으로 보내고 말초신경에서 온 정보를 뇌로 전달하는 기능을 한다.

역사적으로 볼 때 정신기능의 중심이 뇌라고 본 것은 고대 히포크라테스 시대부터이다. 그러나 지금까지 새로 알게 된 뇌와 행동에 관한 지식은 그 이전의 수백 년 동안 축적해 놓은 지식보다 월등히 많으며 이 같은 추세는 가속화되고 있다. 뇌의 구조나 그에 따른 기능의 연구는 비교적 많이 밝혀져 있다. 뇌의 무게는 약 1,300g 정도이며 구조상으로는 대뇌, 간뇌, 중뇌, 뇌간, 소뇌, 연수 등으로 이루어져 있다. 이들은 좀 더 세부적인 구조로 분할될 수 있으며, 각 부분들은 독자적인 기능들을 가지고 있다. 뇌의 영역별 기능과 아울러 이에 따르는 각 신경세포들의 활동에서 일어나는 물질의 대사 등은 정신기능과 밀접한 관련을 맺고 있다.

인간의 뇌는 독립된 신경세포, 뉴런(neuron)으로 이루어져 있다. 뉴런은 신경계의 기초 단위로 각종 정보를 전달하는 특수기능을 가지고 있다. 뉴런은 세포막에서 나오는 여러 개의 돌기를 통해 정보를 전달한다. 이러한 뉴런이 모여 신경조직 덩어리를 이룬다.

1) 뇌의 구조와 기능

인간의 뇌는 수정 후 형성된 외배엽이 발달하여 형성된 신경관의 끝 부분이 점점 부풀어 올라 만들어진 것이다. 이렇게 부풀어 오른 가장 아랫부분이 후뇌(hindbrain)이며, 그 위로 중뇌(midbrain), 전뇌(forebrain)가 위치한다. 그리고 아래쪽 부풀어 오르지 않은 신경관이 척수가 된다.

후뇌는 뇌의 후미에 속하는 영역으로 연수와 교, 소뇌가 이에 속한다, 이 부위는 혈압과 심장박동, 호흡 등 생명유지활동을 조절하는 부위로 약간만 손상되어도 치명적인 영향을 준다. 망상체(reticular formation)는 각성상태나 주의집중을 조절하는 기능을 한다. 소뇌는 신체균형과 운동을 조절한다. 특히 소뇌는 복잡하고 정교하면서 자동적인 운동을 수행하는 데 중요한 역할을 한다. 만일 소뇌가 손상되면 근육을 움직이는 데 어려움은 없을지 모르나 행동이 매끄럽게 연결되지 못하고 느리고 어색한 행동을 하게 된다. 특히 알코올은 소뇌에 쉽게 영향을 미치는 것으로 알려져 있다.

중뇌는 후뇌와 전뇌 사이에 있으며, 몇몇 운동반응의 하위중추, 시각과 청각을 중개하는 부위가 여기에 위치한다. 중뇌는 기초적인 반사와 같은 유기체의 가장 기초적인 하위수준의 행동을 조절하는 능력을 가지고 있다.

전뇌는 가장 고도로 발달한 뇌 영역으로 인간의 복잡하고 정교한 행동과 정신기능을 담당한다. 전뇌는 중뇌 바로 위에 있는 시상과 시상하부, 그 주변에 있는 변연계와 기저핵, 대뇌피질로 구성되어 있다. 시상은 눈과 귀, 피부나 운동중추 등에서 보내온 정보를 수용하여 그것을 통합하고 처리하며, 피질영역으로 중계하는 기능을 한다. 시상의 바로 아래에 있는 시상하부는 기본적인 생물학적 욕구와 동기를 조절하는 중요한 기능을 담당한다. 더불어 뇌하수체를 자극하여 내분비계의 호르몬 분비활동을 조절하는 기능도 가지고 있다. 변연계는 대뇌피질의 안쪽을 둘러싸고 있는 구조물을 모두 지칭한다. 주로 정서조절과 기억, 동기에 관여한다. 그리고 대뇌피질과 밀접하게 연결되어 있어서 정서와 동기 그리고 사고체계가 긴밀하게 상호의존하고 있음을 보여준다. 이 중 편도체는 공격행동에 중요한 역할을 한다. 편도체가 손상되면 매우 사나운 동물이 양순해지기도 하지만 편도체에 종양이 있는 사람은 이유 없이 강한 분노와 충동이 일어나서 성질이 폭발하는 행동을 할 수도 있다. 해마는 학습과 기억에 매우 중요한 구조물이다. 그리고 기저핵은 시상의 바깥쪽에 위치하여 운동조절에 관여한다. 특히 기저핵은 소뇌와 달리 느리고 순차적인 행동을 조절한다.

대뇌피질은 인간에게 가장 발달하여 있는 뇌의 영역으로서 인간의 고도의 감각과 지각, 운동과 기술, 상상력과 추리력, 언어능력, 통찰력 등을 관장한다. 대뇌는 좌우반구로 양분되어 있으며 각각은 반대쪽 신체의 감각과 운동을 지배한다.

|그림 3-1|에서 볼 수 있는 것과 같이 인간의 뇌는 네 개의 엽(lobe)으로 구분된다.

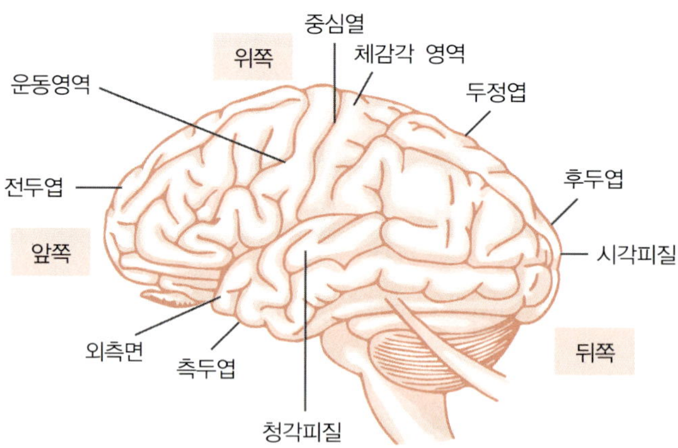

|그림 3-1| 뇌의 측면에서 본 대뇌피질

후두엽(occipical lobe)은 뇌의 뒷부분으로서 시각정보를 받아서 처리하는 일차 시각피질을 포함한다. 후두엽의 바로 앞에는 두정엽(parietal lobe)이 위치한다. 여기서는 신체 각 부위에서 수용한 체감각정보를 받아들여 공간 내에서의 신체의 위치나 운동지각에 중요한 역할을 한다.

두정엽의 양옆에는 측두엽(temporal lobe)이 있다. 측두엽에는 청각정보를 처리하는 일차 청각피질과 보다 복잡한 시각정보를 처리하는 이차 시각피질이 위치한다. 일차 시각피질이 있는 후두엽이 손상되면 시력을 상실하게 되는 것과 달리 이차 시각피질이 손상되면 시력은 유지되지만 복잡한 형태를 인식하지 못하게 된다. 측두엽은 그 안쪽에 위치하는 변연계와 밀접한 관계를 맺고 있어서 기억이나 정서적 경험에 중요한 역할을 한다. 따라서 측두엽에 종양이 있거나 간질발작이 일어나면 극심한 정서적 혼란을 경험하게 된다(Mark & Ervin, 1970).

전두엽(frontal lobe)은 뇌의 앞부분을 차지하고 있으며, 근육운동을 지배하는 일차 운동피질이 위치한다. 일차 체감각피질의 바로 앞에 위치하는 일차 운동피질은 특정 신체 부위의 운동을 지배한다. 일차 운동피질 앞을 전전두엽(prefrontal lobe)이라고 하는데, 여기서는 운동을 계획하고 행동을 조절하여 상황에 맞게 통합하거나 행동을 억제하는 기능에 관여한다. 전전두엽은 모든 감각정보가 들어와서 통합되고 조정되는 고등정신과정에 관계하고 있다.

2) 좌반구와 우반구

대뇌는 두 개로 나뉘어 있다. 그 사이에 뇌량(corpus callosum)이라는 거대한 신경다발이 위치하여 두 뇌 사이를 연결한다. 이와 같이 양반구가 연결되어 있기 때문에 정보가 서로 교환되고 통합되어 기능을 한다.

대뇌피질은 좌반구와 우반구로 기능이 분화되어 있다. 우반구는 신체의 좌측을 조절하고 사람의 얼굴을 변별하거나 노랫가락을 구분하는 것과 같이 주로 시·공간적인 정보와 비언어적 소리정보를 처리한다. 창의적 사고, 정서적 지각이나 정서적 반응성에 관한 기능을 담당한다. 이에 반하여 좌반구는 신체의 우측을 조절하며 주로 언어와 관련된 기능을 담당하는데, 말하고 쓰고 계산하는 것과 같은 언어, 논리, 수리에 관한 기능을 담당한다. 이러한 좌·우반구의 기능분화는 매우 일찍 일어나며, 3세경에는 거의 완성되는 것으로 알려져 있다(Hetherington & Parke, 1993).

이러한 짐을 실험적으로 입증한 예가 있다. 뇌전증 발작을 최소화시키기 위해 뇌량을 절단한 사람에게 우측 시각자극을 순간적으로 제시하면, 그 정보를 좌반구가 받아들여서 그것이 무엇인지를 말할 수 있으나 반대로 좌측에 제시되면 무엇인지를 말하지 못한다. 이는 언어적 처리를 담당하는 좌반구로 정보가 전달되지 않았기 때문이다. 그러나 자신이 본 것을 왼손으로 찾으라고 한다면 정확하게 물건을 찾아낼 것이다(오세진 외, 2005 재인용). 이러한 결과는 두 반구가 독립적으로 기능한다는 것을 의미한다.

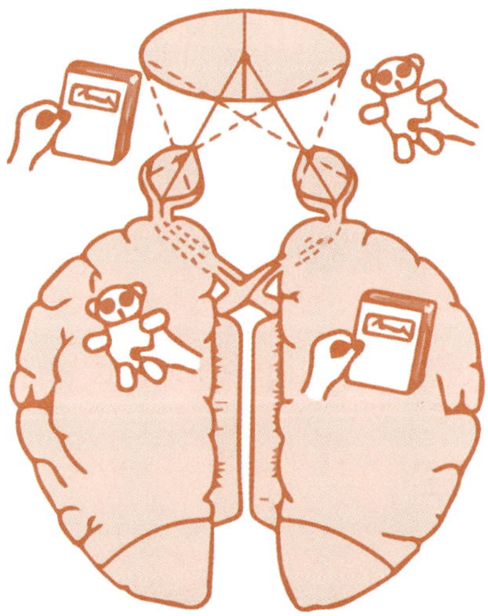

| 그림 3-2 | 뇌의 두 부분 : 좌반구와 우반구

출처 : 송명자(1995). 발달심리학. 학지사, p.70 재인용.

3) 뇌의 손상과 정신장애행동

뇌의 좌반구 손상으로 인한 대표적 정신장애행동으로 실어증과 전두엽 손상을 살펴본다.

(1) 실어증

뇌종양이나 뇌절상, 뇌혈관 파열 등 뇌손상을 당한 환자에게는 인지적 · 정서적 · 성격적 변화들이 관찰될 뿐만 아니라 언어적 결함도 매우 다양하게 나타나고 있으며, 이를 실어증(aphasia)이라고 하고 표현성 실어증과 수용성 실어증으로 구분한다.

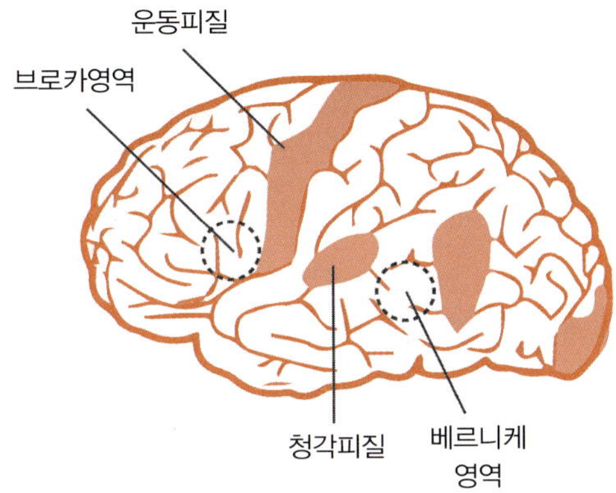

| 그림 3-3 | 좌반구의 베르니케 영역과 브로카 영역

1860년대 브로카(Paul Broca)는 표현성 실어증(expressive ahpasia)이라는 언어장애가 좌반구 전두엽 손상과 관련된다고 주장하였다. 이 영역을 흔히 브로카 영역(Broca's area)이라고 한다. 이 영역이 손상된 사람의 특징은 단어를 정확하게 발음하지 못하고 느리고 힘들게 말을 하며, 의미를 전달할 수는 있으나 대부분 핵심 단어들로만 구성된 언어를 구사한다. 명사는 일반적으로 단수로만 표현되며 형용사, 부사, 관사 및 접속사는 누락된다. 그러나 말이나 글을 이해하는 데는 아무런 문제가 없다.

> 예… 어… 월요일… 그리고 아빠… 병원… 어… 수요일, 수요 일… 9시… 그리고… 어… 목요일… 10시, 어, … 의사… 두 시… 의사선 생… 님…이… 아…(Goodglass, 1979 : 256)

이와는 달리 1874년 베르니케(Carl Wernicke)는 좌반구 측두엽에 손상을 입은 환자들의 언어체계 특징을 연구한 결과 수용성 실어증(receptive aphasia)과 연관된다고 보고하였다. 이 좌반구 측두엽 영역을 베르니케 영역(Wernicke's area)이라고 하는데, 이 영역이 손상된 사람의 전형적인 특징은 단어를 이해하지 못한다. 따라서 단어를 들을 수는 있으나 그 단어가 갖는 의미를 파악하지 못하며, 적절한 발음으로 단어를 말하는 데 특별한 어려움은 없으나 단어를 사용하는 용법이 부적절하고 말의 내용이 다소 무의미한 경향이 있다(Siegler et al., 2003). 다음 문장의 '체스터필라(Chesterfeela)'는 무의미한 단어이다.

> 난 기분이 좋아요. 난 듣고 쓰기를 아주 잘해요. 내가 잘못 들은 것은, 다시 말해, 난 담배회사에 다녔는데 난··· 난 체스터필라(Chesterfeela)를 어떻게 하는지 몰라요. 난 쓸 줄 몰라요(Goodglass, 1993 : 86).

(2) 전두엽 손상

전두엽 손상의 예로 1848년 미국의 피니스 게이지(Phineas Gage)의 사례를 들 수 있다. 철도공사 인부였던 그는 레일공사를 위한 폭파작업 중 둥근 철봉이 왼쪽 얼굴을 관통, 왼쪽 눈 뒤쪽을 거쳐 정수리 쪽으로 뚫고 지나가는 사고를 당하게 된다. 그런데 신기하게도 몇 분 뒤 깨어나 부축을 받으며 스스로 걸어 수레에 올라탔다고 한다. 수술 후 일상으로 돌아갔으나 성격이 그 전과 완전히 바뀌어 예의 바르고 성실한 사람에서 본능적이고, 무례하고, 참지 못하는 성격을 보였으며, 마치 윤리적인 판단력이 망가진 듯 보였다.

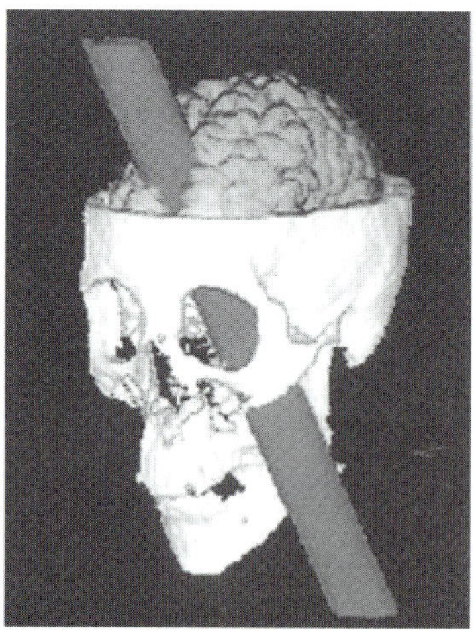

| 그림 3-4 | Phineas Gage 사례

그가 손상당한 부위는 주로 전두엽 부위였으며 이로써 전두엽은 감정과 의사결정능력 및 판단력을 담당하는 기능을 한다는 가설이 만들어지게 되었다.

뇌를 포함한 신경생리학적 연구는 정신분열증(조현병)이나 우울증 같은 정신장애에 영향을 줄 수도 있는 신경화학적인 과정의 변화에 대한 이론을 이끌어 내었다. 최근 연구는 뇌세포 발달에 대한 적절한 영양과 환경적 자극의 중요성을 강조하고 있다. 뇌가 가장 급속히 발달하는 태내기와 영아기 동안의 영양결핍은 뇌세포 발달에 직접적인 영향을 준다는 것이 밝혀졌다. 따라서 이러한 결정적 시기 동안 영양공급이 불충분할 경우 뇌세포 수를 영구적으로 감소시키므로 초기 발달단계에서 환경적 자극이 결여되면 뇌세포 발달과 기능에 부정적인 영향을 끼치게 된다.

알츠하이머병에 대한 최근의 연구들을 보면, 이 장애가 대뇌피질 세포변화에 의한 것임이 확인되었다. 나이 든 사람들에게서 일어나는 이 병은 지적 기능에 있어 점진적인 퇴화가 나타나는 특징을 보인다. 또한 35~40세까지 생존하는 다운증후군 환자도 유사한 세포변화를 보인다. 그러나 아직 그 원인이나 치료, 예방에 대해서는 보다 많은 연구가 이루어져야 한다(장연집, 1999).

3. 행동과 호르몬

뇌는 신경계를 통하여 신체 부위와 정보를 교환할 뿐 아니라 내분비계(endocrine system)라는 또 다른 정보전달체계를 가지고 있다. 내분비계에서는 혈액 속에 직접 호르몬을 분비시켜 신체 각 부위로 정보를 전달한다. 대표적인 호르몬을 살펴본다면 다음과 같다(오세진 외, 2005).

1) 아세틸콜린

아세틸콜린(ACh : Acetylcholine)이 방출되면 근육이 수축하고 운동하게 된다. 우리가 이야기하고 걷고 숨 쉬는 것과 같은 행동은 바로 운동뉴런이 근육에 분비한 아세틸콜린이 작용한 결과이다. 뇌의 아세틸콜린은 기억과 관련되는 것으로 생각된다. 심각한 기억장애를 수반하는 알츠하이머 치매(Alzheimer's dementia)를 가지고 있는 사람의 뇌에는 아세틸콜린 수준이 매우 낮다. 연구자들은 해마와 대뇌피질로 연결되는 기저부핵의 아세틸콜린성 뉴런이 변성되어 알츠하이머 치매를 일으키는 것으로 생각한다(Allen, Dawbarn, & Wilcock, 1988).

2) 도파민

도파민(DA : Dopamine)은 이것의 여러 회로가 발견되면서 그 중요성이 점차 크게 인식되고 있는 물질이다. 도파민은 혈압조절, 중뇌에서의 정교한 운동조절 등에 필요한 신경전달물질이자 호르몬이며 가장 널리 알려진 기능으로는 쾌감·즐거움 등에 관련한 신호를 전달하여 인간에게 행복감을 느끼게 한다. 만약 도파민의 분비가 비정상적으로 낮으면 제대로 움직이지도 못하고 감정표현도 잘 하지 못하는 파킨슨병에 걸리게 되며, 분비가 과다하면 환각 등을 보는 정신분열증에 걸릴 수 있다.

파킨슨병은 신경전달물질인 도파민을 만드는 신경세포가 점차 파괴되어 죽음에 이르는 퇴행성 질환으로, 동작을 제대로 통제할 수 없고 치매와도 유사한 증상을 보인다. 도파민은 인간을 중독에 빠지게 하는 원인이 되기도 한다. 도박으로 큰돈을 획득하거나 마약으로 극도의 쾌감이 느껴지는 순간 엄청난 양의 도파민이 분비된다. 그 짧은 순간 우리의 뇌는 도파민을 기억하고 계속해서 강한 쾌감을 얻고자 하는 충동에 노출된다. 그러나 적당한 양의 도파민은 학습과 일의 능률을 높여준다. 성취를 통한 쾌감은 도파민 분비를 높이고 이는 곧 동기 부여와 자기개발의 순환으로 이어진다.

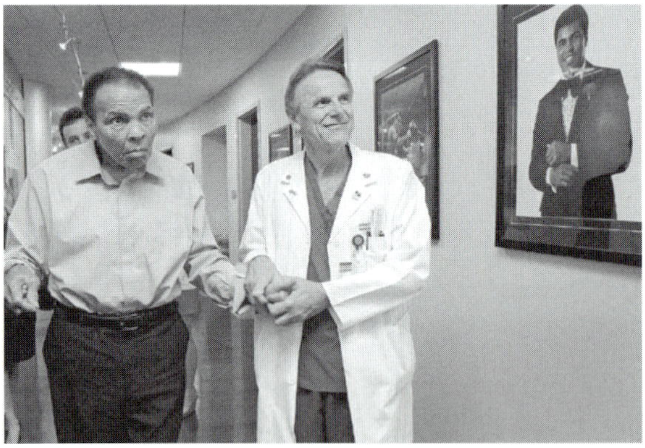

| 그림 3-5 | 권투선수 알리와 파킨슨병

출처 : 연합뉴스(2014. 10. 13). 무하마드 알리, 파킨슨병 악화로 말도 잘 못해.

3) 노르에피네프린

노르에피네프린(NE : Norepinephrine)은 심장근을 흥분시키는 기능과 함께 동기와 정서에 관련된 뇌의 세포가 연결되는 곳에서 많이 발견된다. 이 물질은 일반적으로 특정한 기능을 수행한다기보다는 불특정한 각성과 관련된 것으로 여겨지고 있다. 스트레스 호르몬으로서 집중력과 반응행동을 담당하는 뇌의 영역에 작용하여, 심박동 수를 증가시키고 혈당을 올리며, 골격근으로의 혈류량을 증가시킨다. 코카인이나 암페타민과 같은 약물은 도파민을 사용하는 시냅스뿐 아니라 노르에피네프린의 작용을 증진시켜 사람을 흥분시킨다.

4) 세로토닌

세로토닌(Serotonin)은 뇌 안에서 도파민과 노르에피네프린을 잘 이끌어 주는 지휘자와 같은 역할을 하게 된다. 노르에피네프린과 밀접한 관계가 있어서 주로 수면이나 체온 조절과 같은 기능을 하는 것으로 알려져 있다. 세로토닌의 분비량이 적절하면 상쾌하고 평온한 기분을 갖게 해주며 잡념이나 불안감 등을 줄여 집중력과 기억력을 향상시키기도 하기 때문에 '행복 호르몬'이라고 알려져 있기도 하다. 하지만 세로토닌의 대사에 이상이 발생한다면 행복과는 반대되는 현상들이 나타난다.

세로토닌의 분비가 저하되면 그의 기능인 뇌의 조율능력이 떨어지게 된다. 이에 아드레날린, 엔도르핀 등의 호르몬들의 분비를 적절히 조절할 수 없게 되며 이것이 심해지면 각종 정신질환이 나타날 수 있다. 쉽게 화를 내거나 우울감을 느낄 수 있으며 이것이 충동적인 범죄, 우울증, 공황장애 등으로 나타날 수 있다. 세로토닌의 결핍은 우울감 외에도 충동성을 불러일으키기 때문에 자살충동을 느끼게 해 결국 우울증을 자살로 이어지게 하는 것과도 연관이 있다. 실제로 우울증 환자들은 이러한 세로토닌 대사에 문제가 있는 것으로 알려져 있으며, 우울증 치료법 중 상담을 통한 정신적 치료와 함께 세로토닌을 투여하는 약물치료를 활용하기도 한다.

〈과도한 도파민, 뇌에 그대로 남아 … 마약 중독 땐 신경 영구손실〉
"마약이 국가적 리스크로 확산되기 전 마약과의 전쟁이 절실하다."

처음부터 자신의 몸과 정신을 망가뜨리기 위해 마약에 손을 대는 사람은 없다. 대부분은 쾌락을 얻기 위해 마약에 손을 댄다. 쾌락을 얻기 위해 하는 마약이 사람을 망가뜨리는 이유는 무엇일까.

마약을 분류하는 방법은 크게 두 가지다. 먼저 작용을 기준으로 흥분과 억제, 환각을 일으키는 약물 등 세 가지로 나뉜다. 이 경우 모르핀과 헤로인은 억제제, 메스암페타민(필로폰)은 흥분제, LSD는 환각제로 나뉜다. 법적인 기준은 다르다. 마약류관리법은 마약류를 크게 마약과 향정신성의약품, 대마로 나눈다. 마약에는 양귀비와 아편, 코카인 등이 포함된다. 향정신성의약품은 인간의 중추신경계에 작용하며, 오남용 때 신체에 심각한 위해가 있다고 판단되는 의약품으로 규정된다. 대마는 대마초와 대마초를 원료로 제조된 제품, 화학적 합성품 등이다. 마약이 신체를 망가뜨리는 과정은 뇌의 보상회로와 직접적 연관이 있다. 신희섭 기초과학연구원(IBS) 명예연구위원(전 인지 및 사회성 연구단장)은 먼저 "뇌의 보상회로 자체는 개체가 생존하는 데 필수 기능"이라며 "보상회로가 없다면 사람은 먹이를 찾지도 않고 번식활동도 멈춘다. 당연히 어린아이가 정상적인 성인으로 성장하기도 어렵다"고 밝혔다. 배고플 때 음식을 먹는 것, 목마를 때 물을 마시는 행위, 칭찬을 받을 때 모두 뇌의 보상회로에서는 신경전달물질의 하나인 도파민 분비가 늘어난다. 뇌의 측좌핵(NAc)에서 나온 신경 정보는 뇌의 다양한 부위로 퍼져 나간다.

가령 정서 조절을 관장하는 편도핵에서는 즐거움, 행복함이 일어나고, 학습 · 기억을 담당하는 해마에서는 즐거움을 주는 상황에 대해 기억을 형성한다. 동기부여를 담당하는 전두엽 또한 활성화된다. 이러한 뇌 부위들이 종합적으로 작동해 사람은 즐거움을 주는 행동과 상황을 반복해서 추구한다.

엔도르핀은 신경전달물질의 하나로, 통증이 생기거나 스트레스를 겪을 때 뇌의 시상하부에서 분비된다. 통증 신호를 전달하는 회로의 수용체에 결합해 신경 전달을 조절하고 통증을 억제하는 역할을 한다. 이러한 과정을 통해 엔도르핀은 사람의 기분을 좋게 만든다.

이처럼 마약의 작용은 억제 효과, 흥분 효과로 구분되지만 둘 모두 엔도르핀 · 도파민과 연관이 있다. 김대수 KAIST 생명과학과 교수는 "도파민과 엔도르핀 모두 쾌락중추를 자극한다. 가령 식욕과 성욕, 공격욕구 등이 충족될 때도 도파민이 나온다"고 설명했다.

사람의 기분을 좋게 하는 여러 요인이 모두 사람의 심신을 망치지는 않는다. 마약은 보상회로를 자연적이지 않은 경로로, 강력하게 자극한다. 경로는 마약의 종류에 따라 다르다. 먼저 모르핀은 엔도르핀의 수용체에 결합해 보상회로를 자극한다. 헤로인과 최근 문제가 되는 펜타닐은 모두 모르핀과 작용 과정이 비슷하나 강도가 훨씬 강하다.

코카인은 분비된 도파민이 재흡수되는 통로를 차단한다. 이를 통해 도파민이 오랫동안 높은 농도로 작용하게 하는 것이다. 메스암페타민은 여기에 더해 도파민 분비를 증가시킨다. 자체 분해 속도도 느려 오랜 기간 보상회로가 활성화된 상태로 유지되게 한다.

사람이 강력한 쾌감만 느낄 뿐 다른 문제를 일으키지 않는다면 크게 문제가 되지 않을지도 모른다. 그러나 계속되는 강렬한 자극은 뇌의 보상회로를 망가뜨려 다른 활동으로는 보상을 느끼지 못하게 한다. 신 명예연구위원은 "보상회로에 대한 강력한 자극이 반복되면 뇌의 여러 부위에서 도파민의 농도가 높은 상태에 이른다. 이에 따라 마음을 안정시키는 세로토닌의 분비가 줄어든다"고 전했다.

이어 "이러한 상태가 되면 보통의 자연적인 자극으로는 보상회로를 활성화할 수 없게 된다. 자연적인 자극에서 즐거움을 느끼지 못하는 무쾌락증에 이르게 되고, 우울증으로 빠진다"고 설명했다.

결국에는 뇌를 포함한 몸의 신경 전반이 망가진다. 김 교수는 "뇌는 항상성을 가지고 있다. 균형을 유지하려는 습성"이라며 "도파민 신호를 계속 강화하다 보면 뇌의 항상성이 무너지게 된다. 뇌가 수축하며 기능도 떨어진다"고 설명했다. 이어 "뇌가 쾌락만 느끼고 끝나는 게 아니다. 교감신경계에도 영향을 준다"며 "심장도 신경이기 때문에 우리 몸의 상태를 반영해 조절한다. 신경 균형이 깨지며 심장에도 문제가 생기는 것"이라고 덧붙였다.

적당한 수준에서 멈출 수도 없다. 강력한 중독성과 끊었을 때의 금단 증상은 마약이 가지는 또 다른 특징이다. 한번 마약으로 보상회로를 자극하게 되면 뇌는 다시 마약으로 얻을 수 있는 자극을 전보다 강하게 갈구하게 된다. 약이 없으면 극심한 우울감과 패닉 상태에 빠진다. 자신의 의지로 극단적 선택을 하게 되는 경우도 있다.

출처 : 매일경제(2022. 11. 7).

학습정리

1. 인간의 다양한 신체적 형태나 기능 그리고 정신기능 등은 유전에 의해 상당히 영향을 받는다. 또한 비만이나 만성 신체질환과 같은 신체적 요인은 개인의 정신건강에 영향을 미칠 수 있다. 자신의 신체 특성에 대해 잘 알고 건강하게 관리하여 만족감을 가질 수 있도록 해야 한다.

2. 인간의 뇌는 구조적으로 후뇌, 중뇌, 전뇌로 나누어질 수 있으며 또한 대뇌는 양쪽 반구로 나뉘어 뇌량이라는 거대한 신경다발로 연결되어 있다. 뇌에서의 정보는 서로 교환되고 통합되어 기능을 하게 된다. 뇌는 각 부위마다 정해진 기능을 담당하며 여러 가지 인간행동에 영향을 미치고 있다. 뇌의 손상은 여러 가지 인간의 행동에 영향을 주며 정신장애의 원인이 될 수 있다.

3. 아세틸콜린, 도파민, 노르에피네프린, 세로토닌과 같은 호르몬은 혈액을 통해 신체 각 부위로 전달되어 우리 몸의 여러 가지 작용을 이끈다. 각각의 호르몬은 너무 부족하거나 너무 과도하게 분비되면 비정상적 기능을 하도록 만든다.

CHAPTER 04

심리적 요인

학습목표

1. 성격을 설명하는 이론에 대해 살펴본다.
2. 자아, 자아개념, 자아존중감, 자기효능감, 자아정체감에 대해 이해한다.
3. 자아존중감이 낮은 사람들을 위한 대처방법에 대해 살펴본다.

개인의 본능적 충동과 그에 관련한 감정들은 정신장애의 원인이 된다. 부정적 감정은 적응에 문제를 일으키고 병적 행동과 정신장애의 원인이 된다. 또한 개인의 성욕, 공격성 등의 본능적 충동들은 대인관계 및 사회관계를 통해 여러 가지 형태의 관련된 심리적 감정반응을 만들어 낸다.

1. 성격과 정신건강

대개의 사람들은 성격에 대해 많은 관심을 가지고 있으며 누구나 사람들의 심리와 행동을 알고 이해하고자 한다. 그래서 사람들은 나름대로 심각하게 다른 사람들의 성격을 평가하는데, 그럼에도 성격을 정확하게 평가하지 못하는 경우가 많다. 성격을 연구하는 심리학자들은 보다 객관적으로 사람들이 공통적으로 가지고 있는 성격패턴을 밝혀내고 성격이 사회적 · 심리적 적응과 어떤 관련이 있는지 연구한다. 최근 성격과 건강이 밀접하게 관련된다는 연구결과들이 발표

되면서 성격은 단순한 흥밋거리를 넘어 건강한 삶을 결정하는 중요한 요인으로 대두되었다.

1) 성격의 정의

성격(性格)의 한자는 성품 성(性)자와 격식 격(格)자로 이루어져 있다. 성격이란 내적인 성품이 외적으로 격식을 갖추고 있음을 의미한다. 즉, 성격은 내적 요소와 외적 요소로 구성됨을 뜻한다. 영어의 personality는 그리스어의 persona에서 유래되었는데, 그리스어 페르소나는 고대 그리스 연극에서 배우들이 쓰던 가면을 이야기했다고 한다. per는 '~를 통하여', sonare는 '말하다'라는 뜻인데 연극에서 배우의 역할을 나타내는 용어로 사용된다. 페르소나는 이처럼 어떤 사람의 참모습이 아닌 가면을 쓰고 배우가 무대에서 연극을 하는 것처럼 사람들이 사회라는 무대 속에서 어쩌면 피상적으로 나타내는 사회적 이미지를 말한다.

따라서 성격은 개인이 가지고 있는 선천적 요인이 타인이나 환경과의 상호작용을 통해 형성하는 독특하고도 일관성 있게 나타나는 행동양식이라고 할 수 있다.

2) 성격이론

성격을 설명하는 이론은 크게 특성이론과 과정이론으로 나뉜다. 특성이론(character theory)은 어떤 유형의 사람은 어떤 성격이고 어떤 특질의 사람은 어떤 성격인가를 다루는 유형론과 특질론이 있다. 과정이론(processing theory)은 성격이 어떻게 형성되고 어떻게 발달하며, 그러한 성격이 생활하는 데 어떠한 기능을 하는지를 설명하고 이해하고자 하는 것이다. 여기에는 무의식과 어린 시절의 경험을 강조하는 정신분석 이론, 개인과 환경의 상호작용을 강조하는 행동주의 이론, 개인의 주관적 경험과 자기실현을 강조하는 인본주의 이론 등이 있다.

(1) 특성이론

사람들은 평소 뚱뚱한 사람을 보면 여유롭고, 마르면 지적이며, 곱슬머리면 고집이 세다는 등 나름대로의 상식을 이용하여 타인의 성격을 분류하게 된다. 이처럼 일반인들이 누구나 독특하게 가지고 있는 성격의 판단기준을 암묵적 성격이론(implicit personality theory)이라고 한다(박선환 외, 2008). 특성이론은 이러한 사람들 간의 공통된 특성들을 찾아내어 성격을 분류하고자 하는 이론이다.

① 유형론

유형론(typology)은 성격이론 중 가장 오랜 역사를 가진 이론이다. 고대 그리스 의사인 히포크라테스(Hippocrates)는 사람의 체액을 혈액, 점액, 흑담즙, 담즙으로 분류, 그중 어느 체액이 신체 내에서 우세한가에 따라 성격이 결정된다고 주장하였다. 혈액이 우세한 다혈질의 성격유형은 다정하고 유쾌하며 사교적인 특징을 갖는다는 것이다.

크레치머(Kretchemer)와 쉘던(Sheldon)은 인간의 체격유형과 성격이 관련이 있다고 주장하였다. 크레치머는 허약형은 체격이 마르고 키가 큰 사람이며 정신분열증에 걸릴 성향이 가장 많고, 뚱뚱한 비만형인 경우는 조울증에 걸릴 성향이 많고 사교적이며 변덕이 심하고 활발한 성격 특성을 가진다고 하였다. 또한 근육형은 활동적이고 모험적인 사람들로 허약형보다는 덜하나, 정신분열증의 경향이 다소 있다고 하였다. 쉘던은 크레치머의 연구를 더욱 발전시켜 체격을 내배엽형, 중배엽형, 외배엽형으로 나누었고, 내배엽형은 둥글고 부드러운 체격과 큰 배를 가진 신체 특성을 보이고 내장근육이 잘 발달한 비만형과 유사한데, 성격 특성은 편안함을 좋아하며 사교적이고 애정을 중시한다고 생각했다. 중배엽형은 강한 배와 근육이 잘 발달한 유형으로 건장하고 곧은 체격을 가지며, 활동적이고 자기주장적이며 정력적인 성격 특성을 가진다. 외배엽형은 근육이 섬세하고 연약한 유형으로 수줍어하고 내성적인 성격 특성을 가진 것으로 보았다.

〈표 4-1〉 유형론의 분류와 성격 특징

학 자	이 론	분 류	성격유형	성격 특징
Hippocrates	체액론	혈액	다혈질	다정함, 유쾌함
		점액	점액질	느긋함, 동작이 느림
		흑담즙	흑담즙질	우울함, 슬픔
		담즙	담즙질	민첩함, 화를 잘 냄
Kretchemer	체격론	마르고 큰 키	허약형	꼼꼼함, 신경질적, 깔끔함
		뚱뚱함	비만형	사교적, 변덕 심함, 활발함
		근육질	근육형	활동적, 모험적임
Sheldon	체격론	내배엽형	내장긴장형	사교적, 애정과 내장기관 중시
		중배엽형	신체긴장형	모험적, 신체활동과 권력 추구
		외배엽형	대뇌긴장형	감각적, 예민, 사람을 회피
Jung	심리유형론		내향성	갈등회피, 고독을 즐김
			외향성	사교적, 진취적, 모험적

출처 : 오세진 외(2005). 인간행동과 심리학. 학지사, p. 341.

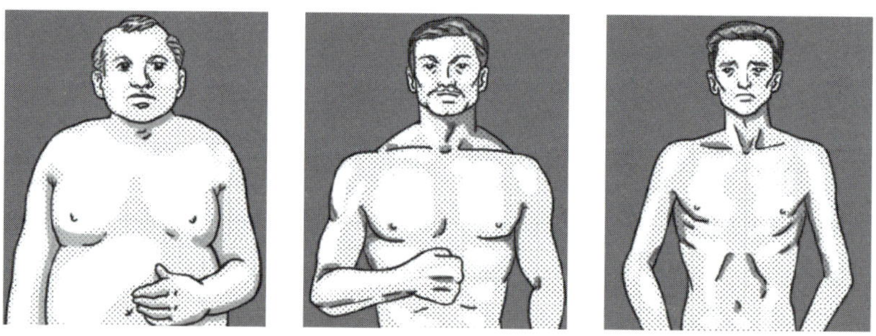

| 그림 4-1 | 내배엽형, 중배엽형, 외배엽형의 사람

② 특질론

특질(trait)은 한 사람을 다른 사람과 비교적 영속적으로 구분해 주는 심리적 경향성을 말한다(오세진 외, 2005). 성격을 이루는 기본 단위이나 인간행동의 다양한 개인차를 설명해 주는 중요한 요소이다. 특질은 선천적으로 획득될 수도 있으나 후천적으로 형성될 수도 있다.

특질론의 대표적인 학자는 알포트(Allport)이다. 그는 인간을 설명하는 약 18,000개 정도의 형용사를 분석하여 기저에서 외현적 행동을 결정하며 비교적 안정적인 공통 특질(source trait)과 안정적이지 않고 사람마다 독특한 개별 특질(surface trait)로 구분하였다. 그리고 중심 특성은 개인의 대부분을 지배하는 것으로, 우리가 어떤 개인에 대해 능력 있고 정직하고 부지런하며 최선을 다하는 사람이라고 평가할 때 주로 그 사람의 중심 특성을 이야기하고 있는 것이다. 기본 특성은 개인이 가지고 있는 지배적 동기이며 정열이다. 재산을 모으는 것, 권력을 잡으려는 것 등이 속한다. 이차 성향은 한 개인이 좋아하는 옷 스타일, 좋아하는 영화유형 등을 말하며, 이것을 알기 위해서는 그 사람에 대해 상당히 많이 알고 있어야 한다.

이후 카텔(Cattell)은 이들 형용사를 다시 비슷한 의미를 갖는 단어들로 묶어 200개의 성격 특성을 찾아내었고 최종적으로 요인분석을 통해 인간의 성격을 가장 잘 나타낼 수 있는 16개의 성격요인(factor)을 선정했다.

에이젠크(Eysenck)는 성격을 내향성과 외향성, 안정성과 불안성(신경증적 경향성, neuroticism), 정신병적 경향성(psychoticism)으로 분류하였다. 예를 들어, 내향적인 사람은 각성수준이 높아 외부자극에 민감하고 주의력이 높아 조건화가 잘 되는 반면, 외향적인 사람은 각성수준이 낮아 자극에 민감하지 못하고 주의를 기울이지 못해 조건화가 어렵고 쉽게 소거되는 경향이 있다. 따라서 내향적인 사람은 조용하고 내성적이며 의사결정 시 신중하고 위험이 따르는 일을 선호하지 않고 질서 있는 생활을 좋아하게 된다. 반면 외향적인 사람은 사교적이고 친구가 많으며 파티에 참석하는 것을 좋아하고 흥분을 잘하며 충동적이다. 또한 신경증적 경향성은 정서적인 안정성을 나타내는 차원인데 이것이 높은 사람은 쉽게 흥분하고 불안해하며 불안정한 특성을 보인다. 정신병적 경향성은 정신병이 될 성향과 정도를 반영한다. 이러한 경향성을 가지는 사람은 공격적이고 냉정하며 타인에 대한 배려를 하지 못하고 사회적 관습을 받아들이지 않으며 충동적인 행동 특성을 보인다.

〈표 4-2〉 특질론의 분류와 성격 특징

학 자	이 론	분 류	성격특징	보 기
Allport	공통 특질 개별 특질	공통 특성	사회생활에 공통된 성격 특질	본능적 특질
		중심 특성	사람이면 누구나 갖는 특질	동기와 정서
		기본 특성	개인생활을 지배하는 특질	권위주의
		이차 성향	개인차를 나타내는 특질	특정 색 선호
Cattell	원천 특질 표면 특질 내·외향성 안정성 차원		행동을 결정하는 기본 특질	성 본능
			개인차를 나타내는 특질	동성/ 이성애
		내향성	조용, 내성적, 신중, 질서추구	
		외향성	사교적, 충동적, 모험적	
Eysenck	정신병 차원	신경증적 경향성	쉽게 흥분하고 불안정함	
		정신병적 경향성	공격적이고 냉정, 충동적	

출처 : 오세진 외(2005). 인간행동과 심리학. 학지사, p. 342.

(2) 과정이론

앞서의 특성이론은 사람의 성격을 묘사하고 분류하는 데는 유용하나 성격이 어떻게 형성되고 그것이 어떠한 의미를 갖는지는 제대로 설명하지 못한다. 이러한 부분에 초점을 맞춘 이론이 과정이론이다. 과정이론에는 정신분석 이론, 행동주의 이론, 인본주의 이론이 있다.

① 정신분석 이론

정신분석(psychoanalysis)은 프로이트(Freud)에 의해 창시된 이론으로 무의식과 성욕을 강조하는 프로이트 중심의 정신분석과, 이에 반하여 사회문화적 속성과 집단무의식을 강조하는 융(Jung), 아들러(Adler) 중심의 신 정신분석으로 구분된다. 정신분석 이론은 인간의 무의식적 동기와 내면의 힘, 그 힘들의 갈등을 중시한다.

가. 프로이트(Freud)의 이론

프로이트는 특히 인간의 무의식적 동기나 소망, 갈등을 다룬다. 프로이트는 인간의 정신세계를 무의식과 전의식, 의식이라는 가설적인 삼층구조로 구분하였고, 그중에서 인간을 지배하는 주된 의식수준은 무의식이라고 보았다. 프로이트는 무의식 외에도 조금만 노력하면 각성수준으로 끌어올릴 수 있는 전의식, 항상 각성수준에 있는 지각, 감각, 언어, 감정표현 등과 같은 의식을 구분하고 이를 빙산에 비유하였다. 또한 의식은 빙산의 일각이며 무의식은 수면 아래 잠겨 있는 빙산의 커다란 부분이라고 하였다.

프로이트는 인간행동에는 반드시 원인이 있고 그 원인은 바로 무의식적 동기(unconscious motivation)가 차지한다고 하였다. 무의식적 동기는 주로 성욕, 공격성으로 이루어지며, 그러한 무의식적 동기와 의식 간에는 끊임없는 갈등이 있고 이러한 갈등이 인간의 정신세계를 지배하는 힘이라고 하였다.

프로이트는 그 밖에도 사람들이 생각하거나 느끼는 모든 것에는 반드시 의미와 목적이 있다고 보았다. 그러한 것들은 이미 선천적으로 또는 개인의 경험(주로 어린 시절의)에 의해 결정되는데, 이러한 견해를 정신결정론(determinism)이라고 하였다.

또한 성격의 구조를 설명하였는데, 무의식적 동기 중에서 선천적인 것 이외에 후천적으로 만들어지는 것도 있다고 하였다. 따라서 성격은 본능적인 원초아(id), 현실과의 접촉에 의해 결정되는 자아(ego), 사회적 규준이 관심에 의해 내면화되어 행동을 규제하는 양심 및 자아이상인 초자아(superego)로 구성된다.

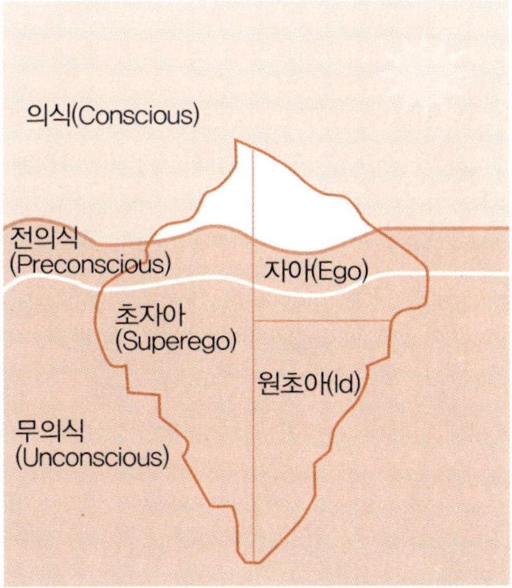

| 그림 4-2 | 프로이트의 성격의 구조와 의식수준의 관계

프로이트는 선천적으로 부여된 에너지의 모양과 형태는 변하지만 그 총량은 변하지 않는 에너지 보존 법칙이 적용된다고 주장하면서 인간이 가지는 이러한 에너지를 심리성적 에너지(psychosexual energy), 혹은 리비도(libido)라고 하였다. 인간이 성장하며 이 에너지가 신체의 어느 부위에 집중되는가에 따라 인간의 성격이 발달되고 그 에너지가 얼마나 원만하게 해결되는가에 따라 결과적으로 성격 특성이 결정된다.

심리성적 발달은 리비도가 어린 시절 입에 집중되는 구강기(oral stage, 0~1세 반), 배설물의 보유와 배설에 집중되는 항문기(anal stage, 1세 반~3세), 성기와 이성 부모에게 집중되는 남근기(phallic stage, 3~6세), 리비도가 잠복하는 잠복기(latent stage, 6~12세), 이성과의 사랑과 성관계로 향하는 성기기(genital stage, 12세 이후)로 구분된다.

사람들은 리비도로 인한 심리성적 욕구를 충족시켜야 하나 욕구에 과도하게 몰두하거나 지나치게 불만족되면 나이가 들어도 발달이 이루어지지 않고 그 단계에 머물려는 경향이 나타나는데, 이를 고착(fixation)이라고 한다. 이에 비해 발달이 진행된 경우라도 심리적 어려움이나 좌절을 겪게 되면 욕구충족이 쉬웠던 이전의 발달단계로 되돌아가려는 경향이 발생하는데, 이를 퇴행(regression)이라고 하였다.

방어기제

원초아, 자아, 초자아의 기능은 서로 보완되기도 하고 대립되기도 한다. 자아는 원초아나 초자아가 성격을 지나치게 통제하는 것을 막는 중재역할을 한다. 이 과정에서 때로 자아는 불안감이나 긴장감을 느끼게 되는데, 이로부터 스스로를 보호하기 위하여 방어기제(Defense Mechanisms)를 사용한다. 방어기제는 적절한 범위에서 사용된다면 자아를 다치지 않게 하는 역할을 하지만, 빈번하고 다양하게 깊게 사용하게 되면 현실을 왜곡시키거나 가식적인 모습을 갖게 한다는 문제가 있다. 인격장애가 있는 사람의 경우 내적 충동으로부터 자신을 보호하기 위한 지속적이며 일관된 방어기제들을 사용하게 된다. 이들을 돕기 위해서는 겉으로 드러난 인격과 그 배후의 진실한 성격, 그것을 방어하고 있는 방어기제에 대한 지식이 필요하다. 일상생활에서 흔히 사용되는 방어기제는 다음과 같다.

① 억압

억압(Repression)은 고통스럽거나 위협적인 생각이나 감정을 억누름으로써 의식 밖으로 밀어

내고 그로 인한 불안으로부터 벗어나고자 하는 것이다.

만약 어떤 아동이 신체적으로 학대를 받았고, 시간이 지난 후에 그 사건에 대해 진술하도록 했을 때를 가정해 보자. 이때 아동이 아무 일도 없었다고 말한다고 할지라도 아동이 거짓말을 한다기보다는 아동에게는 그 사건이 지나치게 두렵기 때문에 사건 관련 기억을 억압하고 있는 것이라고 볼 수 있다.

프로이트에 의하면, 억압은 가장 중요하면서 효과적인 방어기제이지만 지속적이면서도 적극적으로 이루어지는 과정이기 때문에 이를 위해서는 끊임없이 에너지를 소비해야 한다. 수많은 강력한 생각들과 충동들을 억압하는 것은 자아가 다른 기능에 필요한 에너지를 거의 남겨두지 않는다. 따라서 자아가 강하지 않다면 억압의 기능이 실패할 수도 있다.

② 합리화

합리화(Rationalization)는 용납될 수 없는 실수나 사건에 대하여 그럴듯한 핑계 또는 구실을 대어 정당화시키는 것을 말한다. 이솝우화에서 포도를 따먹는 데 실패한 여우가 '저 포도는 신 포도일 거야'라고 말하는 것, 시험을 못 본 학생이 시험문제가 매우 어려웠다고 생각하는 것이 합리화에 해당한다. 매우 빈번하게 사용되는 방어기제이다.

③ 승화

승화(Sublimation)는 위협적인 무의식적 충동들을 사회적으로 승인되는 행동으로 전환시켜 보다 생산적인 방식으로 기능하도록 한다. 승화를 통해 원초아는 공격성을 표출할 수 있기 때문에 자아는 충동을 억제하기 위한 에너지를 사용할 필요가 없다. 예를 들어, 운동은 공격적인 충동을 승화시키는 하나의 통로로 작용한다. 운동선수는 공격적인 경기를 펼칠 때 영웅적인 존재로 인식되고 보상을 받게 된다.

④ 전위

전위(Displacement)는 불안과 위협을 주는 대상보다 좀 더 안전한 대상에게로 그러한 감정을 전환시키는 것을 말한다. 전치는 승화와 마찬가지로 충동을 위협적이지 않은 대상으로 전환시키지만, 승화와 달리 사회적 보상을 이끌어내지는 못한다. 예를 들어, 남편과의 관계에 불만을 가지고 있는 여성은 자녀에게 무의식적으로 분노를 표현하고, 그 자녀는 인형을 때리는 행동으로 의식적 표현으로부터는 수용될 수 없는 자아를 보호할 수 있다. 프로이트의 임상사례에서, 내담자의 아들이 가지고 있는 말에 대한 두려움이 아버지에 대한 두려움에서 전치된 것이라 하였다.

⑤ 부정

부정(Denial)은 현실적으로 받아들이기 어려운 생각이나 감정을 거부하는 것을 말한다. 실재하는 증거가 존재함에도 불구하고 그것을 받아들였을 때 감당하기가 어렵고 충격적이기 때문에 현실로 받아들이지 않고 회피하려는 현상이다. 배우자가 사망하여 깊은 슬픔에 잠긴 경우 배우자의 죽음을 믿지 않고 여전히 생존해 있는 것처럼 행동하는 것을 예로 들 수 있다. 이와 같은 행동은 배우자의 죽음을 의식적으로 받아들이는 것보다 허구를 사실인 양 받아들이는 것이 더욱 쉽게 여겨지기 때문에 나타난다. 부정을 많이 사용할수록 현실을 덜 인식하게 되고, 현실에 적응하는 데 많은 어려움을 겪게 된다.

⑥ **반동형성**

반동형성(Reaction Formation)은 정반대되는 방식으로 행동함으로써 위협을 주는 무의식적인 욕구나 충동을 감추는 것이다. 미운 사람을 칭찬하는 것, 동생에 대한 적개심을 감추기 위하여 타인에게 자신이 얼마나 동생을 아끼고 사랑하는지를 반복적으로 말하는 것을 예로 들 수 있다.

⑦ **투사**

투사(Projection)란 자신이 받아들이기 힘든 무의식적인 충동을 다른 사람의 탓으로 돌리는 것을 말한다. 다른 사람에게 자신의 충동을 투사함으로써 자신이 실제로 가지고 있는 생각이나 감정으로부터 자유로울 수 있다. 자신의 공격적인 욕구를 마치 주변의 다른 사람이 그러한 성향이 강하다고 인식함으로써 직면하지 않으려 하는 경우를 예로 들 수 있다. 세상이 믿을 수 없고 사기를 치는 사람들로 가득하다고 말하는 사람은 자신이 믿을 수 없으며 사기꾼이라는 것을 무의식적으로 인식하고 있을지도 모른다.

⑧ **퇴행**

퇴행(Regression)이란 위협적인 현실에 직면하여 불안이나 책임을 덜 느꼈던 이전 발달단계의 행동을 하는 것이다. 이사를 가서 전학을 가야 했던 아이가 새로운 학교에 적응해야 한다는 부담과 긴장으로 인해 잠자리에 오줌을 싸는 것을 예로 들 수 있다.

나. 아들러의 이론

아들러(Adler)는 1911년 프로이트의 곁을 떠나 개인심리학을 만들어 내며 사회적 충동이나 열등감 극복이 더 중요하다고 보았다. 신체적 열등감의 극복과 우월감의 추구(striving for superiority)를 통해 사람은 심리적 갈등을 극복하려 하나 간혹 과잉보상을 할 때도 있다.

아들러는 그러한 과잉보상이 사회적으로 문제 있는 성격과 행동의 근원을 형성하게 되는 것이라고 주장하였다. 또한 아들러는 성격발달이 부모와 아동 간에 주고받는 사랑과 가족관계, 출생순위에 의해서도 영향을 받을 수 있다고 하였다. 예를 들어, 부모로부터 지나치게 사랑을 받은 아동은 좌절을 극복하는 능력을 얻지 못하며 요구하거나 바라기만 하는 성격이 된다. 그러한 사람들은 책임감과 협동심이 부족하여 자기중심적이고 미숙한 성격을 갖게 된다.

다. 융의 이론

융(Jung)도 1914년 프로이트의 곁을 떠나 분석심리학파를 만들었다. 그러나 융은 프로이트의 무의식 개념을 완전히 버린 것이 아니라 집단 무의식(collective unconsciousness)이라는 개념을 첨가시켰다. 집단 무의식은 과거 세대의 누적된 경험이 저장되어 있는 것으로, 모든 인간이 공유하는 것이며, 사고하고 느끼는 방식, 인생과 세계를 인식하는 방식, 신과 인류에 대한 인식 등에 영향을 주는 인간의 기본 성향이다.

융은 한 인간의 전인적인 심리구조를 통틀어 사이키(psyche)라고 표현하였는데, 이러한 사이키는 의식의 심층을 둘러싼 자아(ego), 그 의식을 둘러싼 개인 무의식, 그리고 집단 무의식과 원형으로 구성되어 있다고 보았다. 사이키의 구성 중 집단 무의식과 원형은 성격구조를 이해하는 데 있어 융의 분석심리학의 특징이라고 할 수 있다.

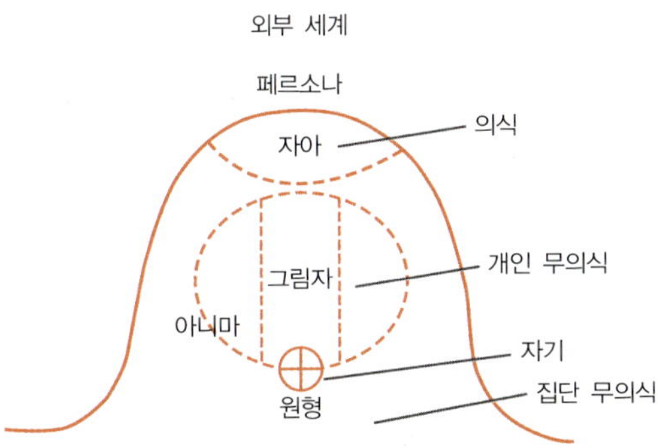

| 그림 4-3 | 융의 정신의 구조

출처 : 박희숙 · 강민희(2021). 인간행동과 사회환경, p. 45.

자아는 의식으로 향하는 문지기로서, 자아를 통하지 않고서는 어떤 내용도 의식될 수가 없다. 페르소나라는 용어는 극장에서 배우들이 사용하는 가면을 의미한다. 세상에 적응하는 성격의 측면으로서, 다른 사람들로부터 이끌어 내는 반응에 의해 만들어진다. 개인 무의식은 개인의 독특한 경험에서 억압된 내용들이다. 아니마와 아니무스, 그림자는 개인 무의식을 구성한다. 집단 무의식은 원시적 이미지로 이루어져 있다. 융은 이러한 이미지들을 특정한 방식으로 세상에 반응하도록 하는 잠재성이라는 점에서 설명하였다. 이러한 관점에서 볼 때 신생아는 어머니에 대한 집단 무의식을 가지고 태어나기 때문에 어머니에게 놀라울 정도로 빠르게 반응하게 되는 것이며, 선조로부터 물려받은 무의식적인 이미지 때문에 어둠에 대하여 공포를 나타낸다. 융은 이러한 이미지를 총체적으로 원형(archetype)이라고 불렀는데, 원형은 모든 인간이 보편적인 방식으로 세상을 경험하도록 이끄는 기능을 한다. 대표적인 원형으로는 어머니, 아버지, 마술사, 태양, 달, 영웅, 신, 죽음이 있다.

마지막으로 자기란 의식과 무의식을 포괄하는 성격의 중심이다. 융은 인간이 전적으로 의식적으로 사는 것은 가능하지 않을 뿐 아니라 바람직하지도 않으며, 모든 에너지를 무의식에 투입하는 것 또한 바람직하지 않다고 하였다. 자기는 의식적 · 무의식적 성격의 여러 측면들이 조화를 이루도록 하는 전체적이고 통합된 특성을 가지고 있다.

융은 인간 성격 개인차에 관심을 가지고서 개인이 내면적 세계 또는 외부적 세계에 대해 갖는 관심과 에너지를 투여하는 방향성에 따라 외향성(extraversion)과 내향성(introversion)의 두 가지 태도로 구분하고, 성격을 구성하는 기능에는 사고, 감정, 감각, 직관의 네 가지가 있다고 하였다(박희숙 · 강민희, 2021).

기본적 태도에 해당하는 내향과 외향은 정신적 에너지의 방향이 내부로 향하느냐 외부로 향하느냐에 따라 구분된다. 내향적인 사람들은 자신의 관심을 내적 세계에 집중시키는 경향이 있으며 내성적이고 사회적으로 위축되어 있다. 이에 반해 외향적인 사람들은 외부세계에 관심을 가지며 사교성이 풍부하고 활동적이다. 또 기본적 기능에 해당하는 사고와 감정은 가치결정이나 판단하는 방식을 뜻하며, 감각과 직관은 세상에 대한 정보를 수집하는 방식을 의미한다. 사고기능이 우세한 사람들은 정보를 논리적이고 객관적인 방식으로 분석하며, 결정을 해야 할 때 원칙에 따라 세밀히 조사한다. 감정이 우세한 경우에는 정보를 가치와 주관적인 느낌에 근거하여 해석하며, 결정을 내릴 때 논리적 원칙보다는 인간적인 요소를 고려한다. 한편 감각이 우세한 사람들은 즉각적인 경험에 초점을 맞추고 세부적인 것에 대하여 뛰어난 관찰력과 예리한 기억력을 발달시킨다. 직관이 뛰어난 경우에는 경험을 가능성의 차원에서 인식하는 경향이 많고, 통찰과 육감에 의존하며, 상상력이 풍부하고 추상적이다.

두 가지 태도와 네 가지 기능은 8개의 성격유형을 구성한다(표 4-3).

〈표 4-3〉 융의 8가지 심리유형

기 능	태 도	
	외향성	내향성
사 고	외향적 사고형은 객관적 사고가 특징이며, 객관적 세계에 관해 최대한 많이 배우고자 하는 과학자의 특성을 지닌다.	내향적 사고형은 생각이 내면으로 향해 있으며, 자기 존재의 현실을 이해하고자 하는 철학자나 실존심리학자가 그 표본이다.
감 정	외향적 감정형은 생각보다 감정을 우선시하기 때문에 상황에 따라 감정의 변화가 심하고, 잘난 척하며, 감정적이고, 사치스럽다.	내향적 감정형은 자신의 감정을 남에게 감추는 경향이 있으며, 말수가 적고, 무관심한 듯하여 마음을 헤아리기가 어렵다.
감 각	외향적 감각형은 외부세계의 사실들을 모으는 일에 관심이 많고, 현실주의적이고, 실제적이며, 앞으로 있을 일을 미리 생각하기보다 세상을 있는 그대로 받아들이고 즐긴다.	내향적 감각형은 외부세계와 거리를 두고 자신의 내면적 감각에 몰두하며, 예술을 통해 표현하는 경우를 제외하면 자신을 표현하는 일에 어려움을 느낀다.
직 관	외향적 직관형은 외부세계에서 새로운 가능성을 발견하기 위하여 동분서주하나 한 가지 일을 꾸준하게 추구하지 못하여, 이리저리 옮겨 다니는 경솔함과 불안함이 특징이다.	내향적 직관형은 내면세계에서 새로운 심상과 통찰을 추구하며 타인에게는 이해하기 어려운 괴짜로 보일 수 있는데, 예술가, 몽상가, 예언자 등이 이에 속한다.

출처 : 박희숙 · 강민희(2021). 인간행동과 사회환경. 창지사, p. 51.

성격측정검사 : MBTI 검사

MBTI는 Myers-Briggs Type Indicator(Myers & McCaulley, 1985)의 첫 철자를 모은 것이다. 이 검사는 Jung의 심리유형 이론을 근거로 Katherine C. Briggs, Isabel B. Myers, 그리고 Peter Myers까지 3대에 걸쳐 연구 · 개발된 성격유형검사이다.

MBTI는 사람들은 저마다 다르지만 어떤 공통 특징들에 따라 묶을 수 있다는 기본 전제를 가지고 네 가지 차원에 따라 구분한다(표 4-4). 이 검사는 Jung이 밝힌 외향-내향, 감각-직관, 사고-감정 차원 이외에 판단-인식 차원을 포함하여, 각 차원에서 두 가지 반대되는 경향 가운데 어떤 것을 선호하는지를 알아본다. 즉, 네 가지 차원 각각에서 두 가지 선호 유형 중 어느 하나를 선택하도록 함으로써 인간의 성격을 16가지 유형으로 구분한다(김정택 · 심혜숙, 2007).

MBTI는 긍정적인 자아개념을 확립하고 타인의 성격유형을 이해함으로써 건강한 인간관계를 유지할 수 있도록 돕는 도구로서 상담 및 심리치료 분야, 교육 분야, 인간관계 훈련 분야에서 널리 사용되고 있다.

〈표 4-4〉 MBTI의 네 가지 선호경향

외향(Extraversion)				내향(Introversion)
• 외부세계의 사람이나 사물에 에너지를 사용한다. • 사람을 만나고 활동할 때 에너지가 생긴다. • 다양한 사람들과 폭넓은 관계를 형성한다. • 말을 통한 의사소통방식을 선호한다. • 생동감 넘치고 활동적이다.	E	에너지 방향 Energy	I	• 내부세계의 개념이나 아이디어에 에너지를 사용한다. • 혼자 조용히 있을 때 에너지가 충전된다. • 소수의 사람들과 밀접한 관계를 형성한다. • 글을 통한 의사소통방식을 선호한다. • 조용하고 신중하다.
감각(Sensing) • 오감을 통한 사실이나 사건을 더 잘 인식한다. • 오감을 통해 직접 경험한 정보를 더 잘 받아들인다. • 구체적으로 표현한다. • 현재에 초점을 둔다. • 실용성을 추구하고, 현실적이다. • 전통적인 가치를 중요하게 여긴다.	S	인식 기능 Information	N	**직관(iNtuition)** • 사실, 사건 이면의 의미나 관계, 가능성을 더 잘 인식한다. • 이론적이고 개념적인 정보를 더 잘 받아들인다. • 추상적으로 표현한다. • 과거, 현재, 미래를 전체적으로 살펴본다. • 미래의 가능성이 중요하다. • 새로운 변화를 시도하고자 한다.

사고(Thinking)				감정(Feeling)
• 사고를 통한 논리적 근거를 바탕으로 판단한다. • 의사결정을 할 때 인과관계를 파악하여 객관적으로 판단한다. • 원리원칙이 중요하고 이성적이다. • 진실과 사실에 주된 관심을 가진다. • 무엇이 잘못되었는지 잘 분석한다. • 목표달성이 사람들과의 관계보다 앞선다.	T	판단기능 Decision Making	F	• 정서를 통한 사람과의 관계나 상황을 고려해 판단한다. • 의사결정을 할 때 주관적 가치에 근거해 무엇이 중요한지 판단한다. • 주관적 가치가 중요하다고 생각하고 사람들과의 관계에 주된 관심을 가진다. • 다른 사람들의 의견에 잘 공감한다. • 사람들과의 관계가 목표달성보다 앞선다.
판단(Judging) • 외부세계에 대하여 빨리 판단을 내리고 결정한다. • 조직적이고 구조화된 환경을 선호한다. • 어떤 일을 하기 전 미리 계획을 세운다. • 미리 준비해서 여유롭게 끝낸다. • 분명한 목적의식과 방향을 가지고 있다. • 빠르게 결정하고자 한다.	J	생활양식 Life Style	P	**인식(Perceiving)** • 정보 자체에 관심이 많고 새로운 변화에 적응적이다. • 새로운 것에 대해 유연하고 개방적이다. • 마지막 순간에 집중해서 끝낸다. • 목적과 방향은 바뀔 수 있다고 생각한다. • 결정을 보류하고 정보를 수집하고자 한다.

출처 : 김정택 · 심혜숙(2007). 16가지 성격유형의 특성. KPTI 한국심리검사연구소.

② 행동주의 이론

앞서 살펴본 성격의 특성이론이나 정신분석 이론은 인간의 행동이나 사고에 영향을 주는 요인이 개인 내적 요소에 있다고 본다. 이에 비해 행동주의는 성격을 결정하는 요인이 내적 요소가 아니라 외부환경 자극이라고 본다. 사람은 경험을 통해 학습한 방식대로 자극에 반응하는데 이러한 반응의 차이가 개인의 특성, 개인차를 결정한다는 입장이다. 행동주의자들은 성격이라는 개념을 잘 인정하지 않고 흔히 성격 차이라고 말하는 것도 개인이 경험한 환경조건의 차이에서 비롯된 행동이나 사고의 차이라고 주장한다.

성격을 설명하는 행동주의 이론은 크게 세 가지로 구분된다.

첫째는, 학습의 장에서 살펴본 파블로프(Pavlov)의 고전적 조건화 이론이다. 이 이론에 따르면 사람의 성격은 어린 시절부터 경험한 것이 무엇이냐에 따라 결정된다. 예를 들어, 토끼를 무서워하지 않았던 아이도 토끼와 무서운 큰 소리를 같이 연합하여 경험하면 토끼를 무서워하게 되듯이 사람의 성격도 그와 같은 원리에 의해 결정된다. 왓슨(Watson)은 몇 가지 조건형성원리가 인간행동의 대부분을 설명하는 데 충분하다고 믿었다. 성격도 행동의 차원에서 보면서 인간이 가지고 있는 습관에 의해 만들어진다고 하였다. 삶의 과정을 통해 인간은 어느 정도 예측 가능한 방식으로 특정 자극에 반응하도록 조건화된다. 아동은 자라면서 더 많은 노력으로 부모나 교사의 기대에 부응하도록 조건형성이 되고, 그러한 과정에서 좌절을 경험할 때 어떤 아동들은 포기하는 것을 학습할 수도 있고 또 다른 아동들은 새로운 시도를 학습할 수도 있다. 인간은 일생 동안 습관적인 행동들을 수정하거나 확장하며, 자극에 대한 나름의 독특한 반응을 나타낸 경험의 역사를 가지고 있기 때문에 성장하면서 조금씩 다른 성격을 가지게 된다.

둘째는, 조작적 조건화 이론이다. 이 이론에 따르면 성격은 어떤 행동을 한 다음에 주어지는 보상, 즉 강화가 무엇이냐에 따라 결정된다. 예를 들어, 휴지를 버릴 때 칭찬을 받으면 쓰레기를 볼 때마다 주워서 버리려 할 것이고, 반면에 휴지를 버릴 때 옷을 더럽힌 경험을 했다면 다음부터 휴지를 줍는 것을 주저하게 될 것이다. 이와 같이 사람들은 어떤 행동을 한 다음의 결과가 긍정적인가 부정적인가에 따라 성격과 행동이 결정된다는 입장이다. 대표적인 학자는 스키너(Skinner)이다.

셋째는, 사회학습 이론이다. 이 이론은 앞의 두 이론이 직접경험에 의해 성격이 결정된다고 주장하는 것과는 달리 간접경험, 즉 관찰로도 성격이 형성될 수 있음을 보여준다. 이 이론에 따르면 사람들은 타인의 행동을 모방(modeling)하고, 관찰하며, 그 결과를 인지과정을 통해 결정함으로써 성격이 형성된다는 견해이다. 어떤 행동을 한 사람이 인기가 있거나 영리하거나 재능이 있어 보일 때 인간은 그 행동을 모방할 가능성이 높아진다. 또 자신들이 본 어떤 사람의 행동이 벌을 받을 때보다 강화를 받을 때 그 행동을 모방할 가능성이 높다. 따라서 인간은 자신이 본 것과 들은 것을 기계적으로 복사해서 모방하는 것이 아니라 모방해야 할 행동에 대한 여러 정보를 참고한다. 예를 들어, 폭력 비디오나 포르노 비디오를 보고 멋있다거나 하는 판단을 하여 공격성이나 이상성욕과 같은 특성들을 획득하거나 발휘하게 되는 것이다. 대표적인 학자는 반두라(Bandura)이다.

③ 인본주의 이론

인본주의 이론은 개인의 경험과 세계를 경험하는 나름대로의 경험방식을 강조한다. 즉, 개인이 자기 자신과 세계를 어떻게 지각하고 해석하는가에 따라 성격이 다르게 형성된다는 입장이다. 이러한 입장은 한 개인 내에 존재하는 무의식적 욕구나 동기를 강조한 정신역동적 입장이나 외부의 환경의 영향을 강조한 행동주의와는 다르다.

사람들은 누구나 선천적으로 근본적인 선과 자신의 능력을 계발시키려는 자연적 경향성을 가지고 있으며 성장하면서 자기 나름대로의 자아개념을 발전시킨다. 이러한 자기계발 경향성이 억압되거나 자기개념과 현실이 부조화를 일으키면서 사람들은 갈등을 경험하고, 그 결과 성격형성에 영향을 미치게 된다.

예를 들어, 능력을 계발하기 위해 공부를 더 하고 싶지만 가정환경 때문에 더 할 수 없을 때도 있고 나는 누군가를 인정 많고 관대한 사람이라고 생각하는데 다른 사람들은 그를 몰인정하고 욕심이 많은 사람이라고 평가할 수도 있다. 이러한 경우 자신과 현실의 불일치를 경험하게 된다. 이러한 불일치가 작을 경우 그리 문제가 되지 않을 수 있지만, 불일치가 클 경우 성격발달이 왜곡될 수 있고, 적응에 영향을 주어 정상적인 일상생활을 방해받을 수도 있다. 반대로 자기계발의 욕구가 잘 발휘되고 자아개념과 현실이 일치할 경우 성격발달이 원만하게 이루어지고 적응에 도움을 주어 정상적인 일상생활에 활력을 주게 된다. 대표적인 학자는 로저스(Rogers)와 매슬로우(Maslow)가 있다.

로저스는 인본주의 심리학을 창시하였으며, 인간중심적(person-centered) 접근방식을 대중화시킨 최초의 심리치료사였다. 로저스는 인간이 자신의 삶을 향상시키고자 하는 자아실현 경향을 가지고 있다고 생각하면서, 인간의 성취와 행복을 향한 성장 가능성을 중요시하였다. 또 치료적 관계에 있어 온정, 공감, 진실성, 긍정적 존중의 태도를 강조하였다. 무조건적인 긍정적 존중은 어떤 개인에 대하여 조건 없이 그 자체로 존중해야 한다는 것으로서 수용, 따뜻함, 공감, 보살핌, 신뢰를 포함한 개념이다. 로저스에 따르면 무조건적인 긍정적 존중은 건강한 성격을 발달시키는 데 매우 중요한 요소이다. 모든 인간은 다른 사람에게서뿐만 아니라 스스로에게서도 긍정적인 존중을 필요로 한다. 무조건적인 긍정적 존중을 받는다고 경험할 때, 인간은 자신이 무엇을 하든 간에 수용되고 사랑받게 될 것임을 알게 된다. 부모는 무조건적인 긍정적 존중의 원천이다. 로저스는 훌륭한 삶이란 어떤 상태가 아니라 과정을 의미하며, 종착점이 아니라 방향이라고 하였다. 그는 자신의 성장 가능성을 인정하고 자신의 삶에서 만족감을 얻기 위해 노력하는 사람을 훌륭한 삶을 사는 사람, 즉 완전히 기능하는 사람(fully functioning person)이라고 하여 경험에 대하여 개방적이고, 실존적인 삶을 살며, 자신에 대한 신뢰를 가지고 있고, 경험에 대한 자유를 가지고 있으며, 창조성을 지니는 성격특성을 가지고 있는 사람이라고 하였다(박희숙 · 박영아, 2010).

매슬로우는 프로이트의 인간 본성에 대한 비관적이고 어두운 관점을 자기실현과 성장을 향한 낙관적인 것으로 바꾸려 하였다. 사람들이 왜 심리장애를 갖게 되는지에 관심을 가졌을 때, 매슬로우는 심리학이 성격의 행복하고 건강한 측면을 도울 수 있는 방법에 대해 생각하였다. 또한 무의식적 동기보다는 성격의 의식적인 측면에 더 초점을 두었다.

매슬로우는 인간에게 두 가지 기본적인 욕구체계가 있다고 하였다. 한 가지는 결핍욕구(deficiency needs)로서, 이는 어떤 필요한 대상이 부족함으로 인해 생기고 그 대상이 획득되면 충족된다. 배고픔이나 갈증이 여기에 속한다. 또 다른 체계인 성장욕구(growth needs)는 다른 사람에게 이타적인 사랑을 베풀고 자신의 잠재력을 계발시키는 것을 포함한다. 결핍욕구와는 달리 성장욕구는 욕구의 대상을 발견하여도 만족되지 않고 오히려 증가한다. 매슬로우는 이를 보다 세분화하여 다섯 가지 범주로 구분하여 위계로 나열하였다(그림 4-4). 인간은 하위욕구를 충족시키고 나면 그 다음의 상위욕구를 추구하게 된다. 일생을 통해 인간은 자아실현의 욕구를 충족시킬 때까지 위계를 진전시킨다. 매슬로우에 따르면 소수의 인간만이 자아실현의 상태에 도달할 수 있다.

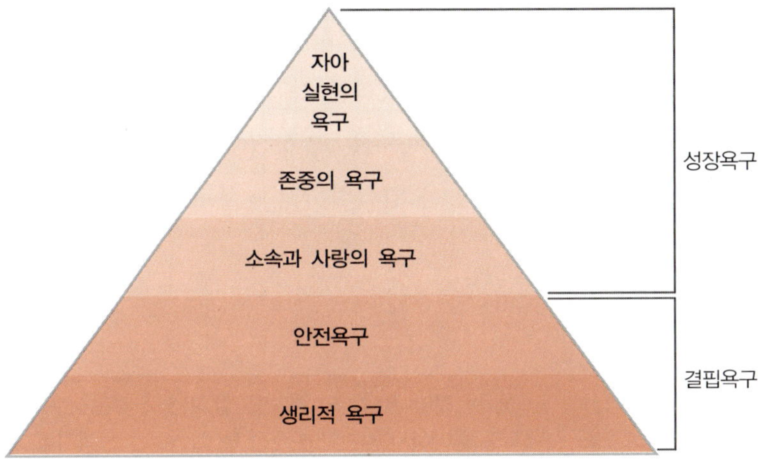

| 그림 4-4 | 매슬로우의 욕구위계

3) 성격의 유형

성격의 논의를 마치면서 스스로 나의 성격은 어떤지, 나의 성인 자아는 어느 정도 성숙되었는지 확인해 보고자 한다. 이 검사들은 자기분석을 위한 하나의 보조수단으로 도움이 될 수 있다.

(1) 감각추구 성향

주커만(Zuckerman)에 따르면 어떤 사람은 높은 자극수준에 대한 강한 욕구를 가지고 있다(박선환 외, 2008 재인용). 빠른 속도의 운전, 잦은 여행, 도박, 파티, 약물, 다양한 성 파트너, 최면과 같은 신기한 경험, 스카이다이빙 같은 스릴을 경험함으로써 욕구를 만족시키려 한다. 높은 감각 추구의 성향을 가진 사람들은 쉽게 지루함을 느끼고 끊임없이 새로운 도전을 필요로 한다. 자신들의 생활에서 변화를 즐기고 타인의 기분을 고양시키는 일을 수행해야 한다는 압박을 자주 받는다.

감각추구의 성향을 가진 사람은 다른 사람이 보통 스트레스라고 여기는 경험을 오히려 적극적으로 추구함으로써 약물중독에 빠지기 쉽고 흡연이나 과속운전 등 건강하지 못한 일상생활습관을 가지고, 싸움이나 충동적 행동을 하기가 쉽다.

이러한 사람들의 기질에는 유전과 같은 생물학적 기초가 존재하며 적응과 관련하여 감각추구 성향이 매우 높거나 낮은 사람이 서로 만나면 이해가 어려울 것이다. 또한 직무상 감각추구의 성향이 다른 사람들이 잘못 짝지어지는 경우에 문제가 발생할 수 있다. 높은 감각추구자는 일상적이며 단조로운 일에 좌절을 겪게 되고 낮은 감각추구자들은 높은 압력의 직무에서 쉽게 스트레스에 압도당하게 될 것이다.

〈표 4-5〉 감각추구 척도

다음 각 항목에 대해 당신이 좋아하는 것이나 당신의 감정을 잘 기술해 주는 선택지를 하나 택하세요. 만약 당신이 어느 선택지도 좋아하지 않는다면 가장 덜 싫어하는 선택지를 고르세요. 한 문항도 빠짐없이 답변해 주세요.

1.	A. 나는 둔하거나 싫증나게 만드는 사람에 대해서는 늘 참지를 못한다. B. 나는 나와 대화하는 거의 모든 사람에게서 재미있는 것을 발견한다.
2.	A. 훌륭한 그림이란 감성에 쇼크나 충격을 주는 것이다. B. 훌륭한 그림이란 평화와 안정을 주는 것이다.
3.	A. 오토바이를 타는 사람은 스스로를 해치려는 무의식적 욕구를 갖고 있음에 틀림없다. B. 나는 드라이브나 오토바이 타는 것을 좋아한다.
4.	A. 나는 모든 사람이 안전하고 안심이 되고 행복한 이상적 사회에서 살고 싶다. B. 나는 역사 중에서 불확실한 시대에 살고 싶다.
5.	A. 나는 때때로 아슬아슬한 일을 하기 좋아한다. B. 군자는 위험한 일을 피한다.
6.	A. 나는 최면술을 받고 싶지 않다. B. 나는 최면술을 받고 싶다.
7.	A. 인생의 가장 중요한 목표는 가장 충만하게 그리고 가능한 한 많은 경험을 하면서 사는 것이다. B. 인생의 가장 중요한 목표는 평화와 행복을 발견해 내는 것이다.
8.	A. 나는 낙하산 점프를 해보고 싶다. B. 나는 낙하산을 착용하든 착용하지 않든 간에 결코 비행기에서 점프하고 싶지 않다.

9.	A. 나는 내 몸이 익숙해지게 되는 시간을 기다리면서 찬물에 서서히 들어간다. B. 나는 찬물이 담긴 풀장이나 바다에 바로 다이빙하거나 뛰어들기를 좋아한다.
10.	A. 휴가 때에는 좋은 방과 침대에서 편히 지내고 싶다. B. 휴가 때에는 야외로 캠핑 나가서 변화를 맛보고 싶다.
11.	A. 나는 다소 떠들썩하더라도 기분을 표현하는 사람 쪽이 좋다. B. 나는 조용하고 차분한 사람 쪽이 좋다.
12.	A. 나는 일정한 장소에서 일하는 직업을 갖고 싶다. B. 나는 여행을 요하는 직업을 갖고 싶다.
13.	A. 나는 추운 날에는 빨리 집 안으로 들어간다. B. 나는 쾌청한 날에 생기가 난다.
14.	A. 나는 똑같은 사람을 거듭 대하는 것이 재미가 없다. B. 나는 매일 친구들과 편하게 지내는 것이 좋다.

채점하기

– 다음 문항을 선택하였으면 각 1점으로 채점하세요.

1. A, 2. A, 3. B, 4. B, 5. A, 6. B, 7. A, 8. A, 9. B, 10. B, 11. A, 12. B, 13. B, 14. A

평가하기

– 점수를 합하여 감각추구 총점을 계산하고 그 점수를 아래의 규준에 비교해 보세요.
– 총점이 0~3점 사이 : 매우 낮음
– 총점이 4~5점 사이 : 낮음
– 총점이 6~9점 사이 : 보통
– 총점이 10~11점 사이 : 높음
– 총점이 12~14점 사이 : 매우 높음

출처 : 박선환 외(2008). 정신건강론. 양서원, p. 29 재인용.

(2) A유형 성격

A형 성격유형은 심장병 전문가인 프리드만(Friedman)과 로젠만(Rosenman)에 의해 개념화되었다(박선환 외, 2008 재인용). 이러한 유형은 보다 적은 시간에 보다 많은 성취를 하려고 끊임없는 투쟁을 하는 사람이다. 성격과 신체건강(관상동맥 질환, 암 등)의 관계에 대한 연구가 활발하게 진행되면서, 특히 이 A유형 성격은 미국에서 가장 높은 사망률을 기록하고 있는 관상동맥 심장질환(CHD : Coronary Heart Disease)과 관련이 높다.

A유형의 성격은 강한 야심, 경쟁적 충동, 끝까지 몰두하고 쉽게 긴장하는 사람이다. 이런 사람은 말이 빠르고 정열적이며, 강한 적대감을 잘 나타낸다. 항상 시간이 부족하다고 느끼며 한꺼번에 두 가지 이상의 일을 하려고 하거나 또 실행하게 된다. 이러한 경향 때문에 그들은 성취를 양적으로 측정하려 한다.

A유형에 속하는 사람은 약속시간을 잘 지키는 것은 물론 대개 약속시간에 빨리 도착한다. 일을 빨리 처리하고 싶어 하기 때문에 천천히 그리고 방법적인 측면을 중시하는 복잡한 과제 수행에는 뒤떨어진다. 시간이 빨리 지난다고 느끼고 있어 마감해야 할 일이 없음에도 불구하고 일을 가능한 한 빨리 처리하려고 한다.

일반적으로 볼 때 이들은 B유형의 사람에 비해 성공하는 경향이 높다. 대학에서의 성적은 좋은 편이고 사회적 · 경제적 명성과 함께 직장에서의 성공 가능성도 높다.

그러나 A유형에 속하는 사람은 B유형에 속하는 사람들보다 관상동맥 심장질환 발병 가능성이 두 배 이상 높고, 재발 가능성도 다섯 배 이상 높다. 그리고 심장마비에 걸릴 확률도 높다. A유형은 혈압, 심장박동, 호흡수의 증가가 B유형보다 크고 위험에 처하거나 스트레스에 직면하였을 때 상황에 대처하기 위한 에피네프린과 노르에피네프린 같은 호르몬의 분비가 왕성하다. 이와 같은 과도한 신체의 생리적 활동은 순환기 질환(cardiovascular)으로 이어질 수 있다.

A형 유형과 소파 수리공

A형 유형의 행동은 프리드만(Friedman) 박사의 사무실에 있는 의자를 수선하러 갔던 수선공에 의해 관찰되었다고 한다. 그는 사무실에 수선하러 갔을 때, 박사가 치료하는 환자가 도대체 어떤 환자들인가를 물었다고 한다. 의자의 천이 앞 끝쪽 부분만 닳아서 해어져 있었는데, 이는 심장병 환자들이 모두 의자의 뒷편까지 편안히 앉지 못하였기 때문이었다.

출처 : 박선환 외(2008). 정신건강론. 양서원.

다음의 검사는 전형적인 A유형의 행동양식을 구별해 내려는 것이다. 따라서 10개의 질문 중 '항상 그렇다'라는 응답이 많을수록 A유형의 성격에 가깝고 '전혀 그렇지 않다'라는 응답이 많을수록 B유형의 성격유형에 가깝다고 할 수 있다. 이 검사는 자신의 성격유형을 판단할 수 있는 검사이다.

〈표 4-6〉 A유형 성격검사

다음 질문에 답하시오.			
1. 나는 줄서서 기다리는 것을 싫어한다.			
ㄱ. 항상 그렇다	ㄴ. 가끔 그렇다	ㄷ. 거의 그렇지 않다	ㄹ. 전혀 그렇지 않다
2. 시간을 절약하기 위해 오히려 시간에 쫓기고 있는 내 자신을 종종 발견한다.			
ㄱ. 항상 그렇다	ㄴ. 가끔 그렇다	ㄷ. 거의 그렇지 않다	ㄹ. 전혀 그렇지 않다
3. 나는 어떤 일을 하는 데 시간이 오래 걸린다고 생각되면 마음이 편치 못하고 당황하게 된다.			
ㄱ. 항상 그렇다	ㄴ. 가끔 그렇다	ㄷ. 거의 그렇지 않다	ㄹ. 전혀 그렇지 않다
4. 압력을 받고 있을 때는 화를 내기도 한다.			
ㄱ. 항상 그렇다	ㄴ. 가끔 그렇다	ㄷ. 거의 그렇지 않다	ㄹ. 전혀 그렇지 않다
5. 내 친구들은 내가 쉽게 흥분한다고 한다.			
ㄱ. 항상 그렇다	ㄴ. 가끔 그렇다	ㄷ. 거의 그렇지 않다	ㄹ. 전혀 그렇지 않다
6. 나는 경쟁적으로 할 수 없는 일은 좀처럼 하려고 하지 않는다.			
ㄱ. 항상 그렇다	ㄴ. 가끔 그렇다	ㄷ. 거의 그렇지 않다	ㄹ. 전혀 그렇지 않다
7. 어떤 해야 할 일이 있으면 세부적인 일이 구체적으로 계획되기도 전에 내가 제일 먼저 시작한다.			
ㄱ. 항상 그렇다	ㄴ. 가끔 그렇다	ㄷ. 거의 그렇지 않다	ㄹ. 전혀 그렇지 않다
8. 내가 실수를 하는 경우는 대개 충분한 생각과 계획 없이 무모하게 덤벼들기 때문이다.			
ㄱ. 항상 그렇다	ㄴ. 가끔 그렇다	ㄷ. 거의 그렇지 않다	ㄹ. 전혀 그렇지 않다
9. 나는 가능만 하다면 언제나 두 가지 일을 동시에 하려고 노력한다.			
ㄱ. 항상 그렇다	ㄴ. 가끔 그렇다	ㄷ. 거의 그렇지 않다	ㄹ. 전혀 그렇지 않다
10. 나는 뭐든지 적극적으로 추진해 나가지 않으면 죄책감을 느낀다.			
ㄱ. 항상 그렇다	ㄴ. 가끔 그렇다	ㄷ. 거의 그렇지 않다	ㄹ. 전혀 그렇지 않다

• 채점하기

ㄱ–4, ㄴ–3, ㄷ–2, ㄹ–1점으로 환산하여 합산한다.

• 해석하기

– 총점이 26~40점 사이 : A형과 유사한 행동유형을 갖고 있는 것으로 볼 수 있다.
– 총점이 20~25점 사이 : 보통 수준이다.
– 총점이 20점 미만 : A형과는 별로 관계없는 것으로 보아도 무방하다.

출처 : 나동석 외(2008). 정신건강론. 양서원, p 31 재인용.

(3) B유형 성격

반면 B유형의 성격은 A유형과는 반대다. B유형의 성격은 여유 있고 느긋하며 덜 경쟁적이고 참을성이 있으며, A유형의 설명과 반대로 해석하면 된다.

건강에 좋은 성격유형은 B유형이다. A유형에서 B유형으로 전환하는 훈련을 실시한 후 심장병의 재발에 관한 연구를 한 결과 심장병 발병률이 절반 이상 감소했음을 보여주고 있다. 그러나 A유형에서 B유형의 성격으로 전환하는 것은 그만큼의 사회적 · 경제적 성취에 대한 손실을 감수해야만 한다. 그러므로 어느 성격유형이 바람직한지는 스스로 판단해야 한다.

(4) C유형 성격

C유형 성격은 A유형과는 달리 매우 협조적이고 유화적이며, 다른 사람의 욕구를 충족시켜 주기 위해 자신의 욕구를 포기하고, 분노와 같은 부정적 정서표현이나 자기주장을 자제하고, 양보와 수용을 하는 경향이 높은 행동 특성을 말한다.

그러나 암으로 인한 사망자의 46.2%가 C유형 성격으로 밝혀져 이를 암유발성 성격이라고 부른다. C유형 성격은 관상성 심장질환과 관련이 높은 A유형 성격과 구분하기 위해 붙여진 명칭이다(Grossarth-Maticedetal, 1988).

〈표 4-7〉 C유형 검사

이 검사는 선천적으로 타고난 암유발성 성격 특징의 수준을 이해하는 데 도움을 주기 위해 제작된 것입니다. 아래 문항을 읽고 자신의 생각이나 느낌을 '예' 혹은 '아니요'에 체크하십시오.

	예	아니요
1. 나는 혼자의 힘으로 살아가는 것이 매우 어렵다고 생각한다.	□	□
2. 나는 내 주장을 하기보다는 다른 사람의 의견을 따르는 편이다.	□	□
3. 나는 내가 하고 싶은 것보다는 나와 친한 사람의 기대를 더 채워주려고 노력하는 편이다.	□	□
4. 나는 다른 사람과 원만히 지내기 위해서 내가 하고 싶은 것을 포기하거나 양보하는 편이다.	□	□

5. 나는 다른 사람에게 내 마음이나 생각을 공개적으로 말하는 데 어려움이 있다.	□	□
6. 나는 내가 좋아하지 않는 상황에서 일하게 되어도 반대하지 않고 받아들이는 편이다.	□	□
7. 나는 남에게 화를 내거나 싫은 행동을 하지 못하고 주저하는 편이다.	□	□
8. 나는 기분이 나빠져서 혼란스러운 경우라도 그것을 표현하지 않는 편이다.	□	□
9. 나는 기분이 한번 나빠지면 잘 풀리지 않는 편이다.	□	□
10. 내가 사랑하던 사람이 죽는 것 같은 끔찍한 일이 일어나더라도 나는 감정을 전혀 나타내지 못한다.	□	□

• 채점 및 결과의 해석

'예'에 체크한 수를 센다. 이 점수가 많을수록 자신은 성격상 암유발 가능성이 많다는 것을 의미한다. 그러나 이 점수가 암을 진단하는 절대적인 기준은 아니다. 암을 진단하는 데 자료로 활용할 수 있을 뿐이다.

출처 : 나동석 외(2008). 정신건강론. 양서원, p. 32 재인용.

4) 바람직한 성격

지금까지 성격의 정의, 성격의 결정인자, 성격형성의 이론들을 살펴보았다. 그렇다면 우리가 사는 세상에서 바람직한 성격이란 무엇인가? 이에 대해 알아보기 위해서는 바람직한 성격과 건강하지 못한 성격을 구분할 필요가 있다.

어떤 성격이 건강하고, 어떤 성격이 건강하지 않은가를 구분하기는 쉽지 않다. 사회적으로는 바람직하지 않고 건강하지 않은 성격이라 하더라도 개인에게는 바람직한 성격이 될 수 있고, 그 반대의 경우도 가능하기 때문이다(오세진 외, 2005).

첫째, 개인에 따라 바람직한 성격은 다를 수 있다. 대학교 1학년인 세영(가명)이는 내향적이라서 다른 사람들과 어울리기보다는 혼자 독서하거나 생각에 잠기기를 좋아한다. 친구들과 어울려 여행을 가기보다는 혼자 가기를 더 좋아하고, 친구들과 어울려 수다 떠는 것도 싫어한다. 그녀는 다른 사람과 있으면 다소 불안하다. 이러한 세영이에게 과대표는 MT를 가자고 했다. 그러나 세영이는 거절

했고 이후에도 몇 번이나 학과행사가 있었으나 그때마다 그녀는 참가하지 않았다. 이후 학과에서 세영이는 외톨이가 되었지만, 그녀는 그렇게 된 것이 오히려 좋았다.

우리는 이러한 세영이의 성격을 어떻게 평가해야 하는가? 바람직한 성격이란 개인적인 기준에 따라 달라질 수 있으므로 어느 성격이 바람직하다고 단정하기는 힘들다.

둘째, 사회적 규범에서 크게 벗어나지 않는 성격이어야 한다. 모든 사람들의 개인적인 성격 특성이 다 바람직하다고 분류할 수는 없다. 흉악한 범죄를 저지른 조직폭력배들의 구성원은 반사회적 성격을 가지고 있다. 그들은 나름대로의 성격을 가지고서 범죄를 저질렀다. 이들의 성격도 개인차를 인정해야 하는가? 그렇지는 않다. 아무리 개별적인 성격 특성을 인정한다 해도 타인이나 사회에 심각한 해를 끼쳤다면 그것은 바람직한 성격이라 할 수는 없다.

셋째, 적극적으로 자기계발을 위해 노력하는 성격이 바람직한 성격이다. 앞서 두 가지의 구분은 다소 소극적인 분류이다. 그러나 바람직한 성격이란 자신의 삶을 창조적으로 영위해 나갈 수 있을 뿐 아니라 다른 사람과 사회의 발전에도 기여하는 삶을 살 수 있을 것이다.

2. 자아와 정신건강

다른 사람들과의 상호작용 속에서 자기에 대한 이해는 발달한다. 즉, 다른 사람들이 자기를 어떻게 보고, 자기에게 어떻게 반응하느냐가 결국 자아개념의 중심을 이루게 된다. 인간은 성장해 가면서 사회적 관계가 넓어짐에 따라 자기에 대한 이해가 변화한다. 또한 자기에 대한 이해는 다른 사람들뿐 아니라 그들과의 관계에 대한 이해와 관련되어 있고 서로 연관되어 발달한다.

1) 자아개념

"나는 누구인가"라는 질문에 어떻게 대답할 것인가? 대학생들은 정직하다거나 친절하다와 같은 가치 있는 개인적 특성들, 학생, 또래교사 및 병원 자원봉사자와 같은 생활에서 담당하고 있는 몇 가지 역할들, 종교적이거나 도덕적인 관점, 미래의 포부 그리고 정치적 성향 등에 대해 말할 것이다. 여기서 심리학자들은 자아(self), 혹은 자기라고 부르는 파악하기 어려운 개념을 묘사한다. 여기서 자아 혹은 자기는 각 개인에게 독특한 신체적 · 심리적 속성들의 조합이라고 정의할 수 있다(Shaffer, 2005; 2008). 자아개념은 우리가 자신에 대해서 어떤 생각을 하는지를 나타내 준다. 자아개념의 첫 출현은 영아기에 자아인식(self-recognition)으로 시작된다. 영아 몰래 립스틱을 영아의 코에 발라놓고 거울 속의 자기 모습을 보도록 하여 자신의 코의 빨간 점을 곧 알아보고 그것을 만지거나 지우려고 하는지 보는 것인데, 18~24개월 된 영아들 대부분이 자신의 코를 만지며 자기 얼굴에 이상한 것이 있다는 것을 알게 된다(Lewis & Brooks-Gunn, 1979). 따라서 이때부터 인간의 인지수준이 발달하면서 자신을 알아보기 시작함을 알 수 있다.

비록 나만큼 자신에 대해 많이 아는 사람이 없을지라도, 내가 나에 대해 알고 있는 많은 것은 타인과의 접촉이나 경험에서 비롯된 것이다. 자아개념은 사회적 상호작용으로부터 발달하고 살아가는 동안 많은 변화를 겪을 것이라고 예상할 수 있다. 거울 속 자아(looking-glass self)라는 용어를 통해 쿨리(Cooly)는 사람들의 자기에 대한 이해는 다른 사람들이 자신에게 반응하는 방식을 반영하는 것임을 강조한다(Shaffer, 2005; 2008 재인용). 즉, 자아개념은 사회적 거울에 비친 이미지이다.

특히 정신건강과 관련하여, 어떤 특정한 상황에서 자신을 무력하게 지각하는 사람은 극복할 수 있다고 지각하는 사람보다 스트레스를 심하게 느끼게 될 것이며, 이에 따라 대응양식은 달라지게 마련이다. 무력감과 자기비하는 스트레스를 가중시킬 수 있다.

라자루스(Lazarus)는 자신이 처한 상황을 통제할 수 있다고 지각하는 정도가 스트레스 반응과 밀접하게 관련된다고 하였다(장연집 · 박 경 · 최순영, 1999 재인용). 부정적인 자아개념은 스트레스를 증가시킬 뿐 아니라 질병에도 취약하게 만든다. 암 환자를 대상으로 한 연구들은 암 환자들은 그렇지 않은 사람들에 비해 자기비하, 무력감 등이 높다고 한다(장연집 · 박 경 · 최순영, 1999).

영아기부터 청소년기 동안 자아개념이 발달하는 과정에서 자기를 평가하고 자아존중감을 구성해 간다. 또한 청소년기에는 확고하고 미래 지향적인 자기 초상, 혹은 자아정체성을 형성하려는 욕구를 가지게 되며 청년기에 책임감을 가지도록 이끈다.

자아개념과 자아존중감의 비교

자아개념은 자신에 대한 인지적인 측면을 설명하고, 자아존중감은 자신에 대한 감정적인 측면을 설명한다.

2) 자아존중감

자아존중감은 우리 자신에 대한 스스로의 관점을 말한다. 인간은 발달하면서 자신에 대해 점점 더 많은 것을 이해하고 보다 복잡한 자기묘사를 할 수 있을 뿐 아니라 자신이 가지고 있다고 지각하는 특질들을 평가하기 시작한다. 자아에 대한 이러한 평가적 측면을 자아존중감(self-esteem)이라 부른다. 자아존중감이 높은 사람은 있는 그대로의 자신의 유형에 만족한다. 자신의 강점을 인식하고, 자기의 약점을 알고 그것을 극복하려 하며, 일반적으로 자신들이 표출한 특성과 능력들에 대해 긍정적으로 느낀다. 따라서 도전에 맞서 성공할 수 있는 능력을 갖추고 있는 사람이다. 실패에 처하게 되면 오히려 이를 학습을 위한 좋은 기회로 간주한다. 따라서 한두 번 실패를 했을 때에도 결코 포기하지 않는다. 성공적 체험은 긍정적인 행동을 통하여 자신의 삶의 문제를 책임질 수 있도록 해주며, 민주사회의 귀중한 기회를 이용할 수 있는 용기를 갖게 해준다. 반면 자존감이 낮은 사람은 자기를 덜 우호적으로 보고, 그들이 가지고 있는 강점보다 오히려 지각된 부적절함을 강조하여 선택하게 된다. 이것은 이후 모든 행동에 부정적인 영향을 미치게 된다.

건강한 자존감은 자신을 비현실적으로 평가하지 않고 다른 사람에 대해 우월감이나 열등감도 갖지 않는다. 따라서 자존감의 수준은 자신의 긍정적인 특성과 부정적인 특성 그리고 변화하기를 원하는 자신의 모습을 함께 통합적으로 평가하여야 한다(김유숙 · 박승호 · 김충희 · 심혜련, 2007).

자아존중감은 심리적 행복의 중요한 초석이며 이 자존감을 기초로 내적 과정을 통해 자기효능감이 길러진다. 자기효능감이란 삶에서 일어나는 여러 가지 인간관계와 성취 결과, 특히 문제대처능력에 대한 인식을 기초로 얼마나 성공적으로 행동할 수 있을지에 대한 자신의 신념이다. 이러한 자존감은 자신감, 자랑스러움, 자유로움, 사랑받고 있음, 이해받고 있음, 인정받고 있음 등 긍정적인 느낌을 경험하는 상태로 표현된다.

자존감이 낮을 때는 자신의 됨됨이에 대해 낮은 가치를 부여함으로써 자신과 타인 안에서 부정적인 측면을 더 많이 보게 된다.

자아존중감을 높이기 위한 첫 단계는 자존감에서 비롯된 문제를 인정하는 것이다. 자존감이 낮은 사람들은 타인에게서 받은 부정적인 메시지를 자신에게 반복적으로 적용한다. 다른 사람이 나를 보는 시각, 느낌, 태도 등 타인과의 관계 속에서 생기는 나에 대한 메시지, 관점, 느낌, 행동을 그대로 반영하게 된다.

또한 낮은 자존감의 가장 빈번한 문제는 죄책감이다. 죄책감은 나쁜 행동에서 비롯되기보다는 자신이 나쁜 사람이라는 신념에 바탕을 둔다.

낮은 자존감을 가진 사람의 또 다른 특징은 비평에 대한 '과민한 반응'이다. 건설적인 말에도 긍정적으로 반응하지 못한다. 충고와 격려, 제안의 말들을 오히려 무시하거나 거절의 의미로 받아들인다. 따라서 마음에 상처를 입고 분노를 터뜨리거나 방어적 태도로 반응하게 된다.

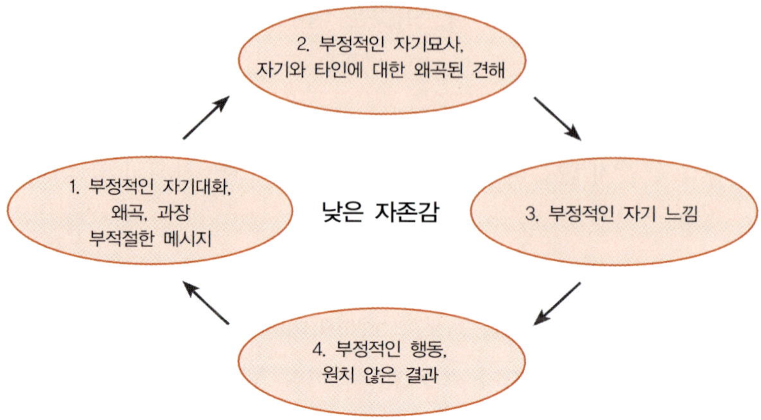

| 그림 4-5 | 낮은 자존감의 순환구조

출처 : 김유숙 · 박승호 · 김충희 · 김혜련(2007). 자기실현과 정신건강. 학지사, p. 72.

3) 자기효능감

자기효능감(self-efficacy)은 자신이 상황을 조직하고 다루는 데 필요한 행동을 수행할 수 있다는 믿음, 즉 유능성에 대한 인식을 의미한다. 반두라(Bandura)는 자신의 능력과 재능에 대한 신념이 인간발달에 있어 중요하다고 보았다. 인간은 자기효능감을 가지고 있을 때 스스로에 대해 확신을 한다. 이에 반해, 자신에게 요구되는 행동을 잘할 수 있을지 의구심을 가지고 있는 경우에는 자기효능감이 낮다. 자기효능감은 언제 모방할 것인가를 결정하는 데 도움을 준다. 예를 들어, 체육에 재능이 있음에도 스스로가 재능이 없다고 생각하는 경우 잘하거나 유명한 운동선수를 모방하려 하지 않을 것이다. 따라서 다른 사람을 모방할 것인가의 여부는 그 행동을 한 사람이 누구인지, 그 행동이 강화를 받았는지뿐 아니라 자기효능감에 의존된다(최경숙, 2006). 또한 자기효능감은 동기, 특히 내재적 동기와 관련이 되어 어떠한 일의 성취 여부에 결정적인 요인이 될 수 있다(Bandura, 2000). 자기효능감이 낮은 사람은 도전적인 과제를 피하는 반면, 자기효능감이 높은 사람은 어떠한 과제에 더욱 많은 노력을 기울이고 더욱 지속적으로 참여하는 경향이 있다(Pintrich & Schunk, 2002).

반두라는 자기효능감을 영역 특정적이라고 하였다. 즉, 어떤 영역에서 자기효능감이 높다고 해서 다른 영역에서도 자기효능감이 높을 것이라고 기대하기는 어렵다는 것이다(박희숙 · 박영아, 2010). 예를 들어, 운동기술에 높은 자기효능감을 가진 경우 미술활동에 대해서는 자기효능감이 낮을 수도 있다.

자기효능감은 성취동기와도 관련이 있다. 성취동기(achievement motivation)는 어떠한 과제를 달성하고자 하는 요구나 앞서 나가기 위해 노력하려는 욕구이다. 동기에는 얻어지는 결과를 위해 노력하며 외부의 보상을 얻는 것을 중시하는 외재적 동기(extrinsic motivation)와, 과제를 수행하는 그 자체가 보상이 되는 내재적 동기(intrinsic motivation)로 구분된다. 외재적 동기보다는 내재적 동기가 학생의 성취와 창의성에 좋은 영향을 미치는데, 아동 스스로가 과제를 선택하게 하고 이에 대해 책임을 지도록 하며 결과보다는 과정에 흥미를 가지도록 하는 것이 학생의 내재적 동기를 향상시킨다고 한다(Lepper & Henderlong, 2001). 여기서 내재적 동기와 관련되는 것이 자기효능감이다. 자신이 어떠한 과제를 숙달할 수 있고 좋은 결과를 낼 수 있다는 신념은 성취 여부에 결정적인 요인이 된다(Bandura, 2000). 교사는 높은 능력을 가진 학생들에게는 높은 기준을 제시하고 이에 도전하도록 요구하며 빠르게 향상되는 것을 보여줌으로써 최대의 성취를 기대할 수 있다(Bropy, 1979). 반면 능력이 상대적으로 떨어지며 열악한 환경의 학생들에게는 학업성취와 진보를 요구하기보다는 따뜻하게 격려해 줌으로써 동기를 유발하는 방법이 더 효과적이다(최경숙, 2006). 대부분의 교사들은 학생의 학업수행 정도, 성취도 검사 점수, 가족배경, 외모, 행동 등에 기초해 아동의 잠재적인 가능성에 대해 기대를 형성한다. 이러한 교사의 기대를 자기 충족적 예언(self-fulfilling prophecy)이라고 한다(Rosenthal & Jacobson, 1968). 또한 학생들은 자신에 대한 교사의 부정적이거나 긍정적인 태도를 받아들여서 그것에 동화된다. 이러한 효과는 교사가 경쟁을 강조하고, 아동들을 공개적으로 비교하며, 우수한 일부 학생들을 계속적으로 편애할 때 더 크게 나타난다.

교사의 기대는 공부를 잘하는 학생들보다 공부를 못하는 학생들에게 더 크게 영향을 미친다. 공부를 잘하는 학생들은 이미 잘하고 있기 때문에 교사가 긍정적으로 대해도 변화의 폭이 넓지 않지만 교사들이 비판적이면 잘하다가도 뒤떨어질 수 있다. 반대로 교사들이 공부를 못하는 학생들을 믿어주면 자기충족적 예언이 오히려 이 학생들을 발전하도록 도와줄 수 있다.

4) 자아정체감

에릭슨(Erikson)에 따르면 청소년기에 직면하는 주요 발달적 장애물은 정체감(identity), 즉 나는 누구이며, 나는 어디로 향하고 있으며, 나에게 꼭 들어맞는 사회는 어디인가에 대한 확고하고 응집된 인식을 형성하는 것이다. 개인의 신체적·심리적 성장에 기초하여 주체성을 확립해 나가는 과정이 자아정체감(self-identity)이라고 하였다. 자아정체감은 개인적 특성뿐 아니라 타인에 대한 동일시와 자기경험의 통합을 통해 형성된다. 이상 속의 '성취경험' 또한 정체감 형성의 주요 자료가 된다. 크고 작은 성취경험은 개인의 긍정적 자아개념 형성에 기초가 될 뿐 아니라 성취내용이 개인이 속한 사회문화적 가치체계와 일치할 때 긍정적이고 지속적인 정체감의 일부가 될 수 있다. 자아정체성을 확립하기 위해서는 많은 중요한 선택들과 싸워야 한다. 나는 어떤 종류의 직업을 택해야 하며 그 안에서 어떠한 경력을 쌓아가기를 원하는가, 나는 어떤 종교적·정치적 가치를 택해야 하는가, 나는 남자로서 혹은 여자로서 누구인가 등은 많은 십대들이 마음속에 품고 있는 의문이며, 에릭슨은 청소년들이 지금의 나는 누구이며 어떤 사람이 될 수 있고, 또 되어야 하는가를 결정할 때 느끼는 혼란이나 불안을 설명하기 위해 정체감 위기(identity crisis)라는 용어를 사용했다.

정체감의 위기는 그 사람을 통합하고 있던 가치의 붕괴이며 그것에 수반되는 자기 이미지의 해체라고 볼 수 있다. 쉽게 병적인 세계로 옮겨갈 수 있는 위기인 동시에 진정한 자기를 발견하고 보다 현실적인 자기상(self-image)을 키우고, 변화하고 발전해 가면서 일관성을 가진 정체감을 확립할 수 있는 출발점이 되기도 한다.

위기에 처하면, 인간은 기존 가치의식 속에서 어떻게든 해체되지 않도록 노력하고 자신을 지키려 할 것이다. 반면에 '합리화' 같은 방어기제를 사용하면서 지적인 세계로 도피하거나 병적 증세를 띠고 문제에 직면하는 것을 회피하거나 스스로 생각하는 것을 포기하고 타인의 해답을 구하기도 한다.

그러나 정체감의 개념은 우리 인간의 정신구조를 묘사해 주는 한 용어이다. 정체감의 확립과 정체감의 혼란은 우리들이 긴 인생과정을 겪는 동안 나타나는 정체감의 위기에 대한 해결상태로서 이해할 수 있다.

정체감이 발달하는 과정에서 반드시 혼란이나 실망을 체험할 수 있음을 인지하고, 정체감을 확립하기까지 많은 체험을 하고 하나의 명확한 자기를 정리하는 과제는 어렵고 또 시간이 오래 걸리는 과제임을 기억해야 한다.

(1) 정체감 지위

마르시아(Marcia, 1980)는 연구자들이 청소년들을 네 가지 정체감 지위 중 하나에 분류할 수 있게 하는 구조화된 면접법을 개발하였다. 그 네 가지의 정체감 혼란, 정체감 유실, 정체감 유예, 정체감 달성은 청소년들이 다양한 대안들을 탐색하고 직업, 종교적 이데올로기, 성적 지향 및 정치적 가치에 확고하게 전념할 것인지 아닌지를 묻고 이러한 내용에 기초하고 있다.

① 정체감 혼란(identity diffusion)은 정체감 위기나 수행을 아직 경험하지 않았고 직업이나 자신의 신념에 대한 의사결정도 하지 않은 상태이다.

② 정체감 유실(identity foreclosure)은 정체감의 위기 없이 수행을 한 경우로서 주로 부모나 다른 역할모델의 가치, 기대 등을 그대로 수용하여 그들과 비슷한 선택을 한 경우이다.

③ 정체감 유예(identity moratorium)는 에릭슨이 말한 정체감 위기상태를 경험하고 있으면서 자아정체감 형성을 위해 다양한 역할, 신념, 행동 등을 실험하고는 있으나 아직 의사결정을 하지 못한 상태이다.

④ 정체감 달성(identity achievement)은 정체감 위기를 성공적으로 극복하여 직업, 개인적 신념, 삶의 목표, 정치적 견해 등에 대해 스스로 의사결정을 할 수 있는 상태이다.

정체감은 늘 안정된 개념은 아니나 건강한 자아정체감을 소유한 사람은 융통성 있고 적응적이며 사회나 인간관계, 직업 등의 변화에 개방적일 수 있다. 또한 이러한 개방성은 자신의 정체감을 일생 동안 계속적으로 재조직하게 한다. 정체감 형성은 이후 직업에 대한 방향성, 이념, 성적 기호 등에 영향을 미칠 수 있다. 그러나 정체감의 요소들을 통합한다는 것은 매우 오랜 시간이 걸리는 일이다. 정체감은 부분부분들이 모여 만들어지게 된다.

또한 가장 중요한 정체감의 변화는 초기 청소년 시기보다는 성인 전기에 이루어진다고 한다. 즉, 고등학교에서 대학 2, 3학년 시기로 갈수록 정체감 혼란에서 정체감 달성 쪽으로 바뀌며 대학 졸업 시기가 되면서 정체감 달성 쪽으로 가게 된다. 따라서 청소년들은 여전히 정체감 혼란 시기이다. 긍정적인 정체감을 형성한 사람들은 전형적으로 유예–달성–유예–달성의 주기를 따르며, 이것은 인생 전반을 거쳐 되풀이된다.

(2) 정체감 유형

정체감은 다음과 같이 몇 가지 유형으로 나눌 수 있다(조수환, 2007).

① 이름으로 나타내는 정체감

인간에게 이름은 ~집안의 누구이며, ~가문의 아들, 딸이라는 소속감을 가지고 기본적인 신뢰감의 토대를 만들고 있다. 이름이라는 것은 정체감의 기초가 된다. 반면 이름을 바꾼다거나 다른 이름을 가진다는 것은 전과 다른 존재가 된다는 존재의 의미를 갖는 것을 뜻한다. 종교에서의 법명이나 영세명 등의 의미, 예술가들의 예명 등도 그 인간의 새로운 존재의미를 되새기는 것에 그 가치가 있다. 일제시대 우리 조상들의 목숨을 건 창씨개명 거부는 이러한 맥락을 가진다고 할 수 있다.

② 발달적 정체감

인간은 성장 · 발달하면서 각 단계 또는 시기마다 그 나름대로 자존감, 사명감을 갖게 된다. 예를 들어, 동생이 생겼을 때 오빠, 형, 누나, 언니 등의 새로운 지위를 얻는 것, 부모가 되어 아버지, 어머니의 지위, 선배가 되어 선배의 지위를 얻는 등이다. 이때는 모든 행위가 현저하게 어른스럽고 성숙되어 가는 것을 관찰하고 느낄 수 있다. 인간은 성장하면서 새로운 정체감을 익히게 되고 이러한 것은 직업적 정체감으로 구체적으로 나타나게 된다.

③ 부정적 정체감

정체감은 인간 정신발달에 결정적인 작용을 하나, 그것이 부정적으로 작용할 때 부정적 정체감(negative identity)이라고 한다. 자기 자신에 대한 정체감이 부정적인 작용을 하는 경우이다. 예를 들어, '실패자', '무익한 것', '비행소년', '불량아', '문제아' 등 스스로 자기 자신은 능력이 없다든가, 선천적으로 할 수 없게 되어 있다고 느끼는 정체감이다. 사회에 대한 공헌이나 성공의 가능성이 조금이라도 없는 경우, 젊은이는 자기 자신에 대한 정의로서 이러한 부정적인 말을 받아들여 그것을 더욱 굳히는 행동을 계속함으로써 부정적인 정체감을 강화시키려고 한다.

열등감이나 죄책감 또는 자기혐오감 등이 기초가 되어 그 위에 어떤 자극으로 인해 형성된 부정적 자기정의가 부정적 정체감이 될 수 있다. 따라서 부정적이 아닌 긍정적인 정체감의 형성은 건전한 인격형성을 위한 필수적 과제이다.

④ 성역할의 정체감

유아들은 '나는 여자이다', '너는 남자이다'라는 비교적 명확한 성적 정체감을 가진다. 사춘기 제2차 성징의 발현으로 호르몬 분비가 있고 난 후 청년기에 있어 자기 정의는 '남자로서의 나', '여자로서의 나'로 출발하여 성적 정체감은 인격형성의 밑바탕으로 작용하게 된다.

성적 정체감은 자신을 남자 혹은 여자로서 인지하는 작용이며, 남녀 구별을 기초로 하여 남자다움 또는 여자다움을 몸에 익히고 남성적 역할 또는 여성적 역할을 하는 것, 성애의 대상으로 이성을 선택하는 과정에 역할을 하게 된다(조수환, 2007).

청소년기와 청년기 사이, 성역할 정체감을 재통합하기 위해서는 첫째, 친밀한 동성과의 또래관계를 가져야 한다. 이러한 우정관계는 비슷한 사람들 사이의 친밀성의 가능성에 대해 가르쳐 준다. 더욱이 적절한 성역할 행동에 대한 또래의 규범을 나타내는 것도 있다. 또한 이 시기는 성역할 정체감에 깊은 영향을 주는 신체적 변화가 시작되는 시기이고 이때의 신체 이미지는 이후 청년기에 체형이 바뀐다 해도 깊은 영향을 주게 된다.

⑤ 집단 정체감

지금까지의 정체감은 개인의 의식상태를 묘사하였다면 집단 정체감은 하나의 집단에 공통된 동료의식을 말한다. 에릭슨은 집단 정체감과 자아정체감이 상호 충족하며 보완해 주는 것을 '상호보완(mutual complementation)'이라는 용어를 사용하여 표현하고 있다(조수화, 2005 재인용). 상호보완이란 개개인의 자아 통합력을 강하게 하고, 사회조직의 발전을 이루며 쌍방에 활력을 주는 것을 말한다.

개개인의 자아의 발달과 사회, 역사와의 상호성이 일치되지 않을 때 정체감의 병리현상이 일어난다고 하였다. 처음 이러한 개념은 미국에서 크게 번지기 시작하였는데, 흑인문제 등 소수민족 문제와 관련된 집단 정체감이 사회적으로 가장 심각한 문제였기 때문이다. 그러나 이것은 현대 지구촌화되어 가고 있는 삶의 상황 속에서 서로 다른 역사와 역사적 원형을 가진 국가, 인종, 시대에 속한 우리들이 각기 고유한 집단 정체감의 갈등을 고찰하는 데 귀중한 실마리를 제공해 주고 있다.

학습정리

1. 성격을 설명하는 이론으로 크게 특성이론과 과정이론이 있다. 특성이론은 어떤 유형의 사람은 어떤 성격이고 어떤 특질의 사람은 어떤 성격인가를 다루는 유형론과 인간행동의 다양한 개인차를 설명해 주는 특질을 설정하여 구분하려 하는 특질론이 있다. 과정이론은 성격이 어떻게 형성되고 어떻게 발달하며, 생활하는 데 어떻게 기능하는지 설명하고자 한다. 무의식과 어린 시절의 경험을 강조하는 정신분석 이론, 개인과 환경의 상호작용을 강조하는 행동주의 이론, 개인의 주관적 경험과 자기실현을 강조하는 인본주의 이론 등이 있다.

2. 인간은 다른 사람들과 상호작용하면서 자기 자신을 이해해 나간다. 자아개념은 자신에 대해 인지하고 장점과 단점에 대한 지식들을 쌓아가는 인지적인 측면을 설명하고, 자아존중감은 자신에 대해 평가하여 긍정적인, 부정적인 느낌 등으로 나타낼 수 있는 감정적인 측면을 설명한다. 어떠한 일에 내재적 동기를 부여하여 의미를 줄 수 있는 자기효능감을 가지며, 융통성 있고 적응적이고 사회나 인간관계, 직업 등의 변화에 개방적인 건강한 자아정체감을 가질 수 있도록 지속적인 노력을 하는 것이 중요하다.

CHAPTER 05

환경적 요인

학습목표

1. 가족과 정신건강의 관련성에 대해 살펴본다.
2. 학교 및 직장 문제와 정신건강의 관련성에 대해 살펴본다.
3. 다양한 사회문제와 정신건강의 관련성에 대해 살펴본다.
4. 사이버 환경과 정신건강의 관련성에 대해 살펴본다.
5. 종교와 정신건강의 관련성에 대해 살펴본다.

우리가 정신건강과 인간행동을 이해하는 방법은 개인을 중심으로 한 미시적인 차원에서 그치지 않고 개인을 둘러싼 환경적인 요소, 즉 사회제도 및 문화와의 관계에서 이해하는 거시적인 차원의 접근을 모색하게 된다. 미시적 차원은 인간행동을 심리학적 차원에서 이해하는 것이고, 거시적인 차원은 사회환경적 관점에서 이해하는 것으로 볼 수 있다.

인간은 사회와 제도 및 문화에 대한 사회적 결합을 통해 외부에 반응하면서 행위능력이 더해진다. 따라서 사회제도, 경제, 법과 문화는 개인에게 그 유형에 따라 행동하게 하고 일정한 행동양식을 요구한다. 개인이 이러한 제도적 집단 안에서 행동을 습득하고 자기 및 집단에 대한 태도를 발전시키며 집단 내에서 자신의 역할을 수용하고 원하는 행동을 위해 동기를 부여하는 것을 훈련받으며 그 안에서 감정적 욕구를 만족시키는 방법을 배우는 과정 등을 사회화라고 할 수 있다. 이와 같은 과정을 거쳐 인간의 본래 성질은 성숙과 사회화를 통해 인격을 형성하게 된다. 개인의 정신건강과 성격은 개인의 태도와 습관의 총체로 이루어지게 된다.

1. 가 족

가족은 단순히 몇 사람이 모인 집단이 아니라 하나의 체계적 집단으로, 이를 심리사회적 기본 단위(psychosocial unit)로 본다. 한 가족 구성원에게 심리적 건강 문제가 있을 때 이는 가정 전체 문제의 표현일 수도 있고 또 가족 구성원 한 명에게 생긴 문제는 온 가족에게 영향을 미칠 수 있다.

가족이란 부부와 그들 자녀로 구성되는 기본적인 사회집단으로서 이들은 이익관계를 초월한 애정적인 혈연집단이며, 같은 장소에서 살아가는 집단이자 그 가족만의 고유한 것을 갖는 문화집단이고, 양육과 사회화를 통하여 인격형성이 이루어지는 인간발달의 근원적인 집단임과 동시에 사회변동 등의 변화에 대하여 역동적으로 적응할 수 있는 사회제도의 하나이다(이영호, 2005).

사회의 변화는 오늘날의 가족을 과거보다 훨씬 복잡하고 다양한 형태로 변화시켰다. 전 세계적으로 동거, 자발적 무자녀가족, 1인가족, 미혼모(부)가족, 한부모가족, 입양가족, 재혼가족, 조손가족, 다문화가족, 공동체가족, 동성애가족 등 수많은 형태의 가족이 존재하고 있다. 이러한 가족 형태의 변화는 결혼과 가족에 관한 가치관의 변화를 반영하고 있는 것이며, 또한 가족 기능의 변화를 의미하기도 한다. 가족의 기능은 개인의 정신건강에 많은 영향을 미친다. 가족이 갖는 여러 문제는 어떤 방식으로든 개인의 적응과 정신건강에 어려움을 초래하게 된다.

특히 가족이라는 울타리 안에서 맺어지는 배우자와의 관계 및 부모와 자녀 관계는 각 관계들을 맺고 있는 사람들의 건강에 상당한 영향을 미친다. 건강 증진에 도움을 줄 수도 있고, 반면에 해를 줄 수도 있다. 극단적으로는 학대나 방임과 연관되어 심각한 신체적·정신적 상처를 줄 수 있다. 따라서 가족관계의 문제는 병원에 찾아오는 이유가 되기도 하고 정신질환이나 기타 장애들의 경과나 치료 등에 영향을 주는 중요한 요인이 된다.

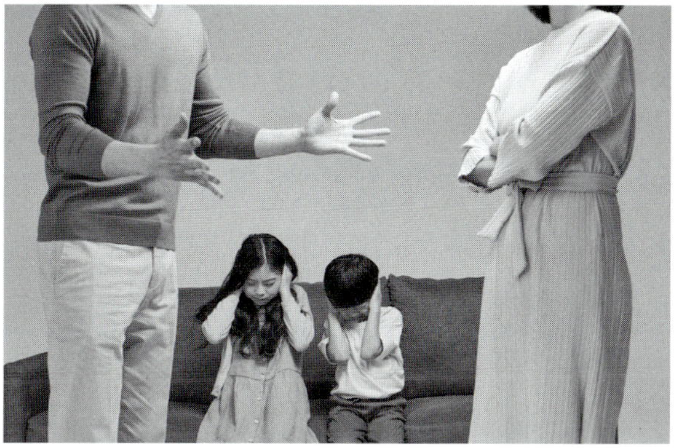

가족 내 관계 문제는 아동에게 많은 영향을 미친다

1) 배우자와의 관계

친밀한 관계의 사람들 중 배우자와의 관계의 질이 정신건강에 영향을 줄 수 있다. 상대 배우자와의 갈등 해소에 있어 어려움을 겪거나 상대방에게 위축되고, 혹은 상대에게 과잉간섭하거나 상대방의 의도에 대해 부정적으로 귀인하거나 긍정적인 행동을 외면하거나 무시하는 것, 상대방에 대해 슬픔이나 무감각, 분노 등을 가지는 문제를 포함한다.

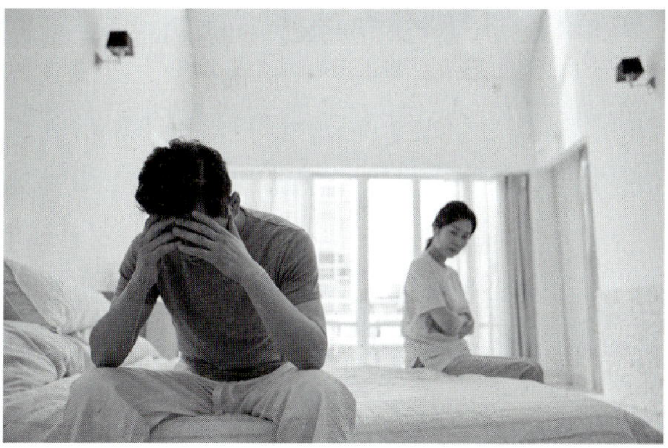

부부간 갈등의 질은 정신질환에 영향을 미친다

2) 부모-자녀 관계

부모-자녀 관계의 질은 정신건강에 영향을 주며 행동적 · 인지적 · 정서적 영역의 기능 손상과 관련된다. 부모의 부적절한 통제와 감독, 간섭, 부모의 과잉보호, 지나친 압력, 신체적 폭력과 이러한 것을 이용한 위협, 언쟁, 문제해결을 제대로 하지 않고 회피하는 것 등은 아동의 행동에 부정적 영향을 미칠 수 있다. 또한 상대방의 의도에 대한 부정적인 해석, 적대나 희생양 만들기, 소외감 등이 인지적 기능에 영향을 주며 상대방에 대한 무감각, 분노 등을 서로 주고받으며 정서적으로 영향을 미칠 수 있다.

3) 형제자매 관계

형제자매는 서로 정서적 지지자, 경쟁자, 의사소통 대상자, 놀이 친구로서 다양한 역할을 수행하며, 어떤 경우에는 부모보다 더 강력한 사회화 기제로 작용하기도 한다. 그러나 형제자매의 관계가 임상적 문제의 초점이 되거나 개인이나 가족 기능에 상당한 손상을 미쳐 정신건강에 문제를 끼칠 수 있다.

4) 별거나 이혼에 의한 가족 붕괴

친밀하던 부부 사이가 관계에서의 문제로 인해 떨어져 살게 되거나 이혼 과정에 있을 때 가족의 정신건강에 어려움을 주게 된다. 이로 인해 아동이 부모와 떨어져 양육이 되었던 경험은 정신질환이나 기타 장애의 경과, 치료 등에 영향을 줄 수 있다. 또한 정부의 보호시설이나 친인척 · 일반 위탁가정에 맡겨진 경우, 위임을 받지 않은 친척 집이나 친구 집, 혹은 공동주거시설 등에 살고 있거나 그러한 경험을 가진 아동인 경우 이후 어려움을 가질 수 있다.

그 밖에 가족과 관련한 정신건강으로 생의 주기가 전환되는 시점에서 적응해야 하는 문제들이 있을 수 있다. 예를 들어, 학교 입학이나 졸업, 독립하여 부모님을 벗어나는 것, 결혼, 새로운 일, 부모 되기, '빈 둥지'에의 적응, 은퇴 등이 포함된다. 이러한 시점들에서 가족 내 부모와의 불화·갈등이 자녀에게 부정적인 영향을 주는 경우 등이 있을 수 있다.

2. 학교와 직장

1) 학 교

학업이나 교육 문제가 정신건강 문제의 초점이 될 수 있다. 특히 저학력, 학업 성적 문제(시험 실패, 불합격, 낙제 등), 지적 능력에 비추어 예상보다 낮은 성취를 내는 것, 교사나 학교 교직원 및 다른 학생들과의 불화 등의 문제가 정신건강 문제와 관련이 될 수 있다.

학교는 학생에게 부모의 사회적 지위나 경제적 능력에 관계없이 균등한 교육 기회와 복지서비스를 제공해야 할 사회적 책임을 지닌다. 학교는 학생들이 일상생활의 대부분을 보내는 생활공간으로서 학습지도뿐만 아니라 그들이 겪게 되는 발달상의 심리적인 어려움을 해결해 주며, 나아가 이들이 자신들의 발달단계에 적합한 과업을 완수할 수 있도록 돕는 장으로서의 기능을 가져야 한다. 아동 및 청소년에게 학교는 가정 다음으로 중요한 의미를 갖는 장소이다. 학교의 요소 중 친구관계, 선생님과의 관계가 중요한 영향을 미치게 된다.

그러나 오늘날 우리나라 학교교육은 입시 위주의 교육과정과 처벌적인 학생 지도로 인하여 학생들의 부담과 스트레스를 가중시키고 있다. 이러한 교육환경 하에서 학생들은 과다한 경쟁과 좌절감을 경험하게 되며, 부적응, 학교폭력, 자살, 정신병리, 무단결석 및 학업중단, 가출학생 범죄, 10대 임신 등과 같은 여러 가지 형태의 문제행동을 나타내기도 한다. 학교에서의 학업부진은 정신건강의 문제와 밀접히 관계된다. 시험불안, 우울증이나 정신분열증 등 정신적 문제는 학과학습에 지장을 준다. 학교에서의 사회적 관계, 즉 친구나 선생님과의 관계 또한 아동, 청소년의 정신건강에 중요하다. 친구관계가 좋을수록 사회적 지지가 높고 대인관계 스트레스가 적다.

또한 교사는 학생들의 동기, 성취, 긍정적 또래관계를 발전시키는 데 도움을 준다. 선생님과의 관계가 좋을수록 사회적 지지가 높고 자존감도 높아지며 또래관계도 좋아져 정신건강에 긍정적인 효과를 가지게 된다. 학교의 전반적인 환경 개선도 시급하다. 지금까지의 우리나라 산업화에 기여해 왔던 양적 성장 중심의 교육, 그리고 암기 위주의 입시교육은 부적절하다. 또한 우리 교육의 방향을 제시해 주어야 할 교육이념과 교육철학의 빈곤, 다원화된 사회적 요구를 체계적으로 수용하지 못하고 있는 학제, 해마다 전쟁을 방불케 하는 입시제도, 낙후된 학교시설 및 환경, 구태의연한 교육방법, 교사의 양성과 임용제도의 문제 등이 개선되어야 근본적인 학교교육의 안정이 이루어져 보다 긍정적인 정신건강의 효과를 얻을 수 있다(황혜정 · 김경희 · 이혜경 · 어주경 · 나유미, 2003).

2) 직 장

직업 및 고용과 관련되어서 직장생활과 관련한 어려움이 정신건강에 영향을 미칠 수 있다. 예를 들어, 실업, 이직, 직업 상실의 위협, 업무의 불만족, 업무 일정에서 받는 스트레스, 진로 선택의 불확실성, 직장 내 성희롱, 직장 인간관계에서의 불화, 맞지 않거나 적대적인 직장 환경, 기타 업무 스트레스 등이 포함되며 군대와 관련된 부분까지 포함된다.

3. 사회적 문제

1) 학대와 방임

한 사람의 학대나 방임의 과거력은 많은 정신질환의 진단과 치료 반응에 영향을 줄 수 있기에 임상적 상황에서 진단과 더불어 기록되는 중요한 정보가 된다. 특히 어린 시기부터 겪는 학대와 방임은 아동발달은 물론 건강한 삶에 치명적인 영향을 미친다. 이에는 물리적 학대와 방임 및 가정환경에서 드러나는 적대감, 정서적 과잉간섭, 비난 등 고도의 부정적 정서의 표출 등도 포함된다.

신체적, 정서적, 성적 학대가 뇌에 미치는 영향

어릴 적 겪은 신체적, 정서적, 성적 학대와 방임 경험이 뇌 형태를 바꾼다는 연구 결과가 나왔다.

실제로 상당수의 우울증 환자는 아동기 학대를 경험한다. 이 환자들은 약물이나 심리치료 결과가 좋지 않으며, 만성적 경과를 보여 극단적인 선택 위험도 높은 편이다. 치료 효과를 높이기 위해 아동기 학대 경험이 뇌에 어떤 변화를 일으켜 우울증 발생과 경과에 영향을 끼치는지에 관한 연구 필요성이 제기되고 있다.

고대 안암병원 정신건강의학과 한규만 교수와 고대 의대 본과 4학년 학생(김수영, 안성준, 한종희)으로 구성된 연구팀은 19~64세 성인 중, 주요우울장애 환자 75명과 정상 대조군 참여자 97명을 대상으로 2019년부터 2021년까지 약 2년간 뇌 MRI 영상, 임상 관련 정보, 아동기 외상 질문지(Childhood Trauma Questionnaire)로 학대 경험에 관한 데이터를 수집했다. 아동기 학대 경험을 신체적, 정서적, 성적 학대로 분류하고 주요우울장애 진단 · 아동기 학대 경험에 따라 뇌의 특정 영역에서 일어나는 대뇌피질의 부피 변화를 분석했다.

연구 결과, 아동기 신체적, 정서적 학대를 경험한 참여자는 대뇌피질 부피에 유의한 결과를 보이지 않았지만, 성적 학대를 경험한 참여자는 그렇지 않은 참여자보다 우측 대뇌 반구 중간후두피질(시각 정보처리를 담당하는 대뇌 영역)이 약 10% 위축된 것으로 나타났다. 성적 학대의 심각도가 높을수록 우측 대뇌 반구 중간후두피질의 위축은 더욱 심한 것으로 밝혀졌다. 주요우울장애 환자들은 정상 대조군 참여자와 비교했을 때 우측 전대상피질(정서 조절을 담당하는 대뇌 영역)의 부피도 약 3.3% 감소한 것으로 확인됐다. 주요우울장애 환자 중에도 아동기 성적 학대를 경험한 환자들은 그렇지 않은 환자보다 우측 중간후두피질이 약 10% 정도 더 위축돼 있었다.

이번 연구 결과는 우측 중간후두피질 부피 감소가 아동기 학대로 인한 뇌 손상을 평가하는 바이오마커로 활용할 수 있다는 것을 시사한다. 또한 아동기 학대로 뇌에 구조적 변화가 생긴 우울증 환자들은 구분해 우울증 경과와 치료 반응 예측을 할 때 이번 연구 결과가 활용될 수 있을 것으로 보인다.

한규만 교수는 "아동기 학대를 경험한 우울증 환자들이 더욱 심한 우울 증상과 만성적인 경과를 밟는 이유는 아동기 외상 경험으로 인해 뇌 신경회로가 손상되어 있기 때문"이라며 "아동기 학대로 뇌 구조적 변화가 발생한 우울증 환자들을 선별하고 뇌과학에 기반한 맞춤형 심리 · 사회적 치료를 제공할 필요가 있다"고 했다.

한편 이번 연구 결과는 정신의학 분야에서 권위 있는 국제 학술지인 'Psychiatry Research'에 최근 게재됐다.

출처 : 헬스조선(2022. 12. 5).

(1) 아동학대와 방임

아동에게 행해지는 신체적 학대는 주먹질, 구타, 발길질, 물어뜯음, 흔들어 대기, 내동댕이치기, 찌름, 목 조름, 손이나 기타 물건으로 때림, 화상을 입히는 것 등으로, 아동에게 의도적인 신체 상해를 입히는 것이다. 부모나 보호자 외 아동에 대한 책임이 있는 다른 사람에 의한 이러한 학대는 가벼운 상처나 멍에서부터 심각한 골절, 죽음에 이르는 결과를 초래하는데, 이러한 결과는 아동에게 해를 입히고자 하는 성인 보호자의 의도가 있었거나 없었거나에 상관없이 학대로 고려된다. 그러나 만일 교육적 체벌로 이치에 맞고 아동에게 신체적 상해를 일으키지 않는다면 학대로 고려되지 않는다.

아동학대는 신체적뿐 아니라 정서적 학대도 심각한 심리적 해를 끼친다. 정서적 학대는 심리적 해를 끼치기 위한 성인 보호자의 의도적인 언어적 행위 등도 포함된다. 예를 들어, 아동을 혼내고 무시하고 창피를 주는 것, 폄하하는 것, 위협하는 것, 아동이 좋아하는 사람을 해치거나 좋아하는 물건을 버리고 아동을 감금(아동의 팔이나 다리를 움직이지 못하게 묶기, 가구나 다른 물건에 묶어놓기, 옷장이나 작은 밀폐 공간에 가두기 등)하거나 희생양을 만들거나 고통을 주는 것 등이 포함된다.

한편 아동방임은 아동에게 기본적으로 필요하고 중요한 것들을 빼앗거나 무시하여 신체적 · 심리적 해를 주거나 이러한 해를 줄 위험성을 높이는 행위들을 말한다. 예를 들어, 아동을 내다 버리거나, 돌보지 않고, 정서적으로나 심리적으로 필요한 것들에 주의를 기울이지 않고, 아동에게 필수적인 교육과 의학적 돌봄, 영양, 주거, 의복 등을 제공하지 않는 것이다.

(2) 성인 학대와 방임

성인 학대와 방임은 배우자 및 보호자에 의해서도 빈번히 발생하는 일이다. 다른 사람에 의한 학대나 방임은 명백한 상해 행위로 처벌되는 데 반해 가족 안에서 이루어지는 배우자 및 보호자에 의한 성인 학대와 방임은 오랜 기간 장기화되고 은폐될 수 있다는 데 심각성이 크다.

먼저 신체적 학대와 방임은 신체적 해를 끼치거나 공포감을 주는, 물리력을 이용한 고의적 행위가 1년 동안 일어났을 때를 말한다. 예를 들어, 떠밀기, 뺨 때리기, 머리카락 잡아당기기, 묶어놓기, 흔들기, 내던지기, 물어뜯기, 발로 차기, 주먹이나 물건으로 때리기, 화상 입히기, 독성 물질 먹이기, 목 조르기, 머리를 물에 넣기, 무기를 사용하기 등이다.

또한 신체적 폭력은 없으나 상대에게 상당한 심리적 해를 끼칠 수 있는 의도적인 언어적 행위 등을 정서적 학대라고 한다. 모멸감이나 창피를 주고 다그치거나 심문하기, 오가는 자유를 막거나 법조기관, 보호기관, 의료기관 등의 도움을 방해하기, 신체적 해나 성폭행으로 위협하기, 좋아하는 사람을 해치거나 좋아하는 물건을 없애겠다고 하기, 경제적인 부분을 부당하게 제한하고 가족이나 친구, 사회적 지지원으로부터 고립시키기, 스토킹하거나 스스로를 미쳤다고 생각하게끔 만드는 것 등의 행위가 포함된다.

한편 방임은 상대에게 직접적으로 필요한 것들을 지난 1년간 박탈하거나 태만한 행동을 하여 배우자에게 신체적 · 심리적 해를 가하는 것을 말한다. 특히 신체적 · 심리적 · 문화적 한계(예 외국 문화에서 살기 때문에 다른 사람들과의 소통과 일상적 활동이 어려운 경우)로 인해 돌봄이나 조력을 상대 배우자에게 대부분 의존하는 관계에서는 더욱 심각하게 고려된다.

가정폭력 피해 아동 66% 현장 목격… 적극 지원 필요

40대 초반의 A 씨는 올 3월 딸과 함께 쉼터에 입소했다. 남편은 10여 년 동안 A 씨를 폭행했다. 보다 못한 딸이 A 씨에게 도망가라고 했지만 혼자 그럴 수는 없었다. A 씨는 용기를 내 112에 직접 전화를 걸어 남편을 신고했다. 이후 1366을 통해 딸과 함께 해당 쉼터에 입소했다. A 씨는 자신의 몸에 남은 폭력의 흔적보다 아빠의 폭력을 수차례 목격했던 딸의 트라우마가 더 걱정이다. A 씨의 딸은 성인 남자만 봐도 숨는 버릇이 생겼다.

이런 사례가 적잖다. 여성가족부에 따르면 가정폭력 피해 여성 자녀의 65.5%가 폭력 현장을 목격한다. 가정폭력에 노출된 아동은 우울하거나 공격성을 띠며, 사회적 관계를 형성하는데도 어려워할 수 있다. 가정폭력에 노출된 아동은 대부분 피해 여성과 함께 보호시설에 입소한다. 하지만 아동을 대상으로 한 심리치료 등의 지원은 부족한 실정이다.

이에 국제구호개발 비정부기구(NGO) 월드비전은 2016년부터 가정폭력 피해 아동 가정을 대상으로 지원 사업을 진행하고 있다. 지난해까지 약 17억 원을 투입해 1,419명의 피해자를 도왔다. 올해에는 2억 원을 투입해 전국가정폭력피해자보호시설협의회와 함께 66개 쉼터에 입소한 가정폭력 피해 아동 가정을 지원하고 있다.

곽혜전 가정폭력피해자보호시설협의회 상임대표는 "NGO의 지원으로 피해자의 자녀들에게 미술치료나 놀이치료 등을 진행하는 등 트라우마 치료를 돕고 있다"고 밝혔다. 김순이 월드비전 국내사업본부장은 "가정폭력 노출 아동이 건강한 사회 구성원으로 자라날 수 있도록 많은 관심과 지원이 이뤄져야 한다"고 말했다.

지난해 7월에는 '가정폭력 피해 아동 가정 자립지원 사업 성과연구 및 정책 포럼'도 열었다. 이 포럼의 영향은 컸다. 여가부 주도로 1366 여성긴급전화를 아동학대 신고의무기관에 포함시키기 위한 법률 개정 움직임이 감지됐다. 경찰청은 가정폭력 신고 현장에서 아동학대 피해에 적극 대응하라고 강조하는 지침을 시도 경찰위원회에 내렸다.

하지만 가정폭력 피해 아동에 대한 지원은 아직 미흡한 수준이다. 이를테면 가정폭력 피해 아동에 대한 심리치료가 최대 10회로 제한돼 있어 더 큰 효과를 내기 어렵다. 조명환 월드비전 회장은 "가정폭력 노출 아동에 대한 지원 확대를 위해 여가부 예산 확대 및 관계 부처 협력 강화를 요구하는 등 그 아이들을 위해 지속적으로 목소리를 내겠다"고 말했다.

출처 : 동아일보(2023. 5. 24).

2) 사회적 거부

다른 사람들로부터 사회적으로 거부나 배척을 당하여 집단 괴롭힘이나 놀림, 언어적 학대를 받고 그 표적이 되는 것, 행사나 활동에서 배제되는 것, 또는 성별이나 성 정체성, 인종, 민족, 종교, 성적 기호, 출신 국가, 정치 신념, 장애 유무, 계층, 사회적 상태, 체중, 외모 등에 있어 차별과 박해를 받는 것은 정신건강과 관련한 문제를 야기할 수 있다.

3) 범죄와 테러

사람과 사람이 서로 협력해 온 기억보다 서로 대척하거나 살상하는 전쟁과 테러, 각종 범죄와 같은 사건들의 기억은 현대인에게 각종 불안 증세를 일으킬 수 있고 정신건강을 위협할 수도 있다. 더 나아가 범죄나 테러의 희생자로서의 경험은 외상적 사건의 피해자로서 외상 후 스트레스장애 등 심각한 심리적장애를 유발하게 된다.

4) 과밀한 물리적 환경

정신건강에 영향을 줄 수 있는 환경요인으로 물리적 환경은 생태학적 측면과 환경적 측면의 두 가지 측면에서 그 의미를 찾을 수 있다. 생태학적 측면에서는 유기체에 밀접하게 관련되는 물리적 현상과 유기체 사이에 관련되는 경험현상으로 구별된다. 즉, 순수한 물리적 환경 변인과 인간과의 상호작용 속에서 영향받을 가능성을 시사하는 것이다. 환경학적 측면은 사회적 환경과 물리적 환경으로 구별되며, 물리적 환경은 다시 자연환경과 인공환경으로 분류할 수 있다. 여기서 인공환경은 인간에게 그 환경에 적응하도록 제약한다고 볼 수 있고 인간의 의식, 태도, 정신건강 등에 영향을 미치는 외적 요인으로서 작용할 수 있다. 예를 들어, 과밀현상을 논의할 때 밀도(density)는 물리적·공간적 측면을 나타내는 개념으로서 단위면적당 사람 수이고, 과밀(overcrowd)은 그 결과 경험되는 심리적 과정이라고 하여 공간의 밀도가 높은 경우 남성들은 여성들에 비해 부정적인 정서를 더 많이 보고하며 공격성이 증가되는 반응을 나타낼 수 있다(나동석 외, 2008).

또한 물리적으로 적절한 음식이나 안전한 식수의 부족, 극도의 가난, 적은 수입 등 사회적 지원이 부족하고 사회보험이나 복지 지원이 불충분한 경우와, 혹은 필요한 보험이나 지원을 받을 수 없을 때 정신건강에 영향을 받을 수 있다.

4. 사이버 환경

인터넷이 현대 산업사회의 가장 중추적인 미디어로 등장함에 따라 인터넷의 이용을 둘러싼 여러 부작용들이 사회이슈로 대두되고 있다. 미디어로서 인터넷은 사용과 접근이 용이하고 상호작용할 수 있으며 즉시성, 어디서든 이용이 가능한 편재성이라는 매체 특성과 함께 값싼 정보의 공유와 확산을 가능하게 하므로

21세기 가장 지배적인 매체이다. 그러나 급속한 인터넷 사용의 증가에 따라 지식의 격차에서부터 청소년에게 유해한 내용물의 노출 등에 이르기까지 인터넷은 우리 사회가 직면하여 해결해야 할 많은 과제들을 안고 있다.

아동과 청소년에게 사이버 문화는 학업과 또래 간의 의사소통, 정보수집, 취미나 여가생활 등 없어서는 안 될 부분이 되어 긍정적 역할도 하지만, 과다한 사용으로 인한 부작용 역시 그냥 지나치기 어려운 수준에 도달하였다. 인터넷의 과다 사용으로 사이버 공간에서의 익명성과 다중 정체성으로 분절된 자아상을 형성하게 되어 자아정체감 혼미의 현상으로 이어질 수 있으며, 사이버상에서의 즉각적 반응은 충동적 성향으로 이어질 수 있다. 사이버 공간의 활동은 익명성에 의하기에 타인을 배려하는 사회적 능력을 감소시키고 현실에서 충족되지 못하는 욕구를 가상공간에서 추구하기에 현실감각이 떨어져 여러 가지 적응 문제를 야기할 수 있다.

과학기술정보통신부의 2021년도 실태조사 결과, 우리나라 스마트폰 이용자 중 과의존 위험군(고위험군 + 잠재적 위험군)의 비율은 24.2%로 전년(23.3%) 대비 0.9%p 증가했다. 연령대별로 살펴보면, 유아동(만 3~9세)의 과의존 위험군 비율은 28.4%(+1.1%p)로 나타났고, 청소년(만 10~19세)은 37.0%(+1.2%p), 성인(만 20~59세)은 23.3%(+1.1%p), 60대는 17.5%(+0.7%p)로 조사됐다(뉴시스, 2022. 3. 24).

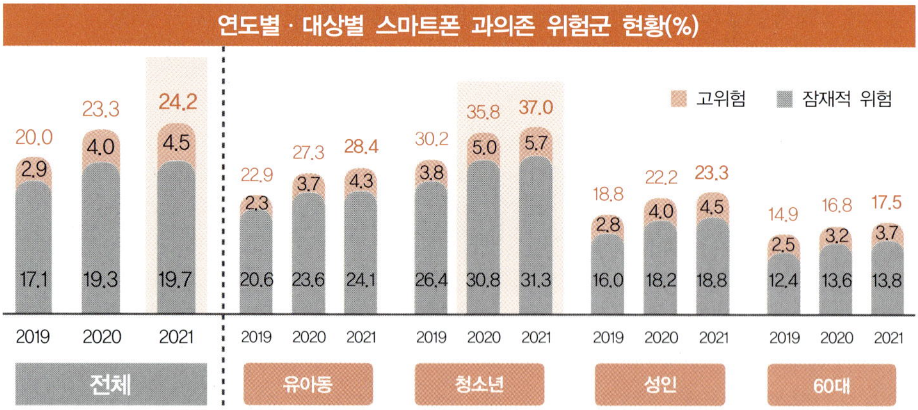

| 그림 5-1 | 연도별 · 대상별 스마트폰 과의존 위험군 현황

출처 : 과학기술정보통신부(2021). 디지털정보격차, 접근성, 스마트폰과의존 분야 2021년도 실태조사.

인터넷과 정신건강의 관련성으로는 게임중독 경향이 높은 집단은 신체화, 강박증, 대인예민증, 우울, 불안, 적대감, 공포불안, 편집증, 정신증 등이 게임중독이 낮은 집단에 비해 의미 있게 높은 것으로 볼 때, 부정적인 영향을 미친다는 것을 알 수 있다(박선환 외, 2008).

"1분만 더" 증후군

인터넷 시간 왜곡경험에 빠져 있으면 1시간이 1분으로 느껴지게 된다. 실제 1시간의 시간이 인터넷 이용 시 시간감각으로는 1분으로 느껴져 누가 부르면 "1분만 더 하고 간다"고 대답하게 된다.

5. 종 교

앞에서 살펴본 요인 이외에도 주변의 많은 환경요인은 우리의 정신건강에 영향을 미칠 수 있다. 생애주기에 따라 겪게 되는 상실과 변화, 환경오염, 물리적 공간, 범죄나 테러 외에도 종교는 우리의 정신적 및 심리적 건강에 많은 영향을 미친다.

많은 경우 인간은 종교적인 의식을 통해 출생, 결혼, 죽음과 같은 삶의 주요한 사건들을 기념하고 의미를 찾아왔다. 그러한 신앙적인 전통은 삶에 연속성을 제공해 주고 위기가 닥쳤을 때 실제적이고 정서적인 면에서 도움과 지원을 제공하기도 한다.

이렇듯 종교는 성인생활의 중요한 측면이다. 믿음의 대상과의 개인적 관계를 강조하는 종교적인 신념은 자신의 존재에 대한 특별함과 중요성을 강조한다. 종교는 타인에게 관심을 갖고 그들을 위해 행동할 수 있는 이타적 동기를 증진시켜 주기에, 인간을 사랑하고 용서하고 수용하는 신에 대한 종교적인 신념은 심리적 행복을 촉진한다. 그러나 지나치게 통제적이고 엄격한 종교적 신념은 개인적인 책임이 존재하지 않을 수 있다고 합리화시킬 수 있고 책임을 피하기 위한 방법으로 작용할 수도 있다. 그러나 종교적인 신념체계는 삶의 구조와 지원을 위한 원인을 제공한다는 점에서 그 의미와 가치를 찾을 수 있다(김유숙 · 박승호 · 김충희 · 김혜련, 2007).

성인기 동안의 영성(spirituality)발달을 연구한 윙크와 딜런(Wink & Dillon)은 30대 초반의 연구대상자들을 대상으로 그들이 70대 초반에 이를 때까지 종단연구를 수행하고 그림과 같이 결과를 제시하였는데, 즉 성인 중기 후반(50대 중반~60대 초반)부터 영성이 유의하게 증가하며, 여성들의 영성 증가율이 남성들보다 훨씬 높았다고 하였다(장휘숙, 2006 재인용).

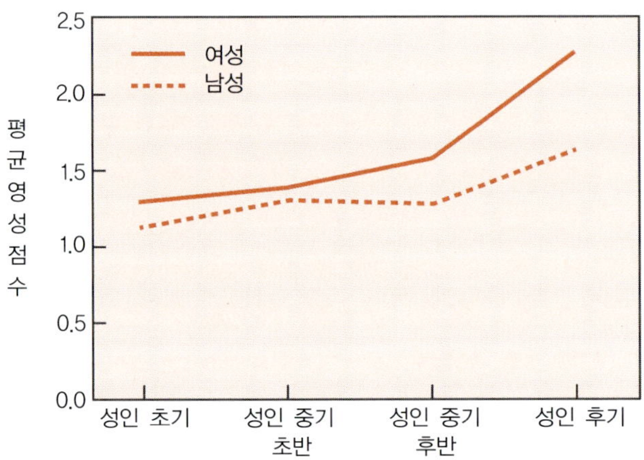

| 그림 5-2 | 성인기 동안의 영성수준

출처 : 장휘숙(2006). 성인심리학. 박영사, p. 279 재인용.

여성들이 남성들보다 종교에 더 많은 관심을 가지는 것은 널리 알려진 바인데, 남성과 비교하여 여성은 신의 존재를 좀 더 많이 믿고 종교를 삶의 중요한 차원으로 인식하며 종교집회도 더 자주 참석한다.

종교의 영향력은 개인마다 다르다. 어떤 사람에게는 종교가 성인기 삶에 강한 영향을 주나 어떤 사람에게는 영향력이 적거나 전혀 영향을 주지 못한다. 또 어떤 사람은 성인 초기에 종교에 깊게 몰입하다가도 성인 중기에는 그렇지 않은 경우도 있고, 반면 어떤 사람들은 성인 중기에 더 몰입하게 되기도 한다(Clausen, 1993).

종교는 다음과 같은 이유로 개인건강을 증진시키고 수명을 연장시킨다(장휘숙, 2006).

① 종교는 좋은 생활양식을 갖도록 한다. 종교적인 사람들은 비종교적인 사람들보다 약물을 적게 사용하므로 더 좋은 건강을 유지할 수 있다.
② 종교는 좋은 사회적 연결망을 형성하게 한다. 종교활동이나 종교집단 혹은 종교모임은 개인을 사회적으로 연결시키므로 좋은 사회적 연결망을 형성시킨다. 타인과의 연결을 느끼는 사람들은 신체적 질병은 물론 불안이나 우울장애를 가질 가능성이 감소하므로 종교적 연결망도 개인의 건강을 증진시킬 수 있다.
③ 종교는 스트레스에 대한 효과적인 대처방식으로 작용한다. 종교는 개인이 스트레스 사건에 직면한 후나, 직면할 때, 위안과 지원의 근원으로 작용한다(Pargament, 1990). 특히 기도는 통증지각과 근육긴장을 감소시켜 좋은 건강상태를 유지하도록 한다는 연구도 있다(McCullough, 1995).

실제로 기도나 종교에의 전념은 종교적 대처전략(religious coping strategy)으로서 하나의 방어적 대처전략으로 평가된다. 연구들에 의하면 종교적 대처는 높은 수준의 개인적 주도성이나 능력과 연합되어 있고 강한 스트레스를 받을 때도 우울증을 감소시키며, 맨톤(Manton, 1989)의 연구는 높은 스트레스를 받고 있는 집단과 낮은 스트레스를 받고 있는 집단을 구분하여 영적 지원이 높은 스트레스 집단에서만 개인적 적응과 유의한 상관이 있었고 낮은 스트레스 집단에서는 관련성이 낮아 영적 지원의 스트레스 완화 효과를 검증해 주었다(장휘숙, 2006 재인용).

따라서 종교는 사회적 상호작용을 촉진시켜 불안이나 우울장애의 발병을 사전에 예방하고 문제가 있는 개인, 특히 노인들을 위한 지원의 근원이 될 수 있다. 종교적 대처는 신체적 고통을 효과적으로 감소시키며 신체적 질병을 그저 부정하지 않고 건강추구를 위한 행동을 적절히 하도록 한다. 확고한 종교적 신념을 가진 사람들이 그렇지 않은 사람들보다 자신을 더 행복하다고 지각할 수 있어 종교는 행복하고 건강한 삶과 밀접하게 관련이 될 수 있다.

학습정리

1. 가족과 관련된 문제는 정신건강에 영향을 줄 수 있다. 특히 배우자와의 관계, 부모-아동의 관계, 형제자매 관계, 가족 환경의 문제로, 배우자와의 갈등, 별거나 이혼에 의한 가족 붕괴 때문에 부모와 떨어진 아동의 문제 및 가정 내 부정적인 정서의 표출과 사별 등이 해당된다.

2. 학업이나 교육 문제는 성적 및 교사나 학생들과의 불화 문제 등과 함께 정신건강 문제의 초점이 될 수 있다. 또한 직업 및 고용 문제와 직장생활과 관련한 어려움이 정신건강에 영향을 미칠 수 있다.

3. 학대와 방임, 사회적 거부, 범죄와 테러 및 물리적 환경 등 사회 환경과 관련된 문제들도 정신건강과 관련된다. 어린 시기부터 겪는 학대와 방임은 발달 동안 지속적으로 건강한 삶에 치명적인 영향을 미친다. 또한 여러 차원에서 사회적으로 거부나 배척을 당하는 것, 범죄나 테러로 인한 불안과 공포, 그 희생자로서의 외상적 경험, 그 밖에 환경 오염, 물리적 공간 등이 관련된다.

4. 사이버 환경은 현대인의 생활에서 해결해야 할 많은 과제들을 부여하고 있다. 최근 급속하게 변화하고 있는 사이버 환경은, 특히 아동 및 청소년의 정신건강을 위협하고 있고 컴퓨터 및 사이버 기기 과다사용 및 중독과 이로 인해 현실감각이 떨어지는 것은 여러 가지 적응문제를 야기할 수 있다.

5. 종교는 자신의 존재에 대한 특별함과 중요성을 강조하므로 불안이나 우울을 예방하고 심리적 행복을 촉진할 수 있다. 개인의 건강 증진과 사회적 상호작용을 촉진하는 효과를 가질 수 있기에 정신장애를 예방하고 스트레스를 완화하는 효과를 가질 수 있다.

PART 03

스트레스와 정신건강

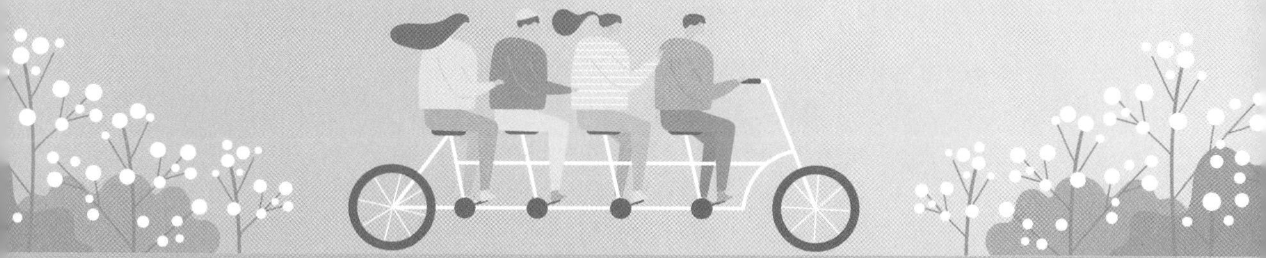

CHAPTER 06

스트레스 개념

학습목표

1. 스트레스에 대한 세 가지 정의를 살펴본다.
2. 긍정적 스트레스와 부정적 스트레스에 대해 알아본다.
3. 스트레스 발생 요인에 대해 살펴본다.

1. 스트레스의 정의

현대인이라면 누구나 스트레스라는 말을 흔히 듣고 사용한다. 남녀노소를 불문하고 모든 사람들은 살아가면서 스트레스를 받는다. 만원 지하철에 시달리고, 길이 막혀 차 안에서 약속 시간에 늦을까 초조하게 시계를 들여다보는 것, 해야 할 일이 많음에도 다른 일들로 인해 끝내지 못하고 있는 것, 사귀던 이성 친구가 일방적으로 그만 만나자고 하는 것 등이 우리가 살아가면서 받는 스트레스의 예이다. 우리의 일상생활에서 이 스트레스는 가장 혼란스러운 감정이나 행동의 원인이 되고 있고 현대 질병의 많은 부분이 스트레스와 관련된다는 것은 이미 상식이 되었다.

스트레스란 그 부하(負荷)가 구조물의 단위면적에 미치는 영향 정도로, 인간이 심리적 혹은 신체적으로 감당하기 어려운 상황에 처하게 되었을 때 느끼게 되는 불안과 위협의 감정을 의미한다. 스트레스(stress)라는 말의 어원은 라틴어의 'stringer'로서 '팽팽하게 죄다'라는 뜻에서 유래되었다. 이후 stringer라는 단어는 string, strest, straisse 등으로 쓰이다가 '어려움, 역경, 곤란, 또는 고생'을 의미하는 용어로 사용되었다(오세진 외, 1999). 이후 18세기에는 힘, 압력, 물리적 압박이나 강력한 효과를 의미하였다.

스트레스는 물리적 대상이나 인간 또는 인간의 신체 기관이나 정신력에 영향을 주는 외부의 힘에 의한 변형에 저항하여 원래의 상태로 되돌아가게 하고 통합을 유지하는 것이다. 즉, 스트레스는 스트레스원(stressor)이 작용하여 어떤 종류의 문제가 발생하면 그와 동시에 복원력이 작용하는 일련의 과정이다.

스트레스는 여러 학자들에 의해 다양하게 정의되어 온 개념으로 스트레스의 정의는 다음과 같이 세 가지로 구분된다.

1) 자극으로서의 스트레스

자극으로서의 스트레스는 일정한 상황을 유지하고 있는 상태에서 긴장, 갈등, 혼란을 일으키는 변화를 말한다. 이 정의에서 스트레스원은 스트레스를 일으키는 사건 자체이며 개인의 특성과는 무관하게 발생하고 객관적으로 기술될 수 있는 자극이다. 따라서 그러한 자극을 받아들이는 대상들의 개인차에 대해서는 적절한 설명을 해주지 못한다.

스트레스 자극의 유형(Lazarus & Cohen, 1977)으로는 첫째, 대다수 사람들에게 영향을 주는 중대한 변화로서 통제할 수 없는 자연재해, 전쟁과 같은 사건들이다. 둘째, 한두 사람 정도의 소수에게 영향을 주는 중대한 변화로 사랑하는 사람의 죽음, 불치병, 이혼, 출산 등과 같은 부정적인 경험이다. 셋째, 일상적인 문젯거리인 생활의 사건으로 늦잠으로 인한 지각, 부모님의 잔소리, 친구와의 다툼 등 자주 일어나는 생활사건들인데, 격하고 위험한 자극은 아니지만 적응과 건강 문제에는 영향을 미치게 된다.

2) 반응으로서의 스트레스

반응으로서의 스트레스는 적응을 요구하는 모든 자극에 대한 반응을 스트레스라고 보았다. 스트레스는 생물학적, 생리학적, 정서적 또는 행동적 항상성의 붕괴로서 정의된다. 항상성이 깨지면 스스로를 보호하기 위해 내적인 반응태세를 갖추게 되며 이러한 개인의 반응에 초점을 맞춘 정의이다. 이러한 정의는 생물학적 모델에 뿌리를 둔 것으로서 셀리에(Selye, 1974)의 일반적응 증후군으로 대표된다. 셀리에는 스트레스를 "신체에 가해진 어떤 외부 자극에 대하여 신체가 행하는 일반적이고도 불특정한 반응"이라고 정의하였다. 인간의 신체가 스트레스원에 노출되면 스트레스는 대뇌피질에 전달되어 간뇌를 거쳐 부신피질로 전달된다. 이때 부신피질 호르몬 분비가 촉진되며 스트레스원에 대처할 수 있는 에너지원이 공급된다. 동시에 신체적으로 병균을 방어할 수 있는 면역력이 증가되어 신체가 항상 일정한 상태를 유지하려는 항상성 기능을 하게 된다.

3) 역동적 상호작용으로서의 스트레스

역동적 상호작용으로서의 스트레스는 환경과 개인의 역동적인 상호작용을 의미한다. 동일한 스트레스원에 대하여 개인마다 다르게 스트레스 반응을 보인다는 점에 착안하여 환경적 자극 요인과 개인의 개별 특징적 반응 간의 상호작용으로서의 스트레스를 정의한다. 특정 자극이 개인에게 영향을 주면 개인의 인지, 능력, 심리적 자원, 성격 등이 다시 외부 자극에 영향을 주는 역동적 상호작용이 일어나므로, 일정한 스트레스원이 모두에게 동일한 반응을 일으키는 것은 아니다. 개인적 요인에 따라 누군가에게는 스트레스가 될 수 있으나 또 다른 누군가에게는 스트레스가 되지 않을 수 있다. 그러므로 스트레스를 이해하기 위해서는 외부환경 변화뿐 아니라 개인의 내적 · 심리적 과정에 대한 이해도 요구된다. 스트레스는 환경의 요구가 개인의 능력과 자원을 초과하거나 개인이 요구하는 것을 환경이 마련해 주지 못할 때 나타난다고 하였다.

2. 스트레스의 종류

스트레스는 사람들에게 보통 나쁜 것으로 받아들여진다. 그러나 스트레스가 없다면 인간이 성취할 수 있는 것은 아무것도 없을 것이다. 적절한 위험을 경험하고 높은 목표를 달성하고자 하는 흥분과 열정은 삶에 활기를 줄 수 있다. 이러한 의미에서 스트레스를 두 가지로 구분할 수 있다.

1) 유스트레스

스트레스의 효과에 따라 긍정적 결과를 가져오는 순기능적인 스트레스를 유스트레스(eustress)라고 한다(Bernard, 1968). 순기능적 스트레스는 흥미롭고 즐거우며 우리에게 활력을 주는 유쾌한 변화 혹은 요구로 인해 긍정적이며 건설적인 스트레스 반응을 보이는 것이다.

2) 디스트레스

스트레스와 효과에 따라 부정적인 결과를 가져오는 역기능적 스트레스를 디스트레스(distress)라고 한다(Bernard, 1968). 역기능적 스트레스는 고통스럽고 불쾌하며 부정적인 사건으로 인해 우리의 에너지가 소모되고 질병에 취약하게 만드는 괴로움, 고통, 근심이다.

스트레스와 일의 효율성의 관계를 볼 때 스트레스를 받으면 마음이 안정되지 않고 불안상태가 된다. 이런 상태에서는 욱하고 성질이 나면서 과격해지기 쉬워 어떤 일을 하더라도 제대로 될 리 없고 일의 능률이 떨어지는 것은 말할 필요도 없다. 그렇지만 반대의 경우, 즉 스트레스가 전혀 없는 상태에서 일을 한다면 일이 더 잘 될까? 스트레스의 수준과 일의 효율성 간의 상관관계는 오래전부터 여러 학자의 관심거리였는데, 미국의 심리학자인 여키스(R. Yerkes)와 도슨(J. Dodson)은 미로 상자에 쥐를 풀어놓고 어느 정도의 전기 자극을 주어야 쥐가 가장 빨리 출구를 찾는지 알아보는 실험을 했다. 그 결과 전기 자극이 아주 약하면 쥐들은 출구를 찾아 천천히 돌아다녔지만, 자극이 강해질수록 눈에 띄게 민첩해졌다. 하지만 실험을 더 진행시켜 전기 자극을 매우 강하게 주자 쥐들은 두려움에 사로잡힌 나머지 미로의 규칙을 기억하지 못하고 이전보다 못한 학습 결과를 보였다 (Yerkes & Dodson, 1908).

따라서 '여키스-도슨 법칙'에 따르면 사람들이 일을 할 때 성취동기가 너무 강하면 과도한 스트레스를 받아 자기 능력을 충분히 발휘하지 못해 성과가 낮아지고, 반대로 성취동기가 너무 약하면 집중력이 떨어져 역시 능력을 발휘할 수 없게 된다. 어느 수준까지는 스트레스와 불안이 증가하면 수행능력과 효율성이 높아지지만, 그 수준 이상으로 스트레스가 쌓이면 수행능력과 효율성이 급속하게 떨어지기에 수행의 효율성은 스트레스로 인한 각성수준이 중간 단계일 때 최대가 된다.

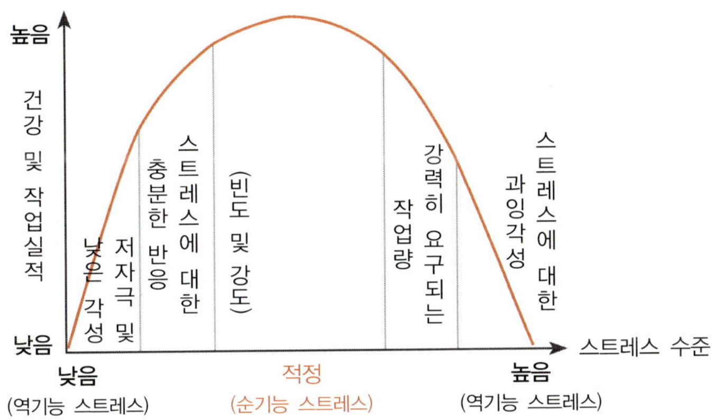

| 그림 6-1 | Yerkes-Dodson 곡선

출처 : Yerkes, R. M., & Dodson, J. D.(1908). The relationship of strength of stimulus to rapidity of habit formation. Journal of Comparative & Neurological Psychology, Vol. 18.

흔히들 목표를 크게 가지라고 하며 목표가 크면 그것을 이루지는 못하더라도 근처에는 갈 수 있다고 믿는다. 그러나 감당치 못할 목표 때문에 스트레스를 받아서 일이 더 잘 안 될 수도 있다. 때에 따라서는 현실적이고 근접한 목표를 세우는 것이 더 효과적이다. 예를 들어, 반에서 10등 정도 하는 학생이 다음에는 꼭 1등을 하겠다는 목표를 세우기보다 5등 정도 하겠다는 목표를 세우고 공부하면 실현 가능성이 높다. 좋은 스트레스, 즉 긍정적인 스트레스는 우리가 해결할 수 있는 정도의 것이고, 동기를 유발하는 힘을 가지고 있다. 평소에 긍정적인 스트레스에서 부정적인 스트레스로 변하는 그 지점, 여키스-도슨 곡선에서 '적정' 수준이라고 표시된 바로 그곳을 최대한 높이는 연습이 필요하다.

3. 스트레스 발생 요인

스트레스를 발생시키는 것이 무엇인지 알면 이러한 스트레스에 적절하게 대처할 수 있을 것이다. 따라서 스트레스에 대처하기 위하여 스트레스를 일으키는 사건을 먼저 확인할 필요가 있다. 욕구좌절, 갈등, 압박감, 주요 생활사건 및 일상의 문제, 외상적 사건을 살펴본다.

1) 욕구의 좌절

사람들은 일반적으로 자신의 의도를 충족시킬 수 없을 때 좌절을 느끼게 된다. 먹고 싶은 사탕을 뺏긴 유아, 시험을 잘 보고 싶었지만 코감기로 집중이 잘 안 되어 시험을 못 본 학생, 취업을 하고 싶지만 이유도 모른 채 면접시험에서 탈락한 청년, 승진을 희망하지만 승진에서 누락된 회사원, 전셋값 폭등으로 집을 비워주고 다른 곳으로 이사해야 하는 가족 등 좌절로 인해 원하는 것을 이루지 못할 때 이러한 상황은 주요 스트레스원이 될 수 있다. 따라서 바라는 목표를 달성하는 데 방해를 받거나 실패하게 되면 좌절을 경험하게 되는데, 좌절은 다음과 같은 몇 가지 원인으로 인해 발생한다.

(1) 지연

수많은 경쟁 속에서 싸워나가야 하는 현대사회에서 시간의 가치는 매우 중요하다. 따라서 지연은 좌절감을 유발하게 된다. 예를 들어, 교통 혼잡으로 중요한 약속이나 일정에 늦어 손해를 보게 되면 좌절을 느끼게 된다.

(2) 재원의 부족

경제적인 이유로 원하는 물건이나 꼭 필요한 물건을 제때 사지 못하면 좌절을 경험하게 된다. 특히 경제적인 어려움으로 자녀가 먹고 싶어 하는 음식이나 교육교재 등을 사줄 수 없는 부모는 좌절이 더욱 심할 것이다. 누구나 소유해야 한다고 믿는 것들을 가질 수 없는 경우 많은 좌절감을 갖게 된다.

(3) 상실

애착을 갖는 대상을 잃게 될 경우 슬픔과 좌절의 원인이 될 수 있다. 예를 들어, 사랑하는 이의 죽음이나 익숙한 장소, 집, 친구와의 이별 등을 들 수 있다. 상실은 무력감을 야기하여 통제할 수 없음으로 인한 좌절을 주게 된다.

(4) 실패

경쟁 사회에서는 다양한 실패를 경험할 수밖에 없다. 실패는 우리로 하여금 그러한 실패에 대한 책임과 손실 등을 맛보게 하여 큰 좌절감을 유발한다. 또한 '그렇게 하지 말걸…' 하는 아쉬움과 후회를 가지게 함으로써 좌절을 가중시키게 된다.

(5) 무의미성

개인이 느끼는 삶의 의미는 실존적인 차원에서 중요한 부분이다. 그러나 어떠한 노력을 기울이거나 기대했지만 결과적으로 내가 한 일에 대해 의미를 느끼지 못하거나 의미가 없음을 깨달았을 때 좌절을 경험하게 된다.

2) 갈 등

갈등은 두 가지 이상의 욕구가 서로 상충되어 충족되지 못할 때 일어나며 욕구좌절과 밀접하게 관련된다. 예를 들어, 집에서 쉬면 모임에서 주고받는 정보를 얻지 못하고 모임에 나가자니 몸이 피곤할 때 등 갈등은 두 가지 이상의 욕구,

기회, 목표에 당면하였을 때 모두 충족시킬 수는 없기에 어려움이 된다. 따라서 이 두 가지 것 중 어느 하나를 포기하거나 미루거나 수정하여야만 한다. 갈등은 그것이 지닌 힘의 방향에 따라 나뉘며 긍정적 가치를 갖는 것에 이끌리는 힘을 접근, 부정적 가치를 갖는 것에서 멀어지고자 하는 힘을 회피라고 할 수 있다.

(1) 접근-접근 갈등

접근-접근 갈등은 동등한 가치를 지닌 것 중에 하나를 선택하여야 한다. 예를 들어, 졸업 후 두 가지 괜찮은 직장에 합격하였으나 이 중 한 곳을 선택해 취업해야 할 때, 혹은 두 대학, 두 남자 친구나 여자 친구 중 선택해야 하는 경우이다. 이때 두 가지 목표 중 하나를 선택한다는 것은 스트레스를 줄 수 있다.

(2) 회피-회피 갈등

회피-회피 갈등은 더욱 분명한 스트레스원을 포함한다. 즉, 두 가지 이상의 부정적 결과 중에서 한 가지를 선택하여야 하는 경우이다. 싸움 직전에 싸워서 다치거나 아니면 도망가서 비겁함으로 창피를 당하거나 중의 선택이나, 이가 아플 때 병원에 가지 않고 계속 통증에 시달릴 것인가 아니면 병원에 가서 비용도 지불하고 치료의 고통을 당할 것인가 중에서 선택하여야 한다.

(3) 접근-회피 갈등

접근-회피 갈등은 긍정적 목표 달성이 부정적 결과도 함께 가져오는 상황에서 그러한 목표 달성을 선택하여야 할지에 관한 갈등이 스트레스를 일으킨다. 예를 들어, 시험 직전 기대하던 소개팅 기회를 얻은 학생이 다음 날 봐야 하는 중요한 시험이 걱정되는 경우, 직장에 합격은 하였으나 타 도시로 발령을 받아 결혼 일정을 미루어야 하는 경우 등이다. 이 경우 소개팅 시간이나 입사 날짜가 가까워지면 더욱 많은 스트레스를 받게 될 것이다.

(4) 이중 접근-회피 갈등

우리가 직면하는 갈등은 접근과 회피 갈등의 복잡한 조합이 될 수도 있다. 두 경우 중 한 가지를 선택해야 하는 상황에서 각각의 경우가 모두 긍정적 결과와 부정적 결과를 모두 포함하는 경우를 이중 접근-회피 갈등이라고 한다. 예를 들어, 두 직장에 모두 합격하였으나, 한 직장은 급여조건이 높으나 분위기가 매우 경직되고 일의 강도가 높은 곳과, 급여조건은 상대적으로 낮으나 분위기가 자유롭고 연수의 기회가 있는 곳 중에 선택을 하여야 하는 경우이다.

3) 압박감

어떠한 행동 기준에 꼭 맞추어야 하거나 변화에 빠르게 적응해야 할 때 압박감이라는 긴장을 경험하게 된다. 이때 우리는 내부적으로는 자존심을 유지해야 하므로 열심히 노력하여 생산적 결과를 얻게 될 수도 있고 너무 목표에 집착하여 부정적 결과를 얻을 수도 있다. 외부적으로는 다른 사람과의 경쟁, 상황의 급격한 변화, 가족이나 친구들로부터의 기대 등이 압력이 되어 중요한 스트레스원으로 작용하게 된다.

4) 주요 생활사건 및 일상의 문제

부정적인 생활사건은 분명한 스트레스원이 된다. 예를 들어, 가족의 죽음, 심각한 병에 걸린 것을 아는 것, 교통사고, 실직 등이다. 그러나 긍정적 생활 변화도 스트레스가 될 수 있다. 즉, 결혼, 아기의 출산, 승진, 집을 사서 이사하는 것 등은 긍정적인 사건이지만 새로운 생활 방식에 적응하기 위한 변화를 수반하기에 스트레스로 작용할 수 있다. 그러므로 생활의 변화를 가져오는 부정적 · 긍정적 사건은 모두 스트레스의 원인이 될 수 있다.

홈즈와 라헤(Holmes & Rahe, 1967)는 생활변화 단위(LCU : Life Change Unit)를 사용하여 생활사건에 대한 스트레스의 양을 측정하는 척도를 개발하였다. 각 사건이 개인 생활에 미치는 영향 정도를 고려하여 스트레스의 양을 나타내는 것으로,

결혼이라는 항목에 임의로 50이라는 값을 부여하고 각기 다른 주요한 삶의 변화를 이 점수와 비교해서 수치를 정했다. 이러한 생활변화 단위의 총 합이 스트레스의 정도를 나타낸다고 보았다.

〈표 6-1〉 Holmes와 Rahe의 사회재적응 평가척도

생활사건	평가척도	생활사건	평가척도
1. 배우자 사망	100	23. 자식들의 가출	29
2. 이혼	73	24. 법적 분쟁	29
3. 별거	65	25. 큰 성과 획득	28
4. 교도소 수감	63	26. 배우자의 취업/ 퇴직	26
5. 가까운 가족의 사망	63	27. 입학 또는 졸업	26
6. 큰 부상, 질병	53	28. 생활조건의 변화	25
7. 결혼	50	29. 개인습관의 변화	24
8. 직장에서 해고	47	30. 상사와의 다툼	23
9. 별거 중 재결합	45	31. 작업시간 조건의 변화	20
10. 정년 퇴직	45	32. 주거지의 변경	20
11. 가족 건강의 변화	44	33. 학교의 변동	20
12. 임신	40	34. 레크리에이션의 변화	19
13. 성적인 문제	39	35. 교회 활동의 변화	19
14. 새 가족이 생김	39	36. 사회 활동의 변화	18
15. 사업상 재적응	39	37. $10,000 이하의 저당	17
16. 재무 상태 변동	38	38. 수면습관의 변화	16
17. 친한 친구의 죽음	37	39. 가족 구성원 수의 변화	15
18. 직장을 옮김	36	40. 식생활의 변화	15
19. 배우자와의 불화	35	41. 휴가	13
20. $10,000 이상의 저당	31	42. 크리스마스	12
21. 저당권의 처리	30	43. 경범죄	11
22. 직책의 변화	29		

0~150점 : 스트레스 관련 질병의 가능성 없음
151~199점 : 경증의 생의 위기(35%에서 질병 발생 가능)
200~299점 : 중증도 생의 위기(50%에서 질병 발생 가능)
300점 이상 : 중증의 생의 위기(80%에서 질병 발생 가능)

출처 : 오세진 외(2005). 인간행동과 심리학. 학지사, p. 403 재인용.

한 해 동안 어떤 생활사건이 자신에게 일어났는지 살펴보고 그에 대한 평가척도 점수를 합산하여 스트레스 양을 측정한다. 홈즈와 라헤(Holmes & Rahe)는 이 척도의 점수로부터 스트레스와 관련된 질병들을 예측할 수 있다는 사실을 발견하였는데, 만일 어떤 사람이 한 해에 200점 이상의 생활 변화를 경험하게 되면 다음 해에 심각한 건강 문제를 가질 확률이 50%이고, 만일 누군가 어느 해에 300점 이상 변화의 점수를 얻었다면 다음 해에 심각한 건강 악화를 얻을 확률이 80%라고 하였다. 이것은 뒤에 설명될 일반 적응 증후군으로 다시 설명 가능하다.

홈즈와 라헤 척도의 또 다른 의미는 매우 긍정적인 사건도 스트레스가 될 수 있다는 것이다. 평정척도에서 몇 가지 생활사건은 긍정적인 것(결혼, 임신, 승진, 휴가 등)인데 긍정적인 사건들조차도 어느 정도의 재적응과 조정을 요구하게 된다. 예를 들어, 결혼은 일상생활에서 여러 가지 타협과 절충, 바쁜 일정 등 예상치 못한 많은 변화를 만들게 된다. 이렇듯 우리의 생활이 긍정적인 사건과 연관된다 해도 스트레스는 항상 발생할 수 있다. 주요 생활사건은 만성적인 어려움이나 곤란을 줄 수 있는데, 만성적인 어려움은 일상생활에서 계속적으로 적응해 나가야 하는 문제들이다.

홍강의와 정도언(1982)은 한국인의 스트레스 측정 척도를 개발하였다. 〈표 6-2〉를 보면 우리나라 사람들은 자식 사망, 배우자 사망, 형제 · 자매 사망 등 가족원의 사망이 가장 높은 스트레스 사건으로 나타났다.

〈표 6-2〉 한국인의 사회재적응 평가척도

삶의 변화	점 수	삶의 변화	점 수
자식 사망	74	사업의 일대 재정비	43
배우자 사망	73	작업 전환	43
부모 사망	66	정년 퇴직	41
이혼	63	해외 취업	39
형제자매 사망	60	유산	38
혼외 정사	59	임신	37

별거 후 재결합	54	입학 시험, 취직 실패	37
부부의 이혼, 재혼	53	자식의 분가	36
별거	51	새 가족의 등장	36
해고, 파면	50	가족 1명의 병	35
정든 친구 사망	50	성취	35
결혼	50	주택, 사업, 부동산 매입	35
징역	49	정치적 신념의 변화	35
결혼 약속	44	시댁, 처가 친척과의 알력	34
중병, 증상	44	학업의 시작 · 중단	34

출처 : 홍강의 · 정도언(1982). 사회재적응평가척도. 신경정신의학, 21(1), 130.

뿐만 아니라 우리들이 일상생활에서 마주치는 사소한 여러 사건들도 우리에게 적응을 요한다. 사람들이 자신의 안녕과 행복에 유해하거나 위협적인 것으로 지각하는 일상의 골칫거리는, 예를 들어 주위 사람들을 아랑곳하지 않는 흡연자, 교통체증, 전 · 월세 인상에 대한 불안, 자신의 미래에 대한 고민, 고독감, 기한 내 보고서의 제출, 연애 문제 등 폭넓은 일상의 경험을 포함한다. 일시적이고 사소한 경험이라도 개인에게 부정적으로 기억되고 불쾌감을 유발하는 사건이 되기에 스트레스원이 될 수 있고 대처하는 데 부담을 주며 주요 생활사건처럼 신체적인 질병과 관련이 있다.

5) 외상적 사건

다양한 스트레스 유발 요인 중 가장 분명한 스트레스 요인은 외상적 사건(traumatic events)이다. 외상적 사건은 인간의 일상적인 경험의 범위를 벗어난 극히 위험한 상황을 의미한다. 지진, 홍수, 태풍 등 자연재해, 성수대교와 삼풍백화점 붕괴, 세월호 침몰, 여객기 추락 등과 같은 대형 참사 및 강간, 살인미수, 납치, 폭행 등 신체적 공격 등의 상황이 예가 된다. 이러한 외상적 사건을 겪은 대부분의 사람들은 이후 다음과 같은 일련의 심리적 반응을 경험하게 된다.

- 충격 단계 : 희생자들은 몹시 놀라고 어리둥절해 하거나 무감각해지며 때로는 극도의 혼란으로 기절하거나 외상적 사건에 대한 기억상실증을 보이기도 한다.
- 피암시 단계 : 희생자들은 수동적이고 간단한 일마저도 할 수 없지만 이후 구조자들의 지휘와 행동방침에 순응하고 따르게 된다.
- 회복 단계 : 희생자들은 정서적인 균형을 되찾지만 불안은 지속되며 자신들의 경험을 반복해서 이야기한다. 생존자의 경우 다른 사람은 죽었는데 자신은 살았다는 이유로 비합리적인 죄책감을 느낄 수 있다.

학습정리

1. 스트레스에 대한 정의는 세 가지 관점으로 정리할 수 있다. ① 자극으로서의 스트레스 관점은 스트레스를 유기체에 영향을 주는 환경자극으로 보는 관점이며, ② 반응으로서의 스트레스 관점은 생물학적, 생리적, 감정적 또는 행동적 항상성 기능의 붕괴나 변경으로 정의될 수 있다. ③ 역동적 상호작용으로서의 스트레스 관점은 스트레스 환경과 개인의 복잡하고 역동적인 상호작용으로 보고 심리과정을 중요시한다.

2. 스트레스는 그 효과에 따라 긍정적 결과를 가져오는 순기능적인 스트레스인 유스트레스(eustress)와 부정적인 결과를 가져오는 역기능적 스트레스인 디스트레스(distress)로 유형을 나눌 수 있다.

3. 스트레스에 대처하기 위하여 스트레스를 일으키는 사건을 먼저 확인할 필요가 있다. 욕구좌절, 갈등, 압박감, 주요 생활사건 및 일상의 문제, 외상적 사건 등이 원인이 된다.

CHAPTER 07

스트레스 반응

학습목표

1. 스트레스에 대한 생리적 반응을 살펴본다.
2. 스트레스에 대한 심리적 반응을 살펴본다.
3. 스트레스와 질병에 대해 이해한다.

스트레스란 유기체의 반응양상으로, 자신의 균형을 파괴하고 자신의 능력만으로 대처할 수 없는 사건을 만났을 때 나타나는 반응이다. 스트레스 반응을 유발하는 이런 사건에는 여러 가지가 있으나 이들을 모두 통틀어 스트레스원(stressor)이라고 한다. 스트레스원은 유기체를 자극하여 적응행동을 하게 만드는 사건을 말한다.

스트레스에 대한 반응을 생리적 반응과 심리적 반응으로 나누어 알아본 후 스트레스로 인한 질병에 대해 살펴본다.

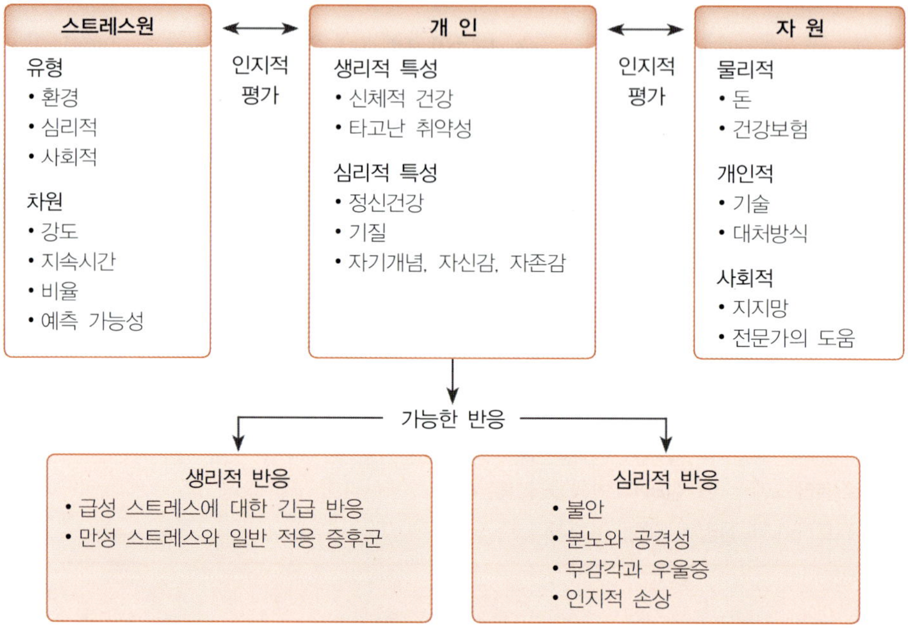

| 그림 7-1 | 스트레스 모형

출처 : Gerrig, R. G.(2015). 심리학과 삶(이종한 외 공역). 시그마프레스(원전은 2013년에 출판), p. 315.

1. 스트레스에 대한 생리적 반응

스트레스에 대한 생리적 반응은 다시 급성 스트레스와 만성 스트레스로 나누어 볼 수 있다. 급성 스트레스는 시작과 끝이 분명한 잠깐 동안의 각성 상태이고, 만성 스트레스는 오랫동안 지속되는 각성 상태를 말하며 필요한 자원이 가진 자원보다 더 크다고 지각될 때 발생한다. 이러한 상이한 스트레스에 우리 몸이 어떻게 반응하는지 살펴본다.

1) 급성 스트레스에 대한 긴급 반응

투쟁 혹은 도피 반응(fight-or-flight response)은 사람과 동물이 위험에 대해 반응하는 방식으로 유기체의 신경계 및 내분비계에서 일어나는 반응을 설명한다. 투쟁 혹은 도피 반응의 중심에는 정서반응에 관여하는 시상하부(hypothalamus)가 자리 잡고 있다. 시상하부는 스트레스 중추로서 이 시상하부는 긴급 상황에서 자율신경계를 통제하는 기능과 뇌하수체를 활성화시키는 기능을 수행한다.

자율신경계는 신체기관의 활동을 조절한다. 스트레스가 심한 상황에서는 호흡이 가빠지고 깊어지며 심장 박동률이 높아지고 혈관은 수축되어 혈압이 높아지게 된다. 또한 기도가 넓어져 더 많은 공기를 폐로 유입하며 얼굴에는 강한 정서적 표정이 나타나게 된다. 위장의 근육을 멈추게 하여 긴급 상황 대처에 불필요한 소화와 같은 신체 기능은 중단된다.

또한 자율신경계는 스트레스 상황에서 아드레날린을 가동시키며, 부신수질로 신호를 보내 에피네프린과 노르에피네프린이라는 두 가지 호르몬을 방출하게 한다. 방출된 두 가지 호르몬은 체내 여러 기관에 신호를 보내 각 기관의 특수 기능을 수행하도록 한다. 즉, 비장을 자극하여 보다 많은 적혈구를 만들고(상처가 났을 때 응혈을 하도록), 골수를 자극하여 더 많은 백혈구를 만들도록(감염과 싸우기 위해) 한다. 또한 간을 자극하여 보다 많은 당을 만들어 체내에 에너지를 축적하도록 한다.

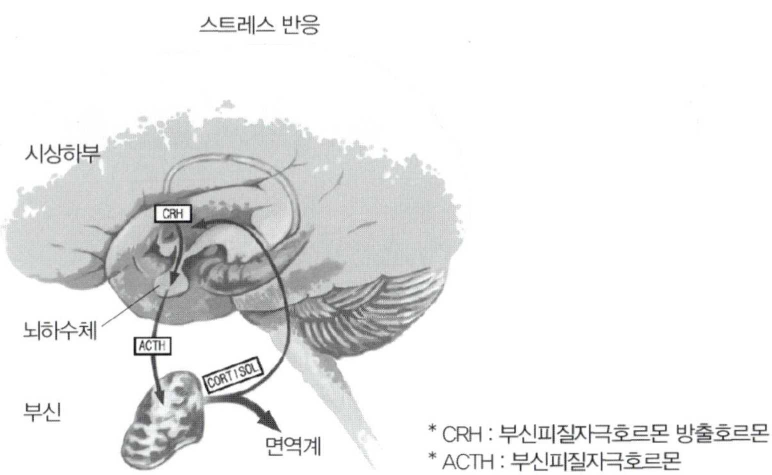

| 그림 7-2 | 급성 스트레스 반응

뇌하수체(pituitary gland)는 시상하부의 신호에 따라 스트레스 반응에 중요한 두 가지 호르몬을 내보내는데, 갑상선자극호르몬(TSH)은 갑상선을 자극하여 체내에 필요한 에너지를 증가시킨다. '스트레스 호르몬'인 부신피질자극호르몬(ACTH)은 부신피질을 자극하여 대사과정을 제어하는 호르몬을 내보내고 간에서는 포도당을 혈액으로 내보내게 한다. 부신피질자극호르몬은 신체 여러 기관에 신호를 보내 또 다른 많은 호르몬을 방출하도록 하여 각각의 호르몬이 우리 신체의 긴급 상태를 조절하게 한다.

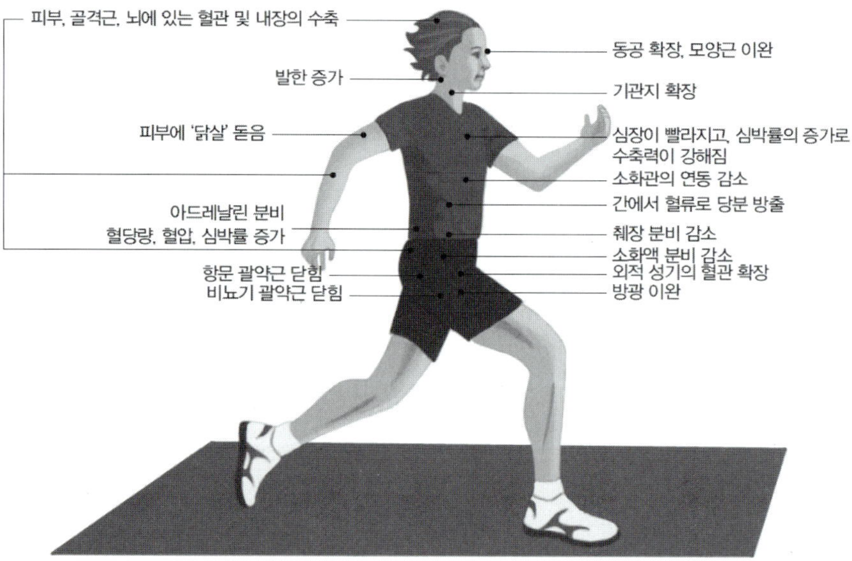

| 그림 7-3 | 스트레스에 대한 신체의 반응

출처 : Gerrig, R. G.(2015). 심리학과 삶(이종한 외 공역). 시그마프레스(원전은 2013년에 출판), p. 316.

그러나 이러한 투쟁 혹은 도피 반응은 오늘날 우리가 경험하는 일상의 스트레스원에 대한 생리적 반응으로는 비적응적인데, 이러한 급격한 생리적 변화는 크게 도움이 되지 않는 경우가 더 많고, 대부분의 현대인은 만성적인 스트레스를 경험하며 살아가기 때문이다.

2) 만성 스트레스와 일반 적응 증후군

심한 만성적 스트레스가 신체에 미치는 영향을 검토한 내분비선학자 셀리에(Hans Selye)는 1930년대부터 박테리아 감염, 독극물, 충격, 신체적 제약, 열기, 냉기 등에 대한 동물의 복합적 반응을 실험하였다. 셀리에는 스트레스원이 감염, 상해, 외상, 혹은 심리적 형태 등 여러 가지일지라도 동일한 방식으로 반응하게 된다고 주장하였다. 우리 신체는 위협을 피하기 위해 일반 적응 증후군(GAS : General Adaptation Syndrome)이라고 부르는 형태로 신체의 방어기제를 동원한다. 그리고 유기체는 신체의 항상성을 회복함으로써 원래의 상태로 되돌아가야 한다.

스트레스에 대한 반응인 일반 적응 증후군은 경고반응, 저항, 고갈이라고 하는 세 단계로 구성된다.

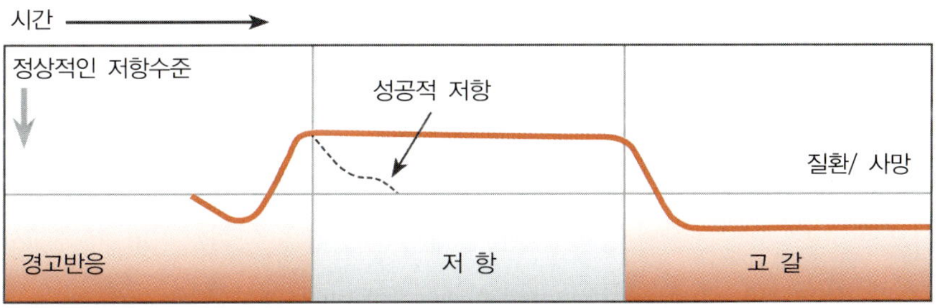

| 그림 7-4 | 일반 적응 증후군

출처 : Gerrig, R. G.(2015). 심리학과 삶(이종한 외 공역). 시그마프레스(원전은 2013년에 출판), p. 317.

(1) 경고반응

경고반응(alarm reaction)은 짧은 신체적 각성 상태로, 스트레스원이 신체에 들어왔을 때 주의를 주는 경고단계이다. 원시 인류가 주로 느끼던 신체적 위협과 현대인들이 느끼는 심리적 위협이 포함되어 이러한 위협감이 느껴지면 인간의 신체는 스트레스원에 적절히 대응하기 위해 에너지원을 생산하고 생화학적 변화를 일으킨다. 에너지를 소모하거나 비축하는 방식에 영향을 주는 교감신경계에 영향을 준다. 교감신경계의 활성화는 에피네프린과 노르에피네프린이라는 호르몬을 혈액에 내보내 온몸에 영향을 미치게 한다. 심장박동과 혈압을 증가시키고 땀이 증가하는 등 기초 대사량을 증가시켜 위협에 대비하도록 신체를 준비시킨다. 이러한 작용의 결과로 피곤함을 호소하고 입과 혀가 헐기도 하며 식욕부진, 소화불량, 발열 등의 증상을 일으키며 근육긴장, 위통, 두통 등 '통증'을 느끼도록 한다.

(2) 저항

저항(resistance)은 두 번째 단계이며 신체에서 경고 메시지를 여러 가지 형태로 주었음에도 불구하고 스트레스 상황이 지속적으로 이어질 때 나타나는 강렬한 반응이다. 신체의 자원(에너지)은 총동원되고 스트레스에 대한 저항은 최고조에 이른다. 경고반응과 유사해 보이나 부신피질 호르몬인 코르티솔을 다량 분비하여 신체의 저항능력을 높인다. 호르몬의 수치가 높아지면서 스트레스 상황에 대한 저항력이 증가하게 되고 경고반응 단계의 증후들이 사라지게 된다. 겉으로는 경고반응 단계의 증후들이 사라져 스트레스 상황이 종료된 것으로 보일 수 있으나, 만성적인 신경증 및 불안이 발생할 수 있다. 만일 또 다른 스트레스(심리 혹은 신체적)에 직면하게 되면 신체는 이 스트레스를 극복할 수 없게 될 것이다. 이런 식으로 스트레스는 질병 등에 대한 신체적인 저항을 약화시키고 계속해서 스트레스가 지속되면 결국 개인의 자원은 고갈되며 3단계로 넘어가게 된다.

(3) 고갈

고갈(exhaustion)은 경고반응 단계와 저항단계를 거쳤음에도 불구하고 반복적이고 지속적인 스트레스 상황에 노출될 때 나타난다. 마침내 개인이 보유하고 있는 자원은 완전히 소모되고 스트레스에 대한 저항은 더욱 약화된다. 저항단계에서 중요한 역할을 하던 내분비선의 호르몬 증가에도 불구하고 스트레스 요인을 제거 혹은 감소시키지 못했을 때 이들의 기능은 고갈된다. 경고반응 단계에서 나타났던 생리적·신체적 증후들이 다시 나타나는데, 신체가 저항능력의 한계에 달하면 경고반응 단계에서의 증후보다 더 심각한 수준의 질병이 발생할 가능성이 높아진다. 예를 들어, 경고반응 단계에서 심장의 두근거림 정도의 증상은 고갈단계에서는 심장병이 될 수 있다. 같은 의미로 위궤양, 십이지장궤양, 만성 고혈압 등 신체기관의 기능부전이 생긴다. 또한 심리적 불편감은 심리적 불균형으로 인해 정신분열증과 같은 심각한 정신장애를 초래한다. 이 단계에서는 더 이상의 회복이 힘들기에 더 큰 질병이 생기게 되며 스트레스원이 지속되면 죽음에 이를 수도 있다.

2. 스트레스에 대한 심리적 반응

1) 불 안

스트레스에 대한 가장 흔한 반응인 불안은 불쾌한 정서로, 근심, 염려, 긴장, 두려움과 같은 용어이다. 불안은 신체적 위협에 대한 즉각적인 반응이라기보다는 상징적이고 심리적인, 사회적인 상황에 대한 반응이다. 불안은 불확실성에 대한 반응이며 자기통합감이나 주체성이 위협을 받을 때 경험된다.

극심한 고통을 유발하는 사건(자연재해나 참사 등)을 경험한 사람들은 종종 외상 후 스트레스장애(posttraumatic disorder)라고 알려진 심각한 불안과 관련된 증상을 보이게 된다. 이전에 즐겁게 했던 활동에 거의 관심을 보이지 않고 타인을 피하면서 세상에 대해 무감각해지며 기억과 꿈속에서 외상 사건이 반복해서 보여지고 수면장애, 주의집중 곤란, 과잉경계 등을 경험하게 된다.

2) 분노와 공격성

스트레스에 대한 또 다른 공통적인 반응은 분노이다. 이것은 공격성을 유발하기도 한다. 특히 아동들은 좌절을 경험할 때 화를 내고 공격적인 행동을 나타낸다. 좌절-공격 가설에서는 목표에 도달하려는 개인의 노력이 차단될 때마다 좌절을 일으킨 그 대상 혹은 사람에게 상해를 입히려는 행동을 하게 된다고 한다. 성인들은 신체 공격보다는 언어를 통해서 자신의 공격성을 표출한다.

분노를 유발하는 스트레스 요인은 부당한 처벌을 받았거나 신뢰하던 사람에게 배신을 당하는 것 등의 외적 스트레스 자극들이다. 자신의 복지와 관련이 있어, 자신의 사적 영역을 침범당하거나 기대나 규범에서 어긋나고 자신의 목표 달성을 방해받은 정도가 높고 통제 가능한 행동을 상대가 고의적으로 범했다는 평가와 관련된다.

좌절에 대해 직접적인 공격을 가하는 것은 불가능하거나 현명하지 못할 수도 있고 때로는 좌절의 원인이 모호하거나 막연할 수 있다. 이때 사람들은 분노는 느끼나 공격 대상을 알지 못하기 때문에 이 같은 분노를 발산할 대상을 찾게 된다. 좌절의 원인을 제공한 대상에게 직접적 공격이 불가능한 상황에서는 공격성이 전위(displacement)될 수 있다. 예를 들어, 직장에서의 스트레스를 가족에게 분풀이할 수 있고 불공정한 학점을 받고서 교수에게 화가 난 학생이 자신의 친구에게 화풀이를 할 수 있다.

3) 무감각과 우울증

좌절에 대한 반응에 능동적인 공격 행동이 있다면 그 반대 반응인 철회와 무감각도 흔히 나타날 수 있다. 스트레스가 계속되고 이를 극복하는 데 실패하게 되면 무감각은 우울증으로 심화될 수 있다.

학습된 무기력(learned helplessness) 이론은 혐오적이고 통제할 수 없는 사건들에 대한 경험이 어떻게 무감각과 우울증을 유도할 수 있는지를 설명해 준다(오세진 외, 2005). 실험에서 차단벽에 의해 분리된 두 개의 칸막이 방이 있고 개는 마루의 금속판을 통해 자신의 발에 전달되는 약한 전기 충격을 피하기 위해서 반대편 칸막이 방으로 재빨리 뛰어가도록 학습하였다. 금속판에 전류가 통하기 전 몇 초 동안 불이 켜지게 되면 개는 불이 켜질 때 안전한 방으로 점프함으로써 전기 충격을 피할 수 있다. 그러나 개가 이전에 전기 충격을 피할 수도 없고 도망칠 수도 없는 방에서 생활을 한 경험을 가진다면, 새로운 상황에서 전기 충격을 피해 회피하는 학습을 하기 어려워져 반대편 칸막이 방으로 건너가기만 하면 되는 상황에서 그냥 앉아 전기 충격을 참게 된다. 즉, 사전 경험을 통하여 자신들이 전기 충격을 피하는 데 무기력하다는 사실을 학습하면 새로운 상황에서조차 새로운 시도를 하지 않고 포기하게 된다고 결론을 내렸다.

인간도 역시 통제할 수 없는 상황이라고 믿는 사건에 대한 반응으로 무감각, 무활동 등과 같은 특징을 보이는 학습된 무기력을 나타낸다. 극복하기 어려운 사건을 경험하였을 때 왜 모든 것을 쉽게 포기하는지 이해할 수 있다. 예를 들어, 남에게 상습적으로 구타를 당하는 사람은 나중에는 도망갈 수 있는 기회가 있음에도 쉽게 도망가려 시도하지 못한다. 여러 이유를 생각하며 자신의 상황에 관하여 아무것도 할 수 없다는 무기력감에 빠져들기 때문이다.

4) 인지적 손상

사람들은 스트레스에 대해 정서적 반응뿐 아니라 인지적 손상을 보이기도 한다. 주의를 집중하기 어려워 쉽게 주의가 산만해지고 자신들의 생각을 논리적으로 조직화하기 어렵다는 사실을 지각하게 된다. 따라서 복잡한 과제 수행 능력이 현저히 저하된다.

높은 수준의 정서적 각성은 정보처리를 방해하기에 스트레스로 인한 불안과 분노, 우울 등은 인지적 손상을 경험할 가능성을 높인다. 또한 주의 산만한 사고 특성으로 인해 인지적 손상이 발생될 수 있다. 따라서 가능한 행동들을 모두 살피지 못하고, 행위의 결과에 대해 미리 근심하며, 상황이 실패했을 때 지나치게 자책하게 된다. 예를 들어, 시험불안(test anxiety)이 있는 경우 시험을 치르는 과정에서 실패 가능성 등 여러 가지 부정적 생각을 함으로 인해 주의가 산만해져 문제의 의도 등을 무시하고 지나치게 된다. 더욱이 불안의 수준이 높을수록 학습했던 내용을 인출하는 데 더욱 어려움을 겪을 수 있다.

3. 스트레스와 질병

스트레스는 질병에 직접적 · 간접적 원인으로 작용한다. 위협적인 스트레스 경험은 생리 · 심리적 반응을 일으키고 이러한 반응들은 다양한 신체 · 정신적 질병의 원인이 된다. 예를 들어, 스트레스를 받으면 흡연, 음주 등의 욕구가 증가하여 흡연과 음주를 통해 스트레스를 해소하고자 한다. 그러나 신체에 부정적인 영향을 끼치게 되고 결국은 신체의 항상성을 무너뜨리게 된다. 또한 무기력, 불안, 분노, 우울 등의 정서상태가 지속되고 심각해지면 정신적인 질병이 된다.

1) 신체적 질병

스트레스가 만성이 되면 생체면역체계의 저항력을 감소시키고 신체 기능에 변화가 일어나 질병이 발생하고 치유력도 약화된다. 신체적 질병으로는 소화기계장애, 내분비계장애, 심혈관계장애, 통증장애, 피부질환 등이 나타난다.

(1) 소화기계장애

소화기 증상을 설명할 만한 질환이 없는 경우 스트레스가 원인 및 증상의 악화요인으로 작용했을 수 있다. 스트레스 상태에서 음식섭취는 위의 수축을 격렬하게 하고 위액 분비를 3배로 증가시켜 위산을 과다 분비하게 한다. 결국 위장 내벽에 손상이 생기고 위장장애가 발생할 수 있다.

(2) 내분비계장애

내분비계는 신체의 항상성을 유지하기 위해 필요한 호르몬을 분비, 생산하는 역할을 담당한다. 내분비계의 호르몬은 혈액으로 분비되어 신체의 여러 기관으로 전달되며 각 기관의 기능을 돕는다. 만성적 스트레스는 부신피질의 증대, 림프선의 확장, 갑상선의 위축, 뇌하수체의 질량 증가를 초래한다. 또한 스트레스는 성호르몬 분비를 방해하여 그 결과 성적 욕구나 기능과 관련한 문제를 일으킨다. 이 외에도 스트레스로 인한 내분비계장애에는 갑상선기능항진증, 당뇨병, 고혈압 등이 있다.

(3) 심혈관계장애

프리드만(Friedman)과 로젠만(Rosenman)은 경쟁적이며 성취 지향적이고 조급하며 쉽게 분노나 적개심을 느끼는 'A형' 성격이 심근경색과 관련이 있다고 하였다. A형 성격은 목표 지향적이어서 경쟁적, 적대적으로 목적을 성취하려 하며 공격적인 특징이 있다. 또 가능한 한 일을 빨리 끝내려는 조급증을 보이며 참을성이 없고 쉽게 화를 낸다. 목소리도 흥분하고 표정이나 자세가 과도하게 긴장되어 있으며 빨리 말하고 바쁘게 걸어 다니며 쉴 새 없이 무언가를 하고 있다. 따라서 지속적인 스트레스는 분노의 감정을 일으키고 분노가 조절되지 않으면 심장질환, 고혈압, 암, 화병 등의 의학적 문제를 야기하게 된다.

또한 스트레스는 관상동맥질환을 유발시킨다. 관상동맥질환은 심장으로 가는 동맥관이 좁아지고 막혀 산소가 원활히 공급되지 않는 질환이다. 가슴에 압박감이 느껴지고, 구토, 호흡곤란이 동반되며 심장마비로 사망할 수 있다.

(4) 통증장애

스트레스를 받으면 흔히 경험하는 것이 두통이다. 편두통, 긴장성 두통 등 1차성 두통과 뇌출혈, 뇌종양, 뇌졸중 등에 의한 2차성 두통이 있다. 일상생활에서 경험하는 두통의 90%는 1차성 두통으로 대부분 스트레스로 발생한다. 긴장성 두통은 스트레스로 인한 두통 중 가장 많이 나타나며 머리 주위와 목 뒤의 근육이 수축되는 증상을 보이고 성격이 조급한 사람들이 많이 호소한다고 한다. 또한 만성적인 스트레스는 근육을 긴장시켜 통증을 유발하는데, 등의 아래 부위에서 느껴지는 요통도 만성적인 스트레스의 결과이다.

(5) 피부질환

스트레스를 받으면 피부에 뾰루지나 트러블이 생기거나 여드름이 악화된다. 스트레스는 피부에 직접적인 영향을 준다.

또한 자연재해 스트레스는 혈중 스트레스 호르몬인 코르티솔의 분비를 증가시켜 알레르기 질환에 영향을 준다. 이 외에도 스트레스는 습진, 탈모 등 피부병에 영향을 미치게 된다.

2) 정신적 질병

스트레스로 인한 심리적 불안감, 정신적인 변화는 극단적으로는 자살 생각으로까지 이어질 수 있어 전문가의 도움을 받는 것이 필요할 수 있다. 심각한 스트레스는 정신적 질병을 가져올 수 있으며, 대표적인 질병으로는 범불안장애, 공황장애, 우울장애, 외상 후 스트레스장애 등이 있다. 이러한 정신적장애들은 본 서의 제4부에서 다루게 된다.

학습정리

1. 스트레스에 대한 생리적 반응은 급성 스트레스와 만성 스트레스로 나누어 볼 수 있다. 급성 스트레스는 시작과 끝이 분명한 잠깐 동안의 각성 상태이며, 만성 스트레스는 오랫동안 지속되는 각성 상태이다.

2. 스트레스에 대한 심리적 반응으로 불안, 분노와 공격성, 무감각과 우울, 인지적 손상 등이 포함된다.

3. 스트레스가 만성이 되면 생체면역체계의 저항력을 감소시키고 신체 기능에 변화가 일어나 소화기계장애, 내분비계장애, 심혈관계장애, 통증장애, 피부질환 등의 질병이 발생할 수 있다.

4. 심각한 스트레스는 정신적 질병을 가져올 수 있으며, 대표적인 질병으로는 범불안장애, 공황장애, 우울장애, 외상 후 스트레스장애 등이 있다.

CHAPTER 08

스트레스 대처

학습목표

1. 스트레스 대처의 개념과 스트레스 평가에 대해 살펴본다.
2. 스트레스 대처 유형에 대해 살펴본다.
3. 스트레스 대처 방식에서 나타나는 개인차에 대해 알아본다.

현대 산업사회는 우리의 삶을 급하고 자주 흥분하도록 만들어 놓았다. 사람들은 시간에 비해 턱없이 많은 일을 해야 하고, 미래를 걱정해야 하며, 가족을 위한 시간을 가질 여유도 없이 살아간다. 그렇지만 과연 스트레스가 없다고 삶이 더 나아지고 행복해질까? 그렇지만은 않다. 스트레스가 없는 삶에는 도전도 없기 때문이다. 우리는 극복해야 할 어려움도 없고, 정복할 분야도 없으며, 발휘할 능력을 향상시킬 이유도 없는 삶을 원하지는 않는다. 모든 유기체는 외적 환경으로부터, 개인의 욕구로부터 도전을 받으며 살아간다. 이러한 모든 문제를 성공적으로 해결해야만 살아남아 번창할 수 있다. 누구도 살아가면서 스트레스를 피할 수는 없다. 만성적 스트레스는 삶을 어렵게 만들고 극단적으로 죽음을 생각하게 하기도 한다. 따라서 스트레스를 효율적으로 관리하는 것이 필요하다. 먼저 인지적 평가가 스트레스에 미치는 영향으로 시작하여 스트레스 대처의 유형과 스트레스 대처 방식에서 나타나는 개인차를 살펴본다.

1. 스트레스 대처의 개념

대처(coping)는 인간 적응에 관한 핵심적 개념이며, 인간이 내적 · 외적 조건을 다루는 과정을 일컫는다. 또한 스트레스에 직면한 순간 스트레스원으로부터 받는 피해를 최소화하기 위해 개인이 행하는 노력이다. 대처는 행동반응이나 정서반응을 포함한다.

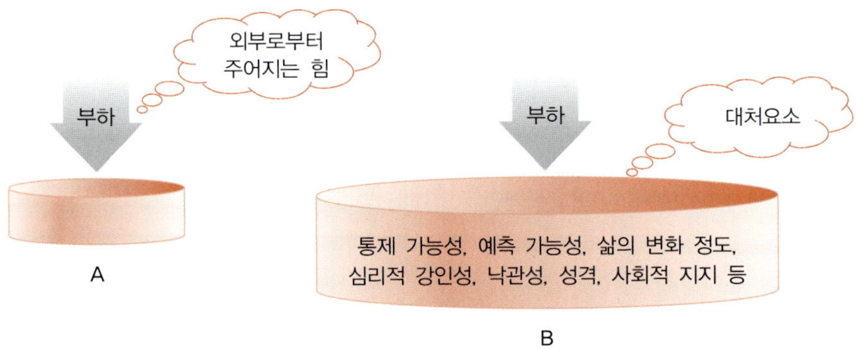

| 그림 8-1 | 스트레스와 대처

| 그림 8-1 | 을 보면 스트레스란 외부로부터 주어지는 부하, 즉 힘을 뜻하는데, 그림 A보다 그림 B의 경우 스트레스를 받치는 면적이 더 크기에 상대적으로 A보다 스트레스라는 힘을 잘 감당할 수 있다. 따라서 스트레스를 잘 관리하기 위해서는 스트레스라는 외부의 힘을 견딜 수 있는 어떠한 대처요소를 가지는가, 어떠한 대처방법을 사용하는가가 중요하다.

2. 스트레스에 대한 평가

스트레스 상황 또는 조건에 대처하기 위해서는 그러한 상황이 어떻게 스트레스를 야기하는지 파악해야 한다. 스트레스에 대한 인지적 평가는 스트레스원에 대한 해석 및 가치 부여를 하는 것이다. 인지적 평가는 그러한 스트레스 상황에서 내가 먼저 해야 할 일은 무엇이고 위협은 어느 정도인지, 과제 수행에 필요한 자원을 가지고 있는지 등을 파악하는 데 중요하다. 많은 스트레스원은 생활 장면, 스트레스를 다루는 데 필요한 것, 필요한 것을 다루는 능력, 그 능력에 대한 나의 평가 등에 따라 다양하게 인식될 수 있다. 예를 들어, 외부 사건에 대해 일차적으로는 "어떤 일이 벌어지고 있는가?", "이 일이 나에게 좋은 일인가, 스트레스를 주는 일인가, 아니면 나와는 무관한 일인가?"를 질문한다. 만일 여기서 스트레스를 주는 일이라고 판단이 되면 나에게 해로운 일이 일어날 것인지, 대응행동을 해야 할지를 결정한다(이종한 외, 2013).

3. 스트레스 대처 유형

주된 스트레스 대처 전략은 두 가지로 구분된다. 하나는 문제에 직접 맞서는 문제중심 대처 방식이고 다른 하나는 스트레스에 관련된 불편함을 줄이는 정서중심 대처 방식이다.

〈표 8-1〉 대처 방식의 분류

대처 전략의 유형	보 기
문제중심 대처	
직접적인 행동 또는 문제해결 활동을 통해 스트레스와 자신과의 관계를 변화시킴	• 투쟁(위협을 파괴, 제거, 또는 약화시킴) • 도피(위협으로부터 멀어짐) • 투쟁 또는 도피를 모색(타협, 흥정, 협상) • 장래 스트레스 예방(자신의 저항력 강화 또는 예상되는 스트레스 강도 약화)
정서중심 대처	
스트레스원은 변화시키지 않고 자신의 느낌을 좋게 하는 활동을 통해 자신을 변화시킴	• 신체중심 활동(약물 사용, 명상, 이완, 운동 등) • 인지중심 활동(계획적 주의분산, 환상, 자신에 대한 생각 바꾸기) • 추가적 불안을 야기할 의식적 또는 무의식적 과정을 조절하기 위한 치료

출처 : Gerrig, R. G.(2015). 심리학과 삶(이종한 외 공역). 시그마프레스(원전은 2013년에 출판), p. 322.

1) 문제중심 대처 방식

문제중심 대처 방식은 스트레스를 유발하는 문제 자체를 경감시키거나 제거하는 노력을 하는 것이다. 이때 스트레스원을 극복하기 위해서 다른 행위를 중지하고 문제해결에 집중한다.

(1) 체계적 문제해결

적극적 대처와 계획을 사용하는 사람은 자존감의 수준이 높고 불안이 낮으며, 체계적인 문제해결능력을 가지고 있을수록 스트레스를 적게 겪는다. 따라서 체계적인 문제해결을 위해서는,

첫째, 자신이 가지고 있는 문제를 명확히 한다(예를 들어, 공부시간이 적다. 공부방법을 모른다 등).

둘째, 대안적 행동 과정을 창출한다. 즉, 많은 해결책을 가지고 있는 사람은 효과적으로 스트레스에 대처할 수 있다(예를 들어, '나는 영어 어휘가 부족하다' → 단어를 외우는 방법이 여러 가지인 경우 나열해 보고 방법이 없다면 찾아본다).

셋째, 대안들을 평가하고 그중 선택한다. 각 대안별로 부담스러운 점과 이익이 되는 점, 편리한 점과 불편한 점 등을 평가하여 자신에게 가장 효과적인 대안을 선택한다.

넷째, 융통성을 가지고 실행한다. 계획을 세워서 문제를 해결하되, 방법이 효과적이지 않다는 사실이 확인되면 빨리 전환한다.

(2) 효과적인 시간관리

시간을 낭비하는 사람들의 특징으로는, 예를 들어 공부하기 전에 놀기부터 하는 등 우선순위를 설정하지 못하거나 그것을 지키지 못한다. 그리고 남의 부탁을 쉽게 거절하지 못한다. 다른 사람에게 쉽게 일을 넘기지 못하고, 모든 일에 끼어들지만 생산적인 일은 못한다. 뭐든 모아놓고 버리지를 못해 온갖 것들을 모아놓고 어떻게 처리할지 모른다. 따라서 효과적인 시간관리를 하기 위해서는

다음과 같은 사항을 참고하면 도움이 될 것이다.

- 자신의 시간 사용 내역을 추적(monitor)하여 아침부터 자기 전까지 자신이 하는 모든 내역을 점검하면 내가 얼마나 시간을 낭비하고 생산적으로 쓰고 있는지 알 수 있게 된다.
- 목표를 명료화하여 목표들을 찾아내고, 우선순위에 따라 목표들을 배열한다.
- 일정표를 사용해 활동을 계획한다.
- 단기 활동 목록을 작성하고 매일 실천 목록을 통해 확인한다.
- 중요한 활동은 가장 활동적이고 생산적인 시간대에 배치한다.
- 자신의 가장 중요한 시간을 외부의 간섭이나 방해로부터 보호한다.
- 하루에 일정한 시간은 다른 사람, 혹은 핸드폰, 혹은 TV에게 침범당하지 않고 자신만의 시간을 가진다.
- 효율성을 증가시키기 위해 가능한 한 즉시 처리하되 한 번에 한 과제씩 처리하며 비슷한 일은 함께 처리한다.

2) 정서중심 대처 방식

정서중심 대처 방식은 스트레스로 인한 부정적 정서 상태를 통제하려는 노력이다.

(1) 억압된 정서의 발산

부정적인 감정 상태를 억압하지 말고 때로는 발산하는 것이 정신건강에 좋다. 분노감정을 억압할 때는 혈압이 증가하게 된다. 이때 억압된 감정이나 생각을 언어화하면 스트레스 관련 정서를 진정시키는 데 도움이 된다. 예를 들어, 스트레스를 주는 사람에게 적나라한 편지를 쓰고 실제로 편지를 보내지는 않는다. 이렇게 편지를 쓰는 과정에서 감정이 정화될 수 있다. 또한 문제와 감정을 털어놓는 사람이 더 좋은 건강상태를 영위한다고 한다. 예를 들어, 믿을 만한 사람에게 불쾌한 마음을 털어놓거나 울면 우울증에 덜 걸리고 스트레스를 적게 받을 수 있다.

(2) 주의 돌리기

주의를 다른 데로 돌려 스트레스로 인한 불안, 공포, 분노 등의 감정을 없애기 위해 다른 일에 집중하는 것으로, 운동을 하거나 청소를 하는 것이다. 이러한 행동은 타인을 비난하거나 혹은 부정적 자기 말에 빠져드는 것보다 훨씬 생산적 가치가 있고 임시 전략으로서의 가치를 가지나, 단점으로는 문제에 직면해서 해결 방법을 찾는 문제중심적 대처보다는 비적응적이다.

(3) 긍정적인 재해석

긍정적인 재해석은 이미 발생한 스트레스 상황에 대한 행동이나 생각을 긍정적인 방향으로 바꾸는 것이다. 예를 들어, 무엇을 쏟았을 경우 '어차피 청소해야 했어'라고 생각하거나, 접촉사고가 났을 경우 '이 사고가 아니었으면 더 큰 일이 있었을 거야. 이만하길 다행이야'라고 생각하는 경우이다.

(4) 사회적 지지 추구

사회적 지지 세력을 확보하여 주변 사람들로부터 이해받고, 수용과 지지를 얻고자 하는 것이다. '아주 많이 괴로웠겠다', '얼마나 슬펐는지 이해해' 등 주변 사람들이 표현해 주기를 원하고, 이때 다른 사람과 불행을 함께 나누면 반감이 되는 느낌을 얻을 수 있고 사기가 진작될 수 있다.

(5) 명상 및 이완, 신체적 운동

명상은 조용히 마음을 놓고 있는 것인데 주의를 집중하기 위해 의식적 시도를 하는 심적 훈련을 총칭하는 말이다. 예를 들어, 벽에 점 하나를 찍어놓고 조용한 상태에서 점만 5분, 10분, 15분 동안 쳐다본다. 이러한 명상은 주의집중력을 높이고 유익한 생리적 상태를 유발하여 기분을 향상시키며, 피로와 불안을 감소시킬 수 있다.

이완은 이완 절차를 이용하여 몸을 편안하게 만드는 것이다. 예를 들어, 사우

나, 근육긴장 이완 테크닉 등이 있는데, 체계적 이완 훈련이 정서적 동요를 누그러뜨리고 문제가 될 만한 심리적 자극을 감소시키며 면역능력을 향상시킬 수도 있다.

신체적 운동은 직접적으로 우울로 인한 무력감을 경감시킬 수 있고 지속적인 운동을 통해 불안을 감소시키고 자존감을 향상시키는 효과가 있다. 간접적으로는 신체적 건강을 증진하여 스트레스에 대한 내성의 증진할 수 있게 되고 운동을 통해 일상의 의욕을 가지고 인내심과 통제감을 기를 수 있어 정신적 건강도 높일 수 있다.

3) 혼합형 대처 방식

문제중심 대처와 정서중심 대처를 혼합하는 방법이다. 대체적으로 사람들은 스트레스 상황을 변화시킬 수 있다고 판단하면 문제중심 대처 방식을 사용하고, 스트레스 상황을 변화시킬 수 없다고 생각하면 정서중심 대처 방식을 사용하는 경향이 있다. 그러나 어떠한 스트레스 상황에서든 문제중심 대처나, 정서중심 대처 방법만 사용하지는 않고 두 가지 방법을 혼용하여 사용하게 된다. 스트레스 상황에서 해결해야 할 문제가 무엇인지 정확하게 파악하는 과정에서 자신의 책임을 인정할 수도 있고, 또 이 과정에서 너무 지치고 힘들어 주변 사람들에게 지지를 구할 수도 있다. 그 결과 처음에는 해결하기 어려운 일처럼 느껴졌던 상황이 수월하게 해결될 수 있다. 예를 들어, 스트레스를 받는 상황이 자신의 성장에 어떤 도움을 주는지 찾으려고 노력하는 것으로, 만약 과중한 업무로 스트레스를 받는다면 이 업무들을 잘 해낸다면 다음 승진심사에 좋은 영향을 줄 것이라고 생각하는 것이다. 또한 스트레스를 일으키는 상황 자체를 바꾸기 위해 공격적으로 행동할 수도 있는데, 업무가 너무 많다고 생각되면 상사에게 직접 찾아가 업무분장을 확인하고 싶다고 요구하는 것이다.

〈표 8-2〉 스트레스 자가진단 체크리스트

각 문장을 자세히 읽고 오늘을 포함한 지난 한 주 동안 자신의 상태에 대해 예, 아니요로 답해주시기 바랍니다.

영 역	문 항	예	아니요
신체상의 징조	1. 숨이 막힌다.		
	2. 목이나 입이 마른다.		
	3. 불면증이 있다.		
	4. 편두통이 있다.		
	5. 눈이 쉽게 피로해진다.		
	6. 목이나 어깨가 자주 결린다.		
	7. 가슴이 답답해 토할 기분이다.		
	8. 식욕이 떨어진다.		
	9. 변비나 설사가 있다.		
	10. 신체가 나른하고 쉽게 피로를 느낀다.		
행동상의 징조	1. 반론이나 불평, 말대답이 많아진다.		
	2. 일의 실수가 많아진다.		
	3. 주량이 증가한다.		
	4. 필요 이상으로 일에 몰두한다.		
	5. 말수가 적어지고 생각에 깊이 잠긴다.		
	6. 말수가 많고 말도 되지 않는 주장을 펼칠 때가 많다.		
	7. 사소한 일에도 화를 잘 낸다.		
	8. 화장이나 복장에 관심이 많아진다.		
	9. 사무실(학교)에서 개인적인 전화를 하거나 화장실에 가는 횟수가 증가한다.		
	10. 결근, 지각, 조퇴가 증가한다.		

심리 · 감정상의 징조	1. 언제나 초조해하는 편이다.		
	2. 쉽게 흥분하거나 화를 잘 낸다.		
	3. 집중력이 저하되고 인내력이 없어진다.		
	4. 건망증이 심하다.		
	5. 우울하고 쉽게 침울해진다.		
	6. 뭔가를 하는 것이 귀찮다.		
	7. 매사에 의심이 많고 망설이는 편이다.		
	8. 하는 일에 자신이 없고 쉽게 포기하곤 한다.		
	9. 성급한 판단을 내리는 경우가 많다.		
	10. 무언가 하지 않으면 진정할 수가 없다.		

* 각 영역별로 항목 중 4개 이상이 '예'에 해당된다면 스트레스 수준이 심각하므로 전문가의 상담이 필요합니다.
* 각 영역별로 총 1~3개 정상범위, 4~6개 비교적 심각한 편, 7~10개 매우 심각

출처 : 임 혁 · 채인숙(2015). 정신건강의 이해. 공동체, pp. 87-88.

4. 스트레스 대처 방식에서 나타나는 개인차

모든 사람들이 똑같은 방법으로 스트레스를 경험하는 것은 아니며 똑같은 방법으로 스트레스에 반응하지도 않는다. 개인이 스트레스를 경험하고 반응하는 방법에는 커다란 차이가 있다. 이러한 개인차는 스트레스의 원인과 반응 사이의 관계성을 조절하게 된다.

1) 심리적 강인성

코바사(Kobasa, 1979)는 스트레스에 대해서 높은 저항성을 갖는 것으로 밝혀진 사람들에게 초점을 맞추어서 연구를 수행하였다. 연구 과정에서 과중한 스트레스를 받지만 질병에 걸리지 않는 사람들이 있음을 발견하고 이들에게 초점을 맞

추었다. 높은 수준의 스트레스와 그에 상응한 질병을 얻게 된 사람들과 스트레스 수준은 높았으나 병에 걸리지 않은 사람들을 비교하여 이들이 성격에서 어떠한 체계적인 차이를 가지는지 살펴보았는데, 그 결과 강력한 스트레스 내구성과 관련이 있는 소수의 성격 특질을 가려내어 '강인성(hardiness)'이라고 명명하였다. 이러한 강인성은 다음 세 가지 요소로 구성되었다.

(1) 몰입감

강인한 사람들은 보다 분명한 가치관을 가지려 하며 자신들의 삶의 의미에 대하여 확고한 신념을 가지는 경향이 있었다. 명확한 삶의 목표를 가지고 있었고, 중요하게 생각되는 것에는 몰입(commitment)하는 특징을 가졌다.

(2) 도전

도전은 삶에 대한 활기찬 접근 방식을 의미한다. 강인한 사람들은 새로운 목표를 추구하고 적극적으로 도전에 맞서려는 경향을 가졌다. 이들은 안정보다는 변화를 추구하며 과거에 집착하기보다는 변화를 선호하였다. 이와 달리 스트레스에 저항력이 낮은 사람들은 변화에 대해 수동적으로 대처하고 변화를 근심스러운 사건으로 인식하는 경향이 높았다.

(3) 통제감

통제의 소재(locus of control)는 사람들이 자신의 성공과 실패를 외적인 요인(운명, 운, 우연 등)에 의해 지배된다고 믿거나 그 반대로 내적인 요인(자신의 행위, 노력 등)에 의해 좌우된다고 믿는 그 정도에 따라 성격 차원을 설명하는 것이다. 내적 통제감을 가진 사람들은 자신의 성공과 실패에 책임을 져야 한다고 믿으나 대조적으로 외적 통제감을 믿는 사람들은 성공과 실패를 운이나 운명으로 돌려 책임질 수 없다고 생각한다. 코바사(Kobasa)는 질병에 대하여 높은 저항성을 갖는 사람들은 자신의 운명을 통제할 수 있다는 확신을 가지고 있으며 이와 달리 저항성이 낮은 사람들은 외적 통제감을 많이 가지며 더 많은 무력감을 보고한다고 하였다.

2) 모호성에 대한 감내

모호성에 대한 감내(endurance)는 막연한 가운데 일을 해나가는 능력을 말한다. 이러한 모호성에 대한 감내성에서도 사람들 간에 차이를 보인다. 예를 들어, 모호성에 대한 감내성이 높은 사람들은 그들이 해야 할 일을 대충 알고 있을 때에도 당황하지 않고 자신의 주변 상황이 분명하지 않다는 사실에 대해 크게 혼란스러워하지 않는다. 반면에 어떤 사람들은 모호성에 대한 감내성이 매우 낮아서 비구조화된 상황에 대해 불편을 느끼며 그들이 해야 할 일을 정확하게 알기를 원한다.

모호성에 대해서 높은 감내성을 가진 사람들은 스트레스로부터 고통을 받을 가능성이 더 적다. 즉, 역할이 불분명한 모호한 상황과, 기대와는 상반된 역할이 요구되는 역할갈등으로 인한 스트레스를 받을 가능성이 더 적고, 불분명하고 일관성이 없는 요구에 직면했을 때 긴장감을 덜 느끼게 된다. 따라서 모호성에 대한 감내성이 높은 사람들은 스트레스를 보다 효과적으로 극복할 가능성을 가진다.

3) 사회적 지지

스트레스 문제에 대해 누군가와 상의할 수 있고, 누군가로부터 조언과 위안을 받을 수 있는 사회적 지지는 스트레스의 부정적인 결과를 최소화시키는 완충재로 작용할 수 있다. 자신에게 중요한 사람들에게서 얻는 유용한 사회경제적 지지의 양과 질은 사람들이 스트레스로 인해 영향을 받는 정도를 조절하는 변인이 된다. 사회적 지지에는 애정과 관심의 표현을 통해 자신의 진정한 가치를 인정받는 정서적 지지와, 고민과 문제를 평가하고 이해하도록 피드백을 제공받는 평가적 지지, 문제를 다루는 방법에 관한 대처 전략을 함께 논의하고 충고를 얻는 정보적 지지, 물질적 도움을 얻는 도구적 지지 등이 포함되어 스트레스에 대한 내구성을 증가시킨다.

학습정리

1. 대처는 인간 적응에 관한 핵심적 개념으로 내적 · 외적 조건을 다루는 과정을 말하며, 스트레스에 직면한 순간 스트레스원으로부터 받는 피해를 최소화하기 위해 개인이 행하는 노력이다.

2. 스트레스에 대한 인지적 평가는 스트레스원에 대해 해석 및 가치를 부여하는 것이다.

3. 주된 스트레스 대처 전략에는 문제에 직접 맞서는 문제중심 대처 방식과 스트레스에 관련된 불편함을 줄이는 정서중심 대처 방식이 있다.

4. 개인이 스트레스를 경험하고 반응하는 방법에는 커다란 차이가 있다. 이러한 개인차를 만드는 요인에는 심리적 강인성(몰입감, 도전, 통제감), 모호성에 대한 감내, 사회적 지지 등이 있다.

PART 04

이상행동과 정신장애

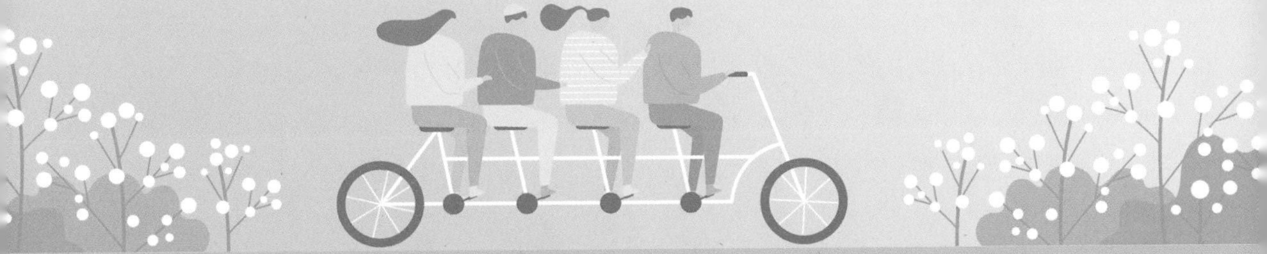

CHAPTER 09

이상행동의 개념

학습목표

1. 이상행동을 설명하는 이론적 관점을 살펴본다.
2. 정신장애 분류체계에 대해 살펴본다.
3. DSM-5의 주요 정신장애 유형을 살펴본다.

사람들은 일상에서 때때로 어떤 사람의 행동을 보고 "이상하네", "저렇게 할 수가 있을까?"라고 말한다. 이는 주로 우리가 예측 가능하거나 상식적인 것으로 생각하는 범위를 넘어서는 행동이나 태도를 볼 때 주로 하는 표현일 것이다. 보다 전문적으로 표현하자면 이를 정신질환, 정신장애, 심리장애, 신경증 등의 용어로 표현한다. 의미는 같은 맥락이다. 그렇다면 보통사람이나 또는 전문가가 말하는 '이상하다'는 말의 의미는 무엇일까? 이상과 정상을 구분하는 기준은 무엇인가? 사람들의 행동이 정상수준에서 벗어났다고 말하기 위해서는 보다 객관성과 타당성이 있어야 한다. 따라서 어떤 행동에 대해 이상행동이라고 말하는 데는 공유할 수 있는 합의가 이루어져야 한다. 본 장에서는 정신장애를 정의하는 준거와 분류에 대해 살펴보기로 하겠다.

1. 이상행동의 준거

이상행동이란 무엇인가? 무엇을 '정상성'이라고 정의해야 하는가에 대해서는 심리학자 간에도 이견이 있다. 어떤 사람의 행동이 정상을 벗어난 것이라고 말할 때 그 기준은 개인의 행복에 준한 판단, 사회적인 적응성 또는 전문적인 심리평가의 결과 등이 될 수 있다. 이러한 기준은 그 사회의 관습이나 가치관, 문화적인 특성에 따라 다양하게 나누어진다. 이와 같이 정상성을 정의하고 정신장애를 진단하는 준거는 다음과 같이 다섯 가지로 정리하여 설명할 수 있다(김현택, 2005; 윤가현, 2006).

1) 개인적 준거

개인의 행동이 이상범주인지 정상범주인지에 관한 판단은 개인의 주관적 느낌에 의해서도 이루어질 수 있다. 이 준거에 의하면, 개인이 주관적으로 우울하다고 호소하거나 심한 불안감이 있다고 도움을 청하는 경우, 또는 피해망상이나 자신이 죄인이라는 죄책감이 지나쳐서 고통을 호소하는 경우에 그 사람을 정상에서 벗어났다고 보는 입장이다. 예를 들면, 어떤 중학교 여학생의 경우, 다른 사람이 보기에 외모도 예쁘고 신체적으로 별문제가 없는데도 자신은 스스로 이상하다고 생각하고 심리검사에서 자신의 소망은 '전신성형'이라고 하였다. 이때 객관적으로도 신체상 문제가 발견되지 않았고 다른 사람들이 '넌 괜찮아'라고 인정의 말을 해주지만 본인은 자신의 준거에 비추어 판단한 것이다. 반면 누가 보아도 이상한 행동을 하는데 자신은 스스로 판단하여 전혀 이상하지 않다고 보는 경우도 있다.

개인적 준거의 특징은 개인의 호소와 주장을 중시하고 개인의 존엄성을 존중한다는 점이다. 단점은 심리적인 문제가 심각한 사람들의 경우 자신의 증상에 대해 명확한 통찰(insight)을 가지지 못할 수 있기 때문에 자신의 행동을 비정상적이라고 인식하기 어렵고 따라서 전문적인 도움을 거부할 수도 있다는 점이다.

2) 통계적 준거

통계적 준거란 동일한 상황에서 개인이 보이는 행동이나 정서가 대부분의 다른 사람들이 보이는 행동에 비해 얼마나 일탈되어 있는지를 기준으로 삼는 것이다. 통계적 준거를 사용하여 어떤 사람이 '불안하다'라고 말하기 위해서는 객관적이고 신뢰할 수 있는 도구를 통해 그 사람이 경험하는 불안을 측정해야 한다. 그 후 측정한 결과를 준거가 되는 평균과 비교하여 불안수준이 평균범위에 속하는지 아니면 극단적으로 높거나 낮은지를 판단해야 한다. 만약 측정결과가 상위 5% 안에 해당된다면 불안수준이 매우 낮은 사람으로 분류할 수 있을 것이다.

통계적 준거의 장점은 이상행동을 객관적이고 동일한 척도상에서 비교할 수 있다는 것이다. 심리학적인 변인에 대해 실험을 통한 연구를 할 때 그 대상이 되는 피험자는 주로 통계적인 준거에 의해 선발된다. 왜냐하면 통계적 준거를 통해 연구자 간의 의사소통이 분명하게 이루어질 수 있고 연구의 반복이 용이하며 문화적인 변인이나 환경적인 변인이 미치는 영향을 줄일 수 있기 때문이다. 통계적 준거는 실제로 정신장애 여부를 판단하는 데 가장 많이 반영되는 준거이기도 하다.

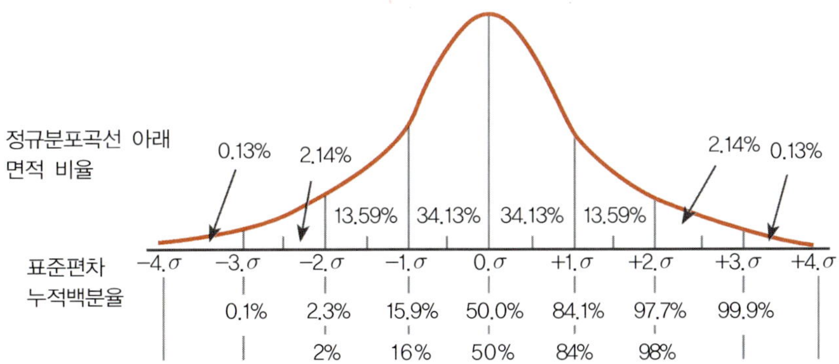

| 그림 9-1 | 정상분포곡선

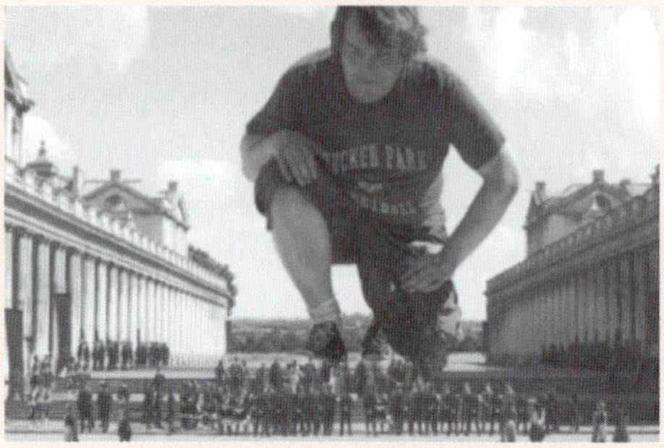
영화 걸리버여행기의 한 장면

걸리버는 이상한 사람인가?

걸리버는 자신의 나라에서는 정상인이나 소인국에서는 거대한 사람으로 '이상한 사람'이다. 이는 자신의 나라에서는 대부분의 사람, 즉 전체의 약 70%에 해당하는(표준편차±1 범위) 모습이지만, 소인국에서는 이 정상성 범주에서 벗어나는 사람이다.

3) 사회문화적 준거

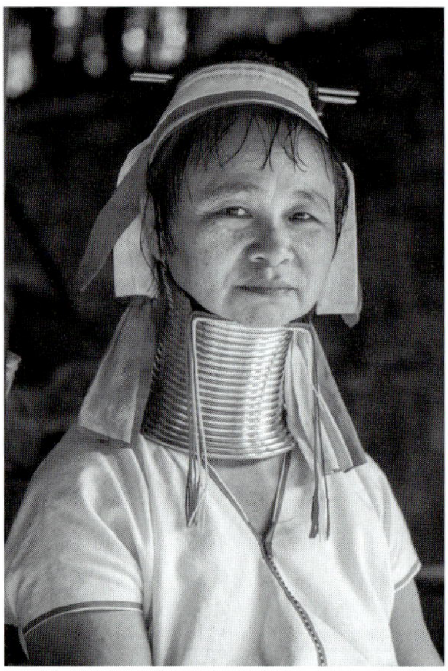
미얀마의 빠다웅족은 목이 길수록 미인으로 여긴다

사회문화적인 준거는 개인의 행동이나 정서 가 사회의 규범이나 문화적 관습으로부터 크게 벗어나서 사회적으로 용인될 수 없는 경우에 사용되는 준거이다. 이 준거는 개인이 얼마나 사회화되어 있고 문화적으로 적응성을 가지고 있는지를 강조한다. 같은 문화권에서 태어났지만 문화적인 혜택을 받을 기회가 현저히 적었다거나 스스로 사회문화적인 틀에 얽매여 살기를 거부하는 사람의 경우에 사회문화적인 준거에서 이상으로 간주될 수 있다. 이는 일종의 우리의 상식의 반영이라고 볼 수 있다. 이 준거의 단점은 사회문화적인 특성을 벗어던지고 독특하게 자신의 삶을 개척하거나 자신만의 가치관을 가지고 있지만 다른 사람에게 피해를 주지 않거나 오히려 도움을 주는 삶을 사는 사람들에게는 적용하기 어렵다는 것이다.

4) 행동의 적응성 준거

행동의 적응성 준거는 개인의 측면에서 볼 때 그 사람의 행동이 사회나 집단에 적응하는 데 어려움을 겪는지 아니면 그렇지 않은지를 고려한 준거이다. 개인의 행동이나 인지가 불편감이나 부정적인 정서를 유발해서 타인과 관계를 맺는 데 어려움을 주거나 스스로 고통을 받는다면 적응성이 떨어진다고 할 수 있다. 개인의 행동이 자신이나 사회에 적응적이지 못하거나 해로운 영향을 줄 때 이를 부적응(maladjustment) 상태라고 할 수 있다. 사회문화적인 준거에서 사회나 문화적인 관점에서 받아들일 수 없는 행동을 이상이라고 간주했다면 행동의 적응성 준거에서는 개인이 보이는 행동에 초점을 맞추고 있으며 이 행동이 개인의 행복을 유지하는 데 얼마나 도움이 되는가를 가지고 판단하게 된다.

5) 전문적 준거

전문적 준거는 사람의 행동을 심리학적 평가나 정신과적 진단방법에 의해 판단하는 것을 말한다. 예를 들면, 임상심리 전문가나 정신과의사가 각종 심리검사 도구를 사용하여 검사한 결과나 정신과적 면담을 토대로 개인의 정상성 여부를 판단하는 것을 말한다. 이 준거는 통계적 준거와도 관련이 있다. 전문가가 소견을 가지고 실시한 검사결과는 통계적 준거에 준하여 이상과 정상 여부를 판단하게 된다.

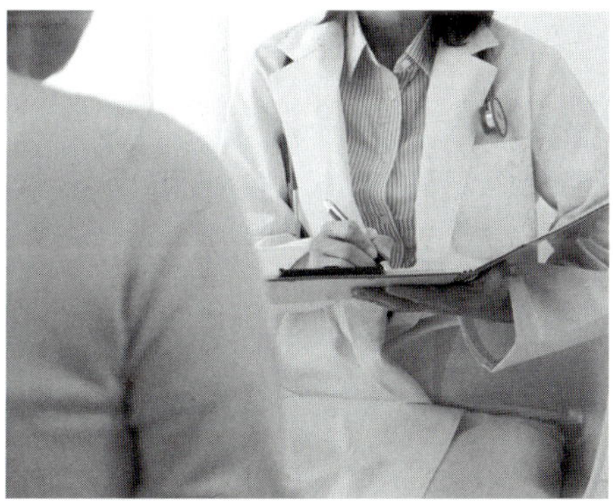

이상행동에 대한 정확한 진단을 내리기 위해서는 전문가의 깊이 있고 신뢰할 수 있는 교육과 훈련이 요구된다

이와 같이 이상행동은 어느 한 측면만 가지고 판단하기는 어렵다. 따라서 한 개인에 대해 어떤 이유와 목적으로 판단을 내려야 하는지가 분명해야 하고 인간에 대한 존중감과 인간의 행복추구권에 대한 배려가 수반되어야 한다(윤가현 외, 2006).

2. 정신장애의 설명모델

인간의 행동을 설명하는 이론은 정신장애의 의미를 이해하는 틀을 제공해 준다. 어떤 틀을 가지고 이상행동을 이해했는가는 정신장애를 진단하고 때로는 정신장애에 대한 치료적 접근으로 이어지기까지 중요한 영향을 미친다. 여기서는 인간의 행동을 설명하는 다양한 이론 중에서 몇 가지 주요 관점에 근거하여 이상행동을 설명하고자 한다(김현택 외, 2005).

1) 정신분석적 접근

정신분석 이론에서는 정신장애를 무의식적인 내적 갈등의 상징적 표현으로 보고 있으며 그 갈등의 뿌리가 주로 유아기에 발생한다고 가정한다. 정신분석의 창시자인 프로이트(S. Freud)는 사람의 성격구조가 원초아, 자아, 초자아로 구성되어 있으며, 이 세 가지 구조 간의 복합적인 상호작용이 개인의 행동을 결정한다고 보았다. 어린 시절 쾌락과 규율 간의 갈등을 제대로 해결하지 못하면 성격구조 내에서 균형이 와해되면서 불안이 유발되고 이 과정에서 갈등과 해결되지 못한 문제들이 무의식 속에 묻히게 된다는 것이다. 성인이 된 후 이와 유사한 스트레스나 갈등에 부딪히게 되면 무의식에 잠재되어 있던 문제들이 다양한 방식으로 반복경험되면서 정신장애가 발생하는 것이다.

2) 행동주의적 접근

행동주의적 접근을 주장하는 사람들은 인간의 이상행동도 정상행동과 같이 조건화에 의해 학습된 것으로 본다. 정신분석적 모델에서처럼 무의식적 동기에 의해 이상행동이 나타나는 것이 아니라 행동이나 습관이 형성될 때 부적응적인 방향으로 강화를 받거나 부적응적인 자극과 연합된 경험을 했기 때문에 이상행동이 형성된 것으로 본다. 따라서 고전적 조건화의 원리에 따라 혐오자극과 연합된 무해한 자극이 불안을 일으킬 수 있고, 조작적 조건화 원리에 따라 이상행동이 강화를 통해 유지되며, 또한 관찰학습 원리에 따라 이상행동은 관찰을 통해 모방될 수 있다고 본다. 그리고 반복된 이상행동은 정신장애로 이어지게 된다.

3) 인지적 접근

인지적 접근에서는 인간의 이상행동은 인지적인 정보처리과정의 오류에 의해 발생된다고 본다. 같은 사건을 경험하더라도 그 사건을 어떻게 지각하고 해석하느냐 하는 것이 더 중요하다고 주장한다. 예를 들면, 인지적 접근의 대표자인 벡(A. Beck)의 우울증에 대한 설명에 따르면, 우울증은 개인이 사건의 부정적인 면에 대한 실망을 과장되게 인식하고 자기비판과 타인의 부정적인 평가를 과잉일반화하는 인지과정의 오류에 의해 발생한다고 설명하고 있다. 따라서 고통스러운 사건이나 경험에서 조금 비껴서서 자신의 문제를 객관적으로 바라보고 대안적인 해결책을 모색해 보며 과거의 경험과는 다른 긍정적인 경험을 통해 부정적인 사고의 틀을 조금씩 변화시키는 것이 정신건강에 도움이 된다고 본다.

4) 인본주의적 접근

인본주의적 접근에서는 인간의 자유의지, 존엄성 및 세계에 대한 주관적인 경험을 강조한다. 또한 모든 인간이 자아실현을 향한 능동적 힘을 가지고 있다고 가정하고 있다. 인간이 정상으로 살아가기 위해서는 인간의 자유의지가 올바로 발휘될 수 있고 스스로가 자신을 존중할 수 있으며, 자신이 이상으로 생각하고 있는 목표를 향해 나아갈 수 있어야 한다고 주장한다. 정신질환은 이러한 욕구들이 충족되지 못하고 자아실현이나 성장을 향한 경향성이 좌절되는 상황에 처했을 때 나타나는 것으로 설명한다.

인본주의의 대표적인 심리학자인 로저스(Rogers)의 이론에 의하면, 인간은 누구나 자아실현과 성장이라는 목표를 향해 끊임없이 변화하려는 의지가 있고 환경과의 상호작용을 통해 자기 자신을 확인하게 된다고 한다. 이러한 개인의 긍정적인 성장과 발전을 방해하는 것으로 환경적인 위협이 있는데, 이 과정에서 개인이 주관적으로 경험하는 세계 속에서 낯설거나 새로운 자극들이 이미 조직화되어 있는 개인의 자기구조 안으로 동화되지 못하거나 불협화음을 일으킬 때 갈등과 부적응 문제가 발생한다고 보았다.

5) 생리학적 접근

생리학적 접근은 의학적 모형(medical model) 또는 질병모형(disease model)으로 불리기도 한다. 이 접근에서는 개인의 생리학적 이상에 의해 이상행동이 나타난다고 본다. 즉, 뇌나 중추신경계 및 내분비계 등의 생물학적 요인에 변화가 생기거나 손상이 있어서 행동에 문제를 일으키는 것으로 가정한다. 이 모델은 이상행동을 병적인 것으로 보며 적응적인 행동과는 질적으로 다른 범주에 속한다고 가정한다. 그리고 이상행동을 개인이 보이는 증상에 따라 분류하고 이를 토대로 진단을 내린다. 예를 들면, 정신분열증이나 우울증의 경우에는 뇌의 신경전달물질의 과다 또는 과소 분비에 영향을 받으며, 주의력결핍-과잉행동장애는 뇌의 각성수준이 낮기 때문에 자극을 추구하는 행동이 나타나게 되고 이것이 주의집중을 어렵게 하거나 지나친 활동성을 유발한다고 본다. 인간의 이상행동과 정신질환을 심리적 원인보다 생물학적 원인으로 설명하며 사회문화적인 영향은 반영하지 않는다.

3. 정신장애의 분류(DSM-5)와 진단

1) 정신장애 분류체계

인간의 이상행동을 이해하고 치료하기 위해 이러한 형태를 여러 가지 범주로 분류하려는 시도가 있어왔다. 고대 그리스의 히포크라테스에서부터 우울증이나 히스테리와 같은 분류가 시작되었다. 19세기 크레펠린이 조발성 치매라는 이름으로 정신분열증을 분류하였으며, 그 이후 많은 학자들이 정신장애를 체계적으로 분류하기 위해 많은 노력을 해왔다.

20세기에 들어서 정신장애에 대한 공식적인 진단분류체계들이 등장하기 시작하였다. 그 대표적인 것이 미국정신의학회(APA : American Psychiatric Association)에서 채택한 정신질환 진단 및 통계편람(DSM : Diagnostic and Statistical Manual of Mental Disorder)과 세계보건기구(WHO)에서 채택한 국제질병분류체계(ICD : International Classification of Diseases)에 포함된 정신장애 진단분류방식이다. 현재 세계적으로 널리 통용되고 있는 정신장애 진단분류체계는 1993년 세계보건기구에서 발표한 ICD 10판(ICD-10)이고, 또 하나는 미국정신의학회에서 독자적으로 제작한 DSM으로, 2013년에 5판(DSM-5)이 발간되었다. 현재 DSM 진단분류체계가 대부분의 임상심리학 분야에서 대표적인 진단분류체계로 받아들여지고 있다.

2013년 DSM-5의 개정은 진단체계에 가장 큰 변화를 가져온 버전이며, 한국어판에서 두드러지는 가장 큰 변화는 지금까지 'disorder'를 '장애'로 번역하여 사용하던 것을 이는 정신능력에 결함이 있는 것으로 오해를 할 우려가 있어 '정신장애'의 사용을 최소한으로 하고자 '정신질환'이라는 용어를 사용하고 있다는 점이다(권준수 외, 2015). DSM-5의 질환 분류는 미국에서 사용하는 공식 부호화 체계인 세계보건기구의 국제질병분류(ICD)와 조화를 이루도록 하여 DSM 진단기준은 ICD 진단명과 번호에 따라 질환을 정의하고 있다. 이전의 DSM-IV와 ICD-10 진단은 반드시 일치하지는 않았으나 DSM-5는 ICD-11(2015)의 전체적인 구조와 일관되게 조직구성을 완성하였다.

또한 DSM-5는 임상적으로 더욱 유용하도록 발달 및 생애주기를 고려하여 조직되었다. 초년에 확연히 보이는 발달상의 과정(예 신경발달장애, 조현병 스펙트럼 및 기타 정신병적장애)을 반영하는 진단에서 시작되어, 뒤이어 사춘기와 청소년기에 보다 공통적으로 보이는 진단(예 양극성, 우울, 불안장애)이 나오고, 성인기와 그 이후의 삶에 관련된 진단(예 신경인지장애)으로 끝난다. 이러한 조직적 구조는 진단평가를 보조하는 방법으로 생애주기 정보를 총체적으로 사용할 수 있다. 또한 DSM-5 개정은 정신질환의 발현에 있어 남성과 여성 간 잠재적 차이에 대한 검토도 이루어졌다(예 월경전 불쾌감장애)(권준수 외, 2015).

2) 「정신질환 진단 및 통계편람(DSM-5)」에 따른 정신장애의 주요 유형

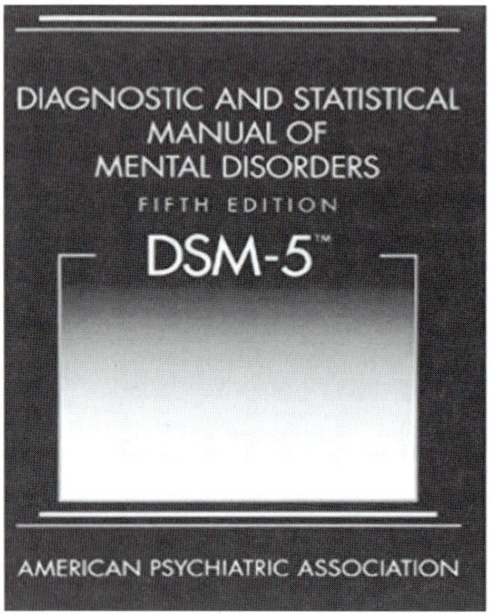

미국정신의학회의 정신질환 진단 및 통계편람 제5판(DSM-5)

※「정신질환 진단 및 통계편람」 출판 역사 : DSM-I(1952)→DSM-II(1968)→DSM-III(1980)→DSM-III-R(1987)→DSM-IV(1994)→DSM-5(2013)

DSM-5에서는 정신질환을 약 20개 범주로 분류하고 그 하위범주로 300여 개 이상의 장애를 포함하고 있다. 앞에서도 언급했듯이 발달단계를 고려하여 유아기나 초기 아동기에 흔히 진단되는 장애를 먼저 제시하고 뒷부분에 성인기에 진단되는 장애를 제시하고 있다. 여기에서는 가능한 한 DSM-5에서 제시하는 장애유형의 순서를 그대로 유지하면서 독자의 이해를 돕기 위해 생애주기별로 유아·아동기, 청소년기, 그리고 성인기로 범주화하여 각 발달기에 주로 발견되는 정신장애를 제시하였다. DSM-5의 20개 주요 정신질환은 다음과 같다.

〈표 9-1〉 DSM-5의 정신질환 분류

1. 신경발달장애(Neurodevelopmental Disorders) 뇌의 발달이나 지연, 뇌의 손상과 관련된 중추신경계와 관련된 정신장애를 말한다. 여기에는 지적장애, 의사소통장애, 자폐스펙트럼장애, 주의력결핍-과잉행동장애, 특정학습장애, 운동장애가 포함된다.
2. 조현병 스펙트럼 및 기타 정신병적장애(Schizophrenia Spectrum and Other Psychotic Disorders) 망상, 환각, 와해된 언어, 비정상적 정신운동 행동, 음성증상, 인지손상, 우울 및 조증 증상을 말한다. 여기에는 조현형(성격)장애, 망상장애, 단기 정신병적장애, 조현양상장애, 조현병, 양극형, 우울형, 망상동반, 환각동반, 다른 의학적 상태로 인한 긴장성장애가 포함된다.
3. 양극성 및 관련장애(Bipolar and Related Disorders) 기분의 변화가 심하여 고양된 기분상태와 침체된 상태가 주기적으로 나타나는 것이 특징이다. 양극성장애에는 조증을 주로 보이면서 가끔 주요 우울을 보이는 I형과 주요 우울을 주로 보이면서 가끔 경조증을 보이는 II형이 포함된다.
4. 우울장애(Depressive Disorders) 일상생활에 대한 의욕과 즐거움이 감소하고 주의집중력과 판단력이 저하되며, 체중과 수면양상의 변화, 무가치감과 죄책감, 그리고 죽음이나 자살 생각이 증가하는 것이 특징이다. 여기에는 파괴적 기분조절부전장애, 주요 우울장애, 재발성 삽화, 지속성 우울장애(기분저하증), 월경전 불쾌감장애, 다른 의학적 상태로 인한 우울장애가 포함된다.
5. 불안장애(Anxiety Disorders) 과도한 불안이나 걱정, 공포, 강박증상 등을 특징으로 한다. 여기에는 분리불안장애, 선택적 함구증, 특정공포증, 사회불안장애, 공황장애, 광장공포증, 범불안장애, 물질/ 약물치료로 유발된 불안장애, 다른 의학적 상태로 인한 불안장애가 포함된다.
6. 강박 및 관련장애(Obsessive-Compulsive and Related Disorders) 강박적인 집착과 반복적인 행동이 특징이다. 여기에는 강박장애, 신체이형장애, 수집광, 발모광(털뽑기장애), 피부뜯기장애, 물질/ 약물치료로 유발된 강박 및 관련장애, 다른 의학적장애로 인한 강박 및 관련장애가 포함된다.
7. 외상 및 스트레스 관련장애(Trauma and Stressor Related Disorders) 충격적인 외상사건이나 스트레스 사건을 경험한 후에 부적응적인 증상을 나타내는 것이 특징이다. 여기에는 반응성 애착장애, 탈억제성 사회적 유대감장애, 외상 후 스트레스장애(6세 이하 아동의 외상 후 스트레스장애 포함), 급성 스트레스장애, 적응장애가 포함된다.
8. 해리성장애(Dissociative Disorders) 의식, 기억, 정체감, 환경에 대한 지각 등의 기능이 통합되지 못하고 혼란을 보이는 것이 특징이다. 여기에는 해리성 정체성장애, 해리성 기억상실, 이인성/ 비현실감장애가 포함된다.

9. 신체증상 및 관련장애(Somatic Symptom and Related Disorders)

일반적인 의학적 상태나 물질, 다른 정신장애에 의해 충분히 설명될 수 없는 신체적 증상이 특징이다. 이러한 증상은 의도적인 것이 아니며 사회적·직업적 기능에 손상을 가져오거나 심각한 혼란을 가져온다. 여기에는 신체증상장애, 질병불안장애, 전환장애, 기타 의학적 상태에 영향을 주는 심리적 요인, 인위성장애가 포함된다.

10. 급식 및 섭식장애(Feeding and Eating Disorders)

부적응적인 섭식행동과 섭식 관련 행동으로 인해 개인의 건강과 심리사회적 기능을 현저하게 방해하는 것이 특징이다. 여기에는 이식증, 되새김장애, 회피적/ 제한적 음식섭취장애, 신경성 식욕부진증, 신경성 폭식증, 폭식장애가 포함된다.

11. 배설장애(Elimination Disorders)

아동기나 청소년기에 주로 진단되는 장애로서 대소변을 가릴 연령이 되었음에도 옷이나 적절하지 않은 장소에서 배설하는 것이 특징이다. 여기에는 유뇨증, 유분증이 포함된다.

12. 수면-각성장애(Sleep-Wake Disorders)

수면의 양이나 질의 문제로 인해 수면에 대한 불만과 불평을 나타내는 것이 특징이다. 여기에는 불면장애, 호흡 관련 수면장애, 사건수면이 포함된다.

13. 성기능부전(Sexual Dysfunctions)

원활한 성행위를 방해하는 다양한 기능장애를 나타낸다. 남성과 여성의 장애로 구분된다. 여기에는 사정지연, 발기장애, 여성극치감장애, 여성 성적 관심/ 흥분장애, 성기-골반통증/ 삽입장애, 남성성욕감퇴장애, 조기사정, 물질/ 약물 치료로 유발된 성기능부전이 포함된다.

14. 성별 불쾌감(Gender Dysphoria)

자신의 생물학적 성과 자신이 경험하고 표현하는 성행동 간의 괴리로 인하여 심한 고통과 사회적 곤란을 나타내는 것이 특징이다.

15. 파괴적, 충동조절 및 품행장애(Disruptive, Impulse-Control, and Conduct Disorders)

다른 사람의 권리를 침해하거나 사회규범을 위반하는 부적응적인 행위를 하는 것이 특징이다. 여기에는 적대적 반항장애, 간헐적 폭발장애, 품행장애, 반사회성 성격장애, 병적 방화, 병적 도벽이 포함된다.

16. 물질 관련 및 중독장애(Substance-Related and Addictive Disorders)

술, 담배, 약물 등과 같이 중독성 물질을 사용하거나 중독성 행위에 지나치게 몰두함으로써 발생하는 다양한 부적응적인 증상을 포함한다. 여기에는 물질 관련장애와 비물질 관련장애가 있는 데, 물질 관련장애에는 알코올 관련장애, 카페인 관련장애, 대마 관련장애, 환각제 관련장애, 흡입제 관련장애, 아편계 관련장애, 진정제, 수면제 또는 항불안제 관련장애, 자극제 관련장애, 담배 관련 장애가 포함되고, 비물질 관련장애에는 도박장애가 포함된다.

17. 신경인지장애(Neurocognitive Disorders)
뇌의 손상으로 인해 의식, 기억, 언어, 판단 등의 인지적 기능에 심각한 결손이 나타나는 것이 특징이다. 여기에는 섬망, 주요 신경인지장애, 경도 신경인지장애가 포함된다.

18. 성격장애(Personality Disorders)
다른 임상적 증후군과는 달리 어린 시절부터 점진적으로 형성된 사회적 기준에 적응적이지 못한 행동을 지속적으로 나타내는 것이 특징이다. 여기에는 A군 성격장애, B군 성격장애, C군 성격장애의 세 군집 분류에 따라 10개 하위유형, 즉 편집성, 조현성, 조현형, 반사회성, 경계선, 연기성, 자기애성, 회피성, 강박성, 의존성 성격장애가 포함된다.

19. 변태성욕장애(Paraphilic Disorders)
성행위 대상이나 성행위 방식에서 비정상성을 나타내는 것이 특징이다. 여기에는 관음장애, 노출장애, 마찰도착장애, 성적 피학장애, 성적 가학장애, 소아성애장애, 물품음란장애, 복장도착장애가 포함된다.

20. 기타 정신질환(Other Mental Disorders)
개인에게 심각한 고통과 함께 사회적·직업적 기능의 저하를 초래하는 문제이지만 이상의 정신장애 진단기준을 충족시키지 못하는 경우에 해당한다.

학습정리

1. 이상행동이란 정상적 행동에서 많이 벗어난 행동을 말하며 정신질환, 정신장애, 심리적장애, 행동장애, 적응이상 등으로 다양하게 표현된다.

2. 정신장애를 정의하는 관점은 개인적 준거, 통계적 준거, 사회문화적 준거, 행동의 적응성 준거, 전문적 준거 등 다양한 관점에서 설명할 수 있다.
   1) 개인적 준거 : 개인의 행동이 이상범주인지, 정상범주인지에 관한 판단은 개인의 주관적 느낌에 의해서도 이루어질 수 있다. 개인적 준거의 특징은 개인의 호소와 주장을 중시하고 개인의 존엄성을 존중할 수 있으나, 단점은 심리적 문제가 심각한 경우 자신의 증상에 대한 명확한 통찰을 가지지 못할 수 있기 때문에 전문적인 도움을 거부할 수도 있다.
   2) 통계적 준거 : 동일한 상황에서 개인이 보이는 행동이나 정서를 준거가 되는 평균과 비교하여 얼마나 일탈되어 있는지를 기준으로 판단한다. 통계적 준거의 장점은 이상행동을 객관적으로 동일한 척도상에서 비교할 수 있으며 실제로 이상행동에 관하여 가장 많이 반영되는 준거이다.
   3) 사회문화적 준거 : 개인의 행동이나 정서가 사회의 규범이나 문화적 관습으로부터 크게 벗어나서 사회적으로 용인될 수 없는 경우에 사용되는 준거이다. 이 준거는 개인이 얼마나 사회화되어 있고 문화적으로 적응성을 가지고 있는지를 강조한다. 일종의 우리의 상식의 반영이라고 볼 수 있다.
   4) 행동의 적응성 준거 : 개인의 측면에서 볼 때 그 사람의 행동이 사회나 집단에 적응하는 데 어려움을 겪는지 아니면 그렇지 않은지를 고려한 준거이다. 개인의 행동이 자신이나 사회에 적응적이지 못하거나 해로운 영향을 줄 때 이를 부적응상태라고 할 수 있다.
   5) 전문적 준거 : 이상행동을 심리학적 평가나 정신과적 진단방법에 의해 판단하는 것을 말한다. 이는 통계적 준거와도 관련이 있으며, 전문가가 소견을 가지고 실시한 검사결과는 통계적 준거에 준하여 이상과 정상 여부를 판단하게 된다.

3. 정신장애에 대한 공식적인 분류체계로서 대표적인 것은 미국정신의학회에서 채택한 '정신질환의 진단 및 통계편람(DSM : Diagnostic and Statistical Manual of Mental Disorder)'과 세계보건기구(WHO)에서 채택한 '국제질병분류체계(ICD : International Classification of Diseases)'가 있다. 현재 세계적으로 널리 통용되고 있는 정신장애 진단분류체계는 2015년 개정된 ICD 11판(ICD-11)과 2013년 개정된 DSM-5가 있다. 이 중 DSM-5는 대부분의 임상심리학 분야에서 대표적인 진단분류체계로 사용되고 있다.

CHAPTER 10

유아 · 아동기의 정신장애

학습목표

1. DSM-5의 분류체계에 따라 유아 · 아동기 정신장애의 종류를 살펴본다.
2. DSM-5의 분류체계에 따른 유아 · 아동기 정신장애의 진단적 특성에 대해 살펴본다.

DSM-5는 발달 및 생애주기를 바탕으로 조직되었다. 본 서에서는 임상에서 통일된 사용을 위해 미국정신의학회의 DSM-5(American Psychiatric Association, 2013)의 분류체계 및 기술순서와 한국판 DSM-5(권준수 외, 2015)의 용어를 고려하여 정신질환 유형을 기술하였다. DSM-IV에서는 유아 · 아동기, 청소년기에 흔히 처음으로 진단되는 장애를 기술하고 그 밖에 기타 장애를 나열하였다면(DSM-IV에서는 유아 · 아동기, 청소년기에 흔히 처음으로 진단되는 장애를 모아 한 장으로 기술하고 성인기 장애를 다른 장으로 나열하였다), DSM-5의 분류체계에서는 생애주기를 드러내지 않고 정신장애 유형을 나열하고 있다. 단, 내용상 발달단계를 고려하여 유아기나 초기 아동기에 흔히 진단되는 장애를 먼저 제시하고 뒷부분에 성인기에 진단되는 장애를 제시하고 있다.

본 서에서는 DSM-5의 의도를 충분히 고려하면서 DSM-5의 나열순서를 감안하여, 독자의 이해를 돕기 위해 생애주기별로 유아 · 아동기, 청소년기, 그리고 성인기 정신장애로 분류하여 각 제10장, 제11장, 제12장에 기술하였다. 본 장에서는 DSM-5의 정신장애 중 유아 · 아동기에 보다 공통적으로 나타나는 신경발달장애와 불안장애, 외상 및 스트레스 관련장애, 급식 및 섭식장애, 배설장애에 대해 설명한다.

1. 신경발달장애(Neurodevelopmental Disorders)

신경발달장애는 뇌의 발달이나 지연, 뇌의 손상과 관련된 중추신경계와 관련된 정신장애를 포함하고 있다. 발생원인은 심리사회적인 것보다 주로 뇌의 발달장애로 인해 생애 초기부터 나타나는 경향이 있다. 전형적으로 초기 발달단계인 학령전기에 발현되기 시작하며, 발달결함의 범위는 학습 혹은 집행 기능을 조절하는 것과 같은 매우 제한적인 손상부터 사회기술이나 지능처럼 전반적인 손상에 이르기까지 다양하며 동반질환이 흔하다. 여기에는 지적장애, 의사소통장애, 자폐스펙트럼장애, 주의력결핍-과잉행동장애, 특정학습장애, 운동장애가 포함된다.

1) 지적장애

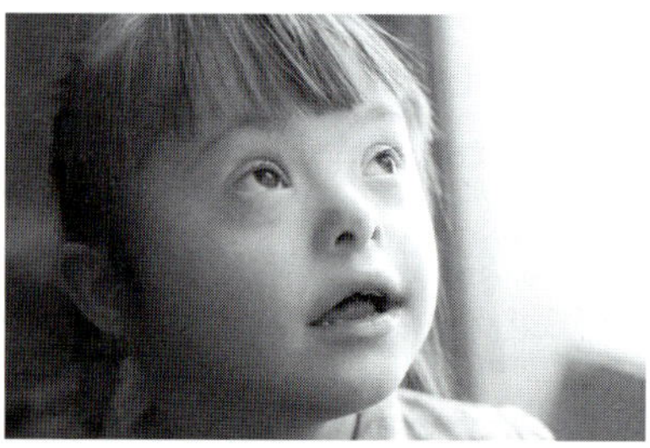

다운증후군 아동은 21번째 염색체 이상으로 인한 지적장애를 가지고 있다

지적장애(지적발달장애, Intellectual Disabilities)의 필수적인 특징은 연령, 성별, 사회문화적 배경이 일치하는 또래에 비해 전반적인 정신능력의 결함과 일상의 적응 기능에 손상을 보이는 것이며, 이러한 손상은 발달 시기 동안에 시작된다. 지적장애의 진단은 임상적 평가와 지적 기능 및 적응 기능에 대한 표준화된 검사를 기반으로 한다. 즉, 지적장애 개인의 지능지수는 15의 표준편차와 평균이 100인 검사에서 65~75점(70±5점) 이하 범위를 의미한다. 지적장애의 수준을 반영하는 정도는 경도(mild, 지능지수 50~55에서 약 70까지), 중등도(moderate, 지능지수 35~40에서 50~55까지), 고도(severe, 20~25에서 35~40까지), 최고도(profound, 지능지수 20 또는 25 이하)의 4등급으로 분류될 수 있다.

지적장애는 추론, 문제해결, 계획, 추상적 사고, 판단, 학업, 경험으로부터의 학습과 같은 전반적 정신기능에 결함이 나타나는 것이 특징이다. 의사소통, 사회적 참여, 학업적 또는 직업적 기능, 가정 또는 공동체에서의 개인적 자립과 같은 한 가지 이상의 일상생활 영역에서 독립성과 사회적 책임의 기준에 도달하는 것에 실패하게 된다.

〈표 10-1〉 DSM-5의 지적장애(지적발달장애) 진단기준

지적장애(지적발달장애)는 발달 시기에 시작되며, 개념, 사회, 실행 영역에서 지적 기능과 적응기능 모두에 결함이 있는 상태를 말한다. 다음의 3가지 진단기준을 충족해야 한다.

A. 임상적 평가와 개별적으로 실시된 표준화된 지능 검사로 확인된 지적 기능(추론, 문제해결, 계획, 추상적 사고, 판단, 학업, 경험 학습)의 결함이 있다.
B. 적응기능의 결함으로 인해 독립성과 사회적 책임 의식에 필요한 발달학적, 사회문화적 표준을 충족하지 못한다. 지속적인 지원 없이는 적응 결함으로 인해 다양한 환경(가정, 학교, 일터, 공동체)에서 한 가지 이상의 일상활동(의사소통, 사회적 참여, 독립적 생활) 기능에 제한을 받는다.
C. 지적 결함과 적응기능의 결함은 발달 시기 동안에 시작된다.

출처 : 권준수 외(2015). DSM-5. 학지사, p. 33.

그리고 기타 5세 이하의 아동에서 임상적 심각도 수준을 확실하게 평가할 수 없을 때 전반적 발달지연(Global Developmental Delay)으로 진단하며, 5세 이상의 경우 부수적인 감각 또는 신체적 손상(예 실명 또는 언어 습득 이전의 난청, 운동능력장애, 심각한 문제행동이 있거나 동반된 정신질환이 있는 경우)으로 인해 지적장애(지적발달장애)의 정도를 평가하는 것이 어렵거나 불가능한 경우에는 명시되지 않는 지적장애(지적발달장애)로 진단한다.

2) 의사소통장애

의사소통장애(Communication Disorder)는 의사소통수단(언어, 구어, 몸의 움직임 등)을 이용해 메시지를 서로 주고받는 과정에서 메시지에 담겨 있는 내용을 수용, 처리, 전달하는 능력에 현저한 결함을 가지고 있는 상태로서 말하기(speech), 언

어(language), 의사소통(communication)의 결함이 포함된다. '말하기'는 소리로 표현하는 것으로 이는 개인의 조음, 유창성, 목소리, 공명의 질을 말하며, '언어'는 형태, 기능 및 의사소통 규칙 중심의 관용적 방식으로 기호를 사용(즉, 구어, 수화, 문어, 그림)하는 것을 포함한다. '의사소통'에는 행동, 사고 또는 다른 사람의 태도에 영향을 미치는 언어적 또는 비언어적 행동들(의도적이든 의도적이지 않든)이 포함된다. DSM-5에서는 언어장애, 말소리장애, 아동기 발병 유창성장애(말더듬), 사회적(실용적) 의사소통장애 그리고 달리 명시된/ 명시되지 않은 의사소통장애로 분류된다.

3) 자폐스펙트럼장애

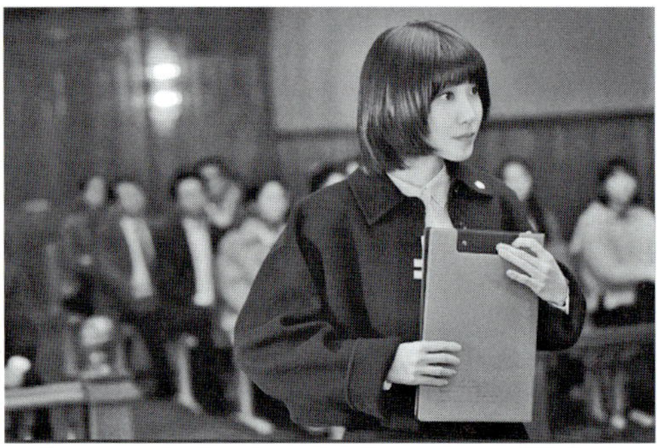

드라마 '이상한 변호사 우영우'의 우영우는 사회적 상호작용과 의사소통장애 그리고 상동행동을 나타내었다 사진출처 : 넷플릭스.

자폐스펙트럼장애(Autism Spectrum Disorder)의 특징은 상호 간의 사회적 의사소통과 사회적 상호작용의 지속적인 손상, 제한적이고 반복적인 양식의 행동, 관심분야 또는 활동이다.

자폐스펙트럼장애가 가지는 고도로 제한적이고 고정된 흥미는 그 강도나 초점이 비정상적으로 나타나는 경향이 있으며, 미각, 후각, 촉각 또는 음식의 외형에 대한 과도한 반응이나 의례적 행동 또는 과도한 편식이 흔하다.

많은 경우에 언어결함을 가지고 있으며, 그 범위는 말을 전혀 못하는 경우에서부터 언어지연, 말에 대한 이해력 부족, 반향언어, 또는 부자연스럽고 지나치게 문자 그대로인 언어에 이르고 있다. 형식적 언어기술(예 어휘, 문법)이 손상되지 않았다고 하더라도 상호적인 사회적 의사소통에서 사용하는 언어는 손상되어 있는 것이 특징적이다.

자폐스펙트럼장애의 많은 경우에서 지적 손상 혹은 언어 손상을 가지고 있다(예 대화에 느리게 반응, 언어 표현에 비해 뒤떨어지는 언어이해력), 평균 혹은 높은 지능을 가진 경우에도 고르지 못한 능력을 보이며, 지적 기능과 적응기능 기술 간의 차이는 큰 편이다. 기이한 걸음걸이, 서투름, 기타 비정상적 운동 징후(예 까치발로 걷기)를 포함하는 운동 결함도 자주 나타난다. 자해(예 머리 박기, 손목 물기)가 나타날 수 있고, 파괴적/ 저항적 행동은 지적장애와 같은 다른 장애에 비해 자폐스펙트럼장애의 아동, 청소년에서 좀 더 흔히 발견된다.

DSM-IV의 진단기준상 자폐성장애, 아스퍼거장애 또는 달리 분류되지 않는 광범위성 발달장애로 진단된 경우, DSM-5에서는 자폐스펙트럼장애의 진단이 내려져야 한다. 단, 사회적 의사소통에 뚜렷한 결함이 있으나 자폐스펙트럼장애의 다른 진단항목을 만족하지 않는 경우에는 사회적(실용적) 의사소통장애로 진단할 수 있다.

증상은 보통 생후 2년 내에 인식되나(생후 12~24개월), 발달지연이 심각하다면 생후 12개월 이전에 인식될 수도 있다. 최소 24개월가량의 정상적 발달 후에 드물게 나타나는 발달적 퇴행(과거 아동기 붕괴성장애로 기술)과는 구별된다. 자폐스펙트럼장애는 퇴행성 질환이 아니며, 삶을 살면서 계속 배우고 보완해야 하는 장애다. 자폐스펙트럼장애 유병률은 인구의 1% 정도이다.

〈표 10-2〉 **DSM-5의 자폐스펙트럼장애 진단기준**

A. 다양한 분야에 걸쳐 나타나는 사회적 의사소통 및 사회적 상호작용의 지속적인 결함으로 현재 또는 과거력상 다음과 같은 특징으로 나타난다.

1. 사회적-감정적 상호성의 결함(예 비정상적인 대화의 실패, 흥미나 감정 공유의 감소, 사회적 상호작용의 시작 및 반응의 실패)
2. 사회적 상호작용을 위한 비언어적인 의사소통 행동의 결함(예 언어적 · 비언어적 의사소통의 불완전한 통합, 비정상적인 눈 맞춤과 몸짓언어, 몸짓의 이해와 사용의 결함, 얼굴 표정과 비언어적 의사소통의 전반적 결핍)
3. 관계 발전, 유지 및 관계에 대한 이해의 결함(예 다양한 사회적 상황에 적합한 적응적 행동의 어려움, 상상놀이를 공유하거나 친구 사귀기가 어려움, 동료들에 대한 관심 결여)

B. 제한적이고 반복적인 행동이나 흥미, 활동이 현재 또는 과거력상 다음 항목들 가운데 적어도 2가지 이상 나타난다.

1. 상동증적이거나 반복적인 운동성 동작, 물건 사용 또는 말하기(예 단순 운동 상동증, 장난감 정렬하기, 또는 물체 튕기기, 반향어, 특이한 문구 사용)
2. 동일성에 대한 고집, 일상적인 것에 대한 융통성 없는 집착, 또는 의례적인 언어나 비언어적 행동 양상(예 변화에 대한 극심한 고통, 변화의 어려움, 완고한 사고방식, 의례적인 인사, 같은 길로만 다니기, 매일 같은 음식 먹기)
3. 강도나 초점에 있어서 비정상적으로 극도로 제한되고 고정된 흥미(예 특이한 물체에 대한 강한 애착 또는 집착, 과도하게 국한되거나 고집스러운 흥미)
4. 감각 정보에 대한 과잉 또는 과소 반응, 또는 환경의 감각 영역에 대한 특이한 관심(예 통증/ 온도에 대한 명백한 무관심, 특정 소리나 감촉에 대한 부정적 반응, 과도한 냄새 맡기 또는 물체 만지기, 빛이나 움직임에 대한 시각적 매료)

C. 증상은 반드시 초기 발달 시기부터 나타나야 한다(그러나 사회적 요구가 개인의 제한된 능력을 넘어서기 전까지는 증상이 완전히 나타나지 않을 수 있고, 나중에는 학습된 전략에 의해 증상이 감춰질 수 있다).
D. 이러한 증상은 사회적, 작업적 또는 다른 중요한 현재의 기능 영역에서 임상적으로 뚜렷한 손상을 초래한다.
E. 이러한 장애는 지적장애(지적발달장애) 또는 전반적 발달지연으로 더 잘 설명되지 않는다. 지적장애와 자폐스펙트럼장애는 자주 동반된다. 자폐스펙트럼장애와 지적장애를 함께 진단하기 위해서는 사회적 의사소통이 전반적인 발달수준에 기대되는 것보다 저하되어야 한다.

출처 : 권준수 외(2015). DSM-5. 학지사, p. 51.

2021년 발달장애인 실태조사

보건복지부는 '2021년 발달장애인 실태조사'를 통해 발달장애인의 일상생활, 건강상태, 경제활동, 사회참여 등에 대한 분석 결과를 발표하였다. 이 조사는 발달장애인(또는 보호자) 1,300명에 대한 방문 면접조사 방식으로 실시하였다. 그 결과, 등록 발달장애인(지적, 자폐성)은 25.2만 명('21. 6월)으로 2018년(23.4만 명)에 비해 약 1.8만 명 증가하는 등 지속 증가 추세를 보이고 있다. 이 중 지적장애인은 21.9만 명(87.2%), 자폐성장애인은 3.2만 명(12.8%)이다.

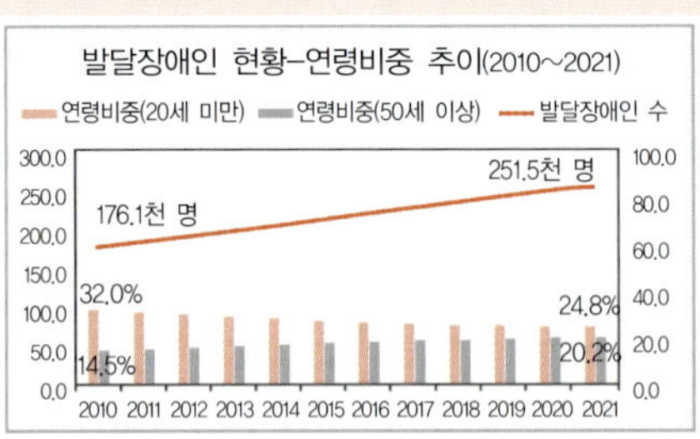

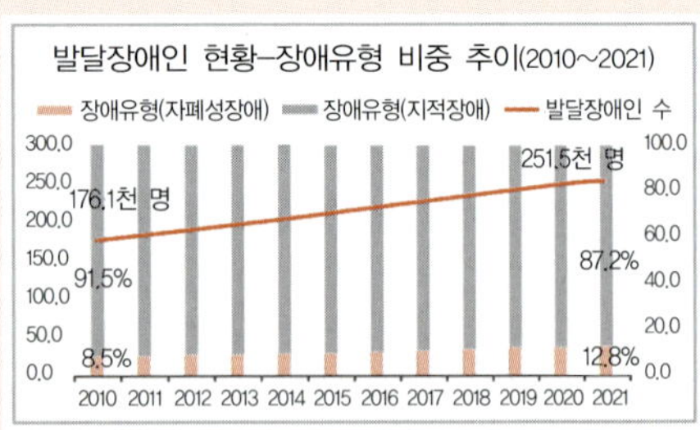

장애진단 및 조기 개입

발달장애인의 장애 발견 시기는 평균 7.3세로 자폐성장애는 3.1세, 지적장애는 7.9세로 나타났다. 발달장애인은 장애 발견(7.3세) 후 평균적으로 4.5년 후에 진단(11.8세)받으며, 그중 자폐성장애는 장애 발견 1.5년 후(4.6세), 지적장애는 장애 발견 4.9년 후(12.8세)에 진단받는 등, 10세 이전에 장애 진단을 받는 경우는 자폐성장애 93.7%, 지적장애 55.6%로 나타났다.

출처 : 보건복지부(2022). 2021년 발달장애인 실태조사 자료.

〈표 10-3〉 **성별 및 연령별 현황**

(단위 : %, 명)

구 분		지적장애		자폐성장애		발달장애	
		비율	명	비율	명	비율	명
전 체		87.2	219,393	12.8	32,128	100.0	251,521
성별	남	60.2	132,115	84.1	27,018	63.3	159,133
	여	39.8	87,278	15.9	5,110	36.7	92,388
연령별	10세 미만	5.0	10,963	24.0	7,714	7.4	18,677
	10~20세 미만	15.1	33,087	32.7	10,518	17.3	43,605
	20~30세 미만	23.6	51,806	31.7	10,182	24.6	61,988
	30~40세 미만	17.6	38,707	10.4	3,332	16.7	42,039
	40~50세 미만	15.5	33,982	1.0	315	13.6	34,297
	50세 이상	23.2	50,848	0.2	67	20.2	50,915

출처 : 등록장애인 DB(보건복지부, 2021. 6월 기준).

4) 주의력결핍-과잉행동장애

주의력결핍-과잉행동장애(ADHD : Attention-Deficit/ Hyperactivity Disorder)의 필수 증상은 기능 또는 발달을 저해하는 지속적인 양상의 부주의 또는 과잉행동-충동성이다. 부주의는 ADHD의 행동적 측면에서 과제를 수행하지 않고 돌아다니기, 인내심 부족, 지속적인 집중의 어려움, 무질서함과 같은 모습으로 발현되며, 이는 반항이나 이해의 부족에 기인한 것이 아니다. 과잉행동은 적절하지 않은 상황에서 과도한 운동 활동(아이들이 여기저기 뛰어다니는 것과 같은)이나 과도하게 꼼지락거리거나 두드리는 행동 또는 수다스러운 말과 연관이 있다.

ADHD는 아동기에 시작하여, 몇 가지 증상이 12세 이전에 나타나야 하며, 한 가지 이상의 환경에서 발현되어야 한다. ADHD의 부수적 특징에는 좌절에 대한 낮은 내성, 과민성(쉽게 화를 냄) 또는 불안정한 기분이 포함되며, 언어, 운동, 사회적 발달의 지연은 아니나 흔히 동반된다. 특정학습장애가 없다고 하더라도, 부주의한 행동은 기저의 다양한 인지적 과정과 연관이 있고, 학업적 또는 직업적 수행에 종종 손상이 있을 수 있다.

유병률은 아동의 약 5%, 성인의 약 2.5%에서 나타난다. 많은 부모가 걸음마기에 처음으로 과도한 운동 활동을 관찰하지만, 4세 이전에는 정상적인 행동과 구별해 내기는 어렵다. ADHD는 초등학교 기간 동안에 가장 흔히 식별되며, 부주의가 더욱 뚜렷해지고 손상을 유발하게 된다.

〈표 10-4〉 DSM-5의 주의력결핍-과잉행동장애 진단기준

A. 기능 또는 발달을 저해하는 지속적인 부주의 및 과잉행동-충동성이 (1) 그리고/ 또는 (2)의 특징을 갖는다.

1. 부주의 : 다음 9개 증상 가운데 6개 이상이 적어도 6개월 동안 발달수준에 적합하지 않고 사회적, 학업적/ 직업적 활동에 직접적으로 부정적인 영향을 미칠 정도로 지속됨
   주의점 : 이러한 증상은 단지 반항적 행동, 적대감 또는 과제나 지시 이해의 실패로 인한 양상이 아니어야 한다. 후기 청소년이나 성인(17세 이상)의 경우에는 적어도 5가지의 증상을 만족해야 한다.
   a. 종종 세부적인 면에 대해 면밀한 주의를 기울이지 못하거나, 학업, 작업 또는 다른 활동에서 부주의한 실수를 저지름(예 세부적인 것을 못 보고 넘어가거나 놓침, 작업이 부정확함)
   b. 종종 과제를 하거나 놀이를 할 때 지속적으로 주의집중을 할 수 없음(예 강의, 대화 또는 긴 글을 읽을 때 계속해서 집중하기가 어려움)
   c. 종종 다른 사람이 직접 말을 할 때 경청하지 않는 것처럼 보임(예 명백하게 주의집중을 방해하는 것이 없는데도 마음이 다른 곳에 있는 것처럼 보임)
   d. 종종 지시를 완수하지 못하고, 학업, 잡일 또는 작업장에서의 임무를 수행하지 못함(예 과제를 시작하지만 빨리 주의를 잃고 쉽게 곁길로 샘).
   e. 종종 과제와 활동을 체계화하는 데 어려움이 있음(예 순차적인 과제를 처리하는 데 어려움, 물건이나 소지품을 정리하는 데 어려움, 지저분하고 체계적이지 못한 작업, 시간 관리를 잘 하지 못함, 마감시간을 맞추지 못함)
   f. 종종 지속적인 정신적 노력을 요구하는 과제에 참여하기를 기피하고, 싫어하거나 저항함(예 학업 또는 숙제, 후기 청소년이나 성인의 경우에는 보고서 준비하기, 서류 작성하기, 긴 서류 검토하기)

g. 과제나 활동에 꼭 필요한 물건들(예 학습 과제, 연필, 책, 도구, 지갑, 열쇠, 서류작업, 안경, 휴대폰)을 자주 잃어버림
h. 종종 외부자극(후기 청소년과 성인의 경우에는 관련이 없는 생각들이 포함될 수 있음)에 의해 쉽게 산만해짐
i. 종종 일상적인 활동을 잊어버림(예 잡일하기, 심부름하기, 후기 청소년과 성인의 경우에는 전화 회답하기, 청구서 지불하기, 약속 지키기)

2. 과잉행동–충동성 : 다음 9개 증상 가운데 6개 이상이 적어도 6개월 동안 발달수준에 적합하지 않고 사회적, 학업적/ 직업적 활동에 직접적으로 부정적인 영향을 미칠 정도로 지속됨
주의점 : 이러한 증상은 단지 반항적 행동, 적대감 또는 과제나 지시 이해의 실패로 인한 양상이 아니어야 한다. 후기 청소년이나 성인(17세 이상)의 경우, 적어도 5가지의 증상을 만족해야 한다.
a. 종종 손발을 만지작거리며 가만 두지 못하거나 의자에 앉아서도 몸을 꿈틀거림
b. 종종 앉아 있도록 요구되는 다른 상황에서 자리를 떠남(예 교실이나 사무실 또는 다른 업무 현장, 또는 자리를 지키는 게 요구되는 상황에서 자리를 이탈)
c. 종종 부적절하게 지나치게 뛰어다니거나 기어오름(주의점 : 청소년 또는 성인에서는 주관적으로 좌불안석을 경험하는 것에 국한될 수 있다)
d. 종종 조용히 여가활동에 참여하거나 놀지 못함
e. 종종 "끊임없이 활동하거나" 마치 "태엽 풀린 자동차처럼" 행동함(예 음식점이나 회의실에 장시간 동안 가만히 있을 수 없거나 불편해함. 다른 사람에게 가만히 있지 못하는 것처럼 보이거나 가만히 있기가 어려워 보일 수 있음)
f. 종종 지나치게 수다스럽게 말함
g. 종종 질문이 끝나기 전에 성급하게 대답함(예 다른 사람의 말을 가로챔, 대화 시 자신의 차례를 기다리지 못함)
h. 종종 자신의 차례를 기다리지 못함(예 줄 서 있는 동안)
i. 종종 다른 사람의 활동을 방해하거나 침해함(예 대화나 게임, 활동에 참견함. 다른 사람에게 묻거나 허락을 받지 않고 다른 사람의 물건을 사용하기도 함. 청소년이나 성인의 경우 다른 사람이 하는 일을 침해하거나 꿰찰 수 있음)

B. 몇 가지의 부주의 또는 과잉행동–충동성 증상이 12세 이전에 나타난다.
C. 몇 가지의 부주의 또는 과잉행동–충동성 증상이 2가지 또는 그 이상의 환경에서 존재한다(예 가정, 학교나 직장, 친구들 또는 친척들과의 관계, 다른 활동에서).
D. 증상이 사회적, 학업적 또는 직업적 기능의 질을 방해하거나 감소시킨다는 명확한 증거가 있다.
E. 증상이 조현병 또는 기타 정신병적장애의 경과 중에만 발생되지는 않으며, 다른 정신질환(예 기분장애, 불안장애, 해리장애, 성격장애, 물질 중독 또는 금단)으로 더 잘 설명되지 않는다.

출처 : 권준수 외(2015). DSM-5. 학지사, pp. 61-62.

5) 특정학습장애

DSM-5에서 특정학습장애(Specific Learning Disorder)는 생물학적 근원이 있는 신경발달장애이며, 인지적 수준의 이상과 관련이 있다. 생물학적으로는 언어적·비언어적 정보를 효과적이고 정확하게 인지하고 처리하는 뇌의 능력에 영향을 줄 수 있는 유전적·후생적·환경적 요인과 상호작용이 있다. 특정학습장애의 필수적 특성은, 먼저 정규 학교교육기간(즉, 발달기간) 중에 핵심적 학업기술을 학습하는 데 있어서 지속적인 어려움을 경험하는 것으로 시작되며 기저의 학업기술 습득의 어려움으로 인해 정상적 형태의 학업기술 습득을 방해할 뿐 아니라 다른 과목(예 역사, 과학, 사회)의 학습도 방해한다. 두 번째 핵심적 특징은 학습기술에 대한 수행이 연령 평균보다 낮으며, 세 번째 핵심적 특징은 대부분의 경우 학습 문제가 저학년 때 분명해진다는 것이다.

한편 학습의 어려움은 다음 네 가지 이유에 근거하여 진단된다. ① 학습의 어려움은 지적장애(지적발달장애), 전반적 발달지연, 청각장애나 시각장애 또는 신경학적장애나 운동장애에 의한 것이 아니어야 한다. ② 학습의 어려움은 경제적, 환경적으로 불리한 조건이나 만성적인 무단결석, 교육의 부족과 같은 일반적인 외부요인에 의한 것이 아니어야 한다. ③ 학습의 어려움은 신경학적장애(예 소아 뇌졸중)나 운동장애 또는 시각장애나 청각장애에 의한 것이 아니어야 한다. ④ 학습의 어려움은 한 가지 학업기술이나 학업영역에 국한되어 있을 수 있다(예 단어 읽기, 단순 연산 값의 재인이나 계산).

학령전기에는 특정학습장애와 동반되어 나타날 수 있는 주의집중, 언어 또는 운동기술의 지연이 종종 특정학습장애에 선행하여 나타나나, 반드시 그런 것은 아니다. 읽기, 쓰기, 수학의 학습 영역에 따른 특정학습장애의 유병률은 학령기 아동에서는 서로 다른 언어, 문화권에 걸쳐 5~15% 정도로 나타난다.

"'학습장애'는 공부 못하는 병?"

초등학교 4학년 아들을 바라보는 엄마 A 씨는 최근 학교 선생님의 전화를 받고 안타깝고 답답한 마음에 잠을 설친다. 남들보다 한글도 빨리 깨치고 똘똘하다는 칭찬을 듣던 아들이 수학을 익히는 데 심각한 어려움을 겪고 있다는 조언 때문이다. 이처럼 지적능력이나 시각과 청각 등 신체능력에는 큰 문제가 없지만, 신경학적인 문제로 인해 특정 학습 분야에서 어려움을 겪는 것을 '특정학습장애(Specific Learning Disorder, 이하 학습장애)'라 부른다. 학습장애는 어떤 질환이고 대처법은 무엇일까.

학습장애란?

한국학습장애학회는 학습장애를 '정상 지능 범주에 속하는 지적 능력을 지니고 있으나 개인의 내적 요인으로 인해 기초학습 영역에서 하나 혹은 그 이상에서 현저히 낮은 성취를 보이는 사람'으로 정의하고 있다.

특정 학습 영역 이외에서는 정상적인 지적 수준을 보여주기 때문에 학습장애는 아이들이 초등학교에서 정규교육의 기초학습을 시작할 때 처음 발견될 때가 많다. 그러나 공부를 힘들어하는 아이들이 모두 학습장애를 가진 것은 아니다.

특히 ▲선천적이거나 특정 질환으로 지능이 떨어져 지적장애를 앓는 경우 ▲청각이나 시각 등 신체적 문제가 있는 경우 ▲사회 · 경제적인 여건의 문제로 인해 학습에 어려움이 있는 경우는 학습장애에 해당하지 않는다.

또 한국학습장애학회와 DSM-5 모두에서 학습장애가 크게 3가지 분야 ▲난독증(읽기장애) ▲난서증(쓰기장애) ▲난산증(수학장애)으로 나타난다고 구분하고 있다. 이는 국제적으로 정신의학적으로 특정되는 기초학습기술 3가지가 읽기 · 쓰기 · 수학이기 때문이다. 다만, 특수교육지원센터 등 일선 교육현장에서 학습장애 대상자에 대한 진단과 평가는 잘 이뤄지지 못하고 있는 상황이다.

손승현 고려대학교 교육학과 교수는 "학습장애를 진단 · 평가하는 일선 교원들을 대상으로 한 연수 기회가 적어 전문성 강화를 꾀하기 어렵고, 적격성 판별을 위한 명확한 기준이 마련되지 않은 상태"라며 "다양한 특수교육적 요구가 있는 학생에 대한 사회적 합의가 최대한 빨리 이뤄져야 할 것"이라고 강조했다. 그러면서 "앞으로 공교육상에서 학습장애 아이들을 위해 진단검사 결과와 교육이 연계될 수 있는 사회적 제도에 대한 제안이 더 활발하게 이뤄지길 바란다"고 덧붙였다.

조기진단 후 특수교육치료…약물치료 효과는 제한적

학습장애를 가진 아이를 위해 무엇보다 중요한 점은 아동의 학습과정 · 성과 · 상황에 대한 전반적인 진단과 평가 없이 부모가 무조건 과잉학습으로 문제를 해결하려 해서는 안 된다는 것이다.

국립정신건강센터 관계자는 "학습장애의 가장 효과적인 치료가 '교육'인 것은 맞지만, 어떤 교육을 할지에 대한 결정은 학습장애 조기진단 여부와 아동의 발달단계에 따라 달라진다"며 "조기에 발견 후 치료와 교육을 적절하게 시작한다면 대부분 극복할 수 있고, 어려움이 줄어든다는 점이 분명한 만큼 개인의 수준에 맞춘 특수교육을 받도록 해야 한다"고 설명했다. 그러면서 "만약 주의력결핍 과잉행동장애(ADHD)를 동반한다면 중추신경자극제를 활용한 약물치료가 학업수행을 약 25~40% 이상 효과적으로 향상시킨다"면서도 "중추신경자극제가 학습장애와 연관된 인지결함을 직접적으로 수정해 준다는 증거는 아직 미약하다"고 밝혔다.

출처 : 농민신문(2023. 5. 5).

6) 운동장애

운동장애(Motor Disorder)는 나이나 지능수준에 비해 움직임이나 운동능력이 현저하게 미숙하거나 부적응적인 움직임을 반복적으로 나타내는 것이 특징이다. 하위유형으로 앉기, 기어 다니기, 걷기, 뛰기 등 운동발달이 개인의 생활연령과 기술 습득 및 사용의 기회에 기대되는 수준보다 현저하게 낮은 '발달성 협응장애(developmental coordination disorder)', 반복적이고 억제할 수 없는 것처럼 보이고, 목적이 없는 것 같은 운동행동(예 손 흔들기, 손장난하기, 몸 흔들기, 머리 흔들기, 물어뜯기, 자기 몸 때리기)을 지속하는 '상동증적 운동장애(stereotypic movement disorder)', 그리고 얼굴 근육이나 신체 일부를 갑작스럽게 불수의적으로 움직이는 행동을 반복하거나 소리를 내는 '틱장애(tic disorders)'가 있다.

2. 불안장애(Anxiety Disorders)

불안은 미래의 위협에 대해 예측하고 준비하며 조심하는 혹은 회피하는 행동과 관련되고 과잉각성 및 근육의 긴장 등을 포함한다.

발병 연령에 따라 순서대로 분리불안장애, 선택적 함구증, 특정공포증, 사회불안장애(사회공포증), 공황장애, 공황발작, 광장공포증, 범불안장애, 그 외에 물질/약물 치료로 유발된 불안장애 등이 있다. 본 장에서는 유아, 아동기에 시작되는 분리불안장애, 선택적 함구증, 특정공포증을 제시하고, 제11장 청소년기의 정신장애에서 사회불안장애, 공황장애, 광장공포증, 범불안장애를 소개하고자 한다.

1) 분리불안장애

분리불안장애(Separation Anxiety Disorder)는 애착 대상과 분리되는 것을 정상적인 발달 과정과 비교하여 부적절한 정도로 두려워하거나 걱정하는 것으로 특징지어진다. 애착 대상에게 해로운 일이 생길까 봐, 애착 대상으로부터 분리되거나 애착 대상을 상실하게 될까 봐 지속적으로 두려워하거나 불안해하여 애착 대상에서 멀어지는 것을 거부할 뿐 아니라 이러한 고민과 관련되는 악몽을 꾸거나 신체적 증상을 동반하게 된다.

집이나 애착 대상과의 분리에 대해 과도한 공포와 불안을 가지며 발달수준을 고려하여 기대되는 정도보다 지나쳐야 한다. 아동은 분리가 일어나거나 예상될 때, 흔히 두통, 복통, 메스꺼움과 구토 등의 신체적 증상을 나타낸다. 청소년과 성인에게서는 두근거림, 어지럼증, 쓰러질 것 같은 느낌 등의 심혈관계 증상들이 흔히 발생한다. 이러한 장애는 아동 · 청소년에서는 최소한 4주 이상, 성인에서는 6개월 이상 지속되어야 하나 유연성을 가진다.

분리불안장애는 유아를 포함한 아동기에서 발생할 수 있으며 청소년기 발병은 드물다. 발병 원인은 유전적일 수 있고 여아의 경우 유전성이 더 높다.

"오늘도 유치원가기 싫다고 떼쓰는 아이, 혹시 분리불안장애?"

유치원 혹은 학교 등굣길에 엄마 아빠와 있고 싶다고 떼쓰고 우는 아이를 달래본 경험은 부모라면 누구나 가지고 있을 것이다. 아이들이 낯선 곳을 꺼리고, 부모와 떨어지는 것을 싫어하는 것은 당연한 일이다. 하지만 대부분은 잠시 나타나고 익숙해지면 사라진다. 하지만 이것이 심한 상태로 지속적으로 이어지면 분리불안장애(SAD : Separation Anxiety Disorder)를 의심할 수 있다. 오늘도 아이가 엄마 아빠와 떨어지기 싫다고 떼를 쓰고 있다면, 아이가 불안감을 가지고 있는 것은 아닌지 살펴보자.

분리불안이란 아동의 정상 발달 과정에서도 흔하게 나타나는 현상이다. 정상적인 발달 과정에 있는 아동도 어린이집이나 유치원, 학교에 처음으로 들어가게 되었을 때 불안감을 느끼고 보호자와 떨어지지 않으려 하는 행동을 일시적으로 보일 수 있다.

분리불안장애란 애착하는 대상으로부터 분리될 때, 혹은 분리될 것이라고 예상될 때 느끼는 불안의 정도가 일상생활을 위협할 정도로 심하고 지속적인 경우를 말한다.

보호자와 떨어지는 것을 극도로 두려워하며 지속적으로 유치원 혹은 학교 등교를 거부하거나, 매일 조퇴를 하고 돌아온다면 분리불안장애를 의심해 볼 수 있다. 애착 대상과 떨어져 지낸 경험이 많지 않은 7~8세 아동에서 가장 흔하게 발생하며 전체 아동청소년 중 약 4% 정도가 분리불안장애를 가지고 있는 것으로 알려져 있다. 늘 곁에 있던 부모와 처음 떨어졌을 때 분리불안이 나타날 가능성이 높고, 따라서 시간이 지나면 저절로 사라지는 경우가 많지만 증상이 아동청소년일 경우 4주 이상, 성인의 경우 6개월 이상 지속될 경우 전문의의 도움이 필요할 수 있다.

부모의 질병이나 동생 출산, 이사와 전학, 부모의 다툼 등 부모와 일시적으로 헤어지는 사건이 분리불안 증상의 발생 계기가 될 수 있다.

분리불안장애를 치료하기 위해서는 아이가 느끼는 불안의 원인이 무엇인지 파악하는 것이 중요하다. 아이의 마음을 이해하기 위한 면담이나 놀이 치료, 가족 치료가 이루어진다. 그 밖에도 등교시키기, 심부름 보내기, 잠자리 분리하기 등을 목표로 한 긍정적 강화 요법, 긴장 이완 요법 등의 인지행동 치료를 시행하는 것이 효과가 좋다.

보라매병원 정신건강의학과 장수민 교수는 "부모와 떨어지기 싫어하는 아이를 다그치기보다는 아이가 느끼는 불안에 대해 차분하게 이야기해 보고 안심할 수 있도록 보듬어 주는 것이 중요하다"고 말했다.

분리불안장애 자가 체크리스트

아래 항목 중 3가지 이상이 나타나고, 장애의 지속 기간이 4주 이상(소아청소년기, 성인기는 6개월 이상)이며, 이러한 증상들로 인해 일상생활에 심각한 장애를 초래하는 경우 분리불안장애로 진단할 수 있다.

1. 애착 대상과 분리되거나, 분리가 예상될 때 반복적으로 심한 고통을 보인다.
2. 애착 대상을 잃거나 그에게 해로운 일이 일어날 거라고 지속적으로 심하게 걱정한다.
3. 운 나쁜 사고가 생겨 애착 대상과 분리될 거라는 비현실적이고 지속적인 걱정을 한다.
4. 분리에 대한 불안 때문에 학교나 그 외의 장소에 지속적으로 가기 싫어하거나 거부한다.
5. 애착 대상 없이 혼자 지내는 데 대해 지속적이고 과도하게 두려움을 느끼거나 거부한다.
6. 애착 대상이 가까이 있지 않은 상황이나 집을 떠나는 상황에서는 잠자기를 지속적으로 싫어하거나 거부한다.
7. 분리의 주제와 연관되는 반복적인 악몽을 꾼다.
8. 애착 대상과의 분리가 예상될 때 두통, 복통 등의 신체 증상을 반복적으로 호소한다.

출처 : 헬스인뉴스(2022. 9. 21).

2) 선택적 함구증

선택적 함구증(Selective Mutism)은 다른 상황에서는 말을 할 수 있지만, 예를 들어 학교처럼 말을 해야만 하는 사회적 상황에서는 지속적으로 말을 하지 못하는 것이 특징인 질환이다. 이로 인해 학업이나 직업적 영역에서의 성취에 중대한 영향을 끼치거나 정상적인 사회적 소통을 방해한다.

사회적 관계에서 사람을 만났을 때 선택적 함구증 아동들은 먼저 말을 꺼내지 못하고 혹은 사람들 말에 대답하지 못한다. 다른 아동이나 성인과의 사회적 상호작용에서 말이 없게 된다. 주로 5세 이전에 발병하며 학교에 들어가서 관심을 끌게 된다. 부정적 정서성(신경증성 경향성)과 같은 기질적 위험 인자, 행동 억제, 부모의 수줍음, 사회적 고립, 사회불안이 영향을 미칠 수 있으며 과잉보호적이고 지시적인 부모의 사회적 억제가 원인이 될 수 있다.

3) 특정공포증

특정공포증(Specific Phobia)은 주위의 대상이나 상황을 회피하거나 두려워하거나 불안하게 여긴다. 다른 불안장애와 달리 특정한 인지왜곡은 없으며 공포, 불안, 회피는 대부분 위험 상황에서 즉각적으로 발생하며 처한 위험에 비해 정도가 지나치고 지속적이다. 동물형, 자연환경형, 혈액–주사–손상형, 상황형 등 여러 종류의 특정공포증이 있다.

주로 어린 시절에 발생하고 대부분의 경우 10세 이전에 발생하는데 아동에게는 두 가지를 고려해야 한다. 아동들의 경우 공포나 불안은 울기, 발작, 얼어붙거나 매달리는 것으로 표현되며 어린아이들은 대개 회피의 개념을 이해하지 못하여 부모, 교사, 혹은 아이를 잘 아는 다른 누군가로부터 추가 정보를 얻어야 한다.

3. 외상 및 스트레스 관련장애(Trauma and Stressor Related Disorders)

외상 및 스트레스 관련장애는 외상 또는 스트레스성 사건에 대한 명백한 노출이 있은 후 발생하는 장애를 말하며, 반응성 애착장애, 탈억제성 사회적 유대감장애, 외상 후 스트레스장애, 급성 스트레스장애와 적응장애를 포함한다. 본 장에서는 유아·아동기에 주로 나타나는 반응성 애착장애와 탈억제성 사회적 유대감장애를 소개하고, 외상 후 스트레스장애, 급성 스트레스장애 그리고 적응장애는 제12장 기타 성인기의 정신장애에서 소개하기로 한다.

1) 반응성 애착장애

영아기 또는 아동기의 반응성 애착장애(Reactive Attachment Disorder)는 현저하게 장애를 보이고 발달적으로 부적절한 애착 행동의 양식이 특징이며 안락, 지지, 보호, 그리고 돌봄을 위하여 애착 대상에 의지하는 것이 거의 없거나 최소한이다. 아동이 보호자로 추정되는 사람과 애착이 없거나 명백하게 애착이 미발달되어 있다.

반응성 애착장애를 가지는 아동은 보호자와 일상적인 상호작용을 하는 동안 긍정적인 감정 표현이 약하거나 아예 없는 편이며, 감정조절능력이 제대로 발휘되지 못하고 공포, 슬픔, 또는 쉽게 화를 내는 부정적 상태를 보인다.

반응성 애착장애는 발달적으로 최소 9개월 이상이 되어야 진단할 수 있으며, 진단 전 생의 몇 개월 동안 심각한 사회적 방임을 경험해야 한다. 반응성 애착장애는 어린 아동이 성인 또는 또래와 상호관계를 맺는 능력에 현저하게 손상을 주며, 아동기의 여러 영역에 걸친 기능적 손상을 초래한다.

2) 탈억제성 사회적 유대감장애

탈억제성 사회적 유대감장애(Disinhibited Social Engagement Disorder)는 상대적으로 낯선 사람에 대해 문화적으로 부적절하고 과도한 친숙한 행동을 보이는 것이다. 이러한 과도하게 친숙한 행동은 그 문화에서 허용하는 정도를 벗어난다. 낯선 성인에게 쉽게 접근하고 소통하고 과도하게 친숙한 언어적 또는 신체적 행동을 보이며 낯선 환경에서 성인 보호자와 행동을 하는 데 있어 경계하는 정도가 떨어지거나 경계가 없고 낯선 성인을 따라가는 데 주저함이 없다. 반응성 애착장애와 같이 발달적으로 선택적 애착을 형성할 수 없는 아동에서는 진단이 될 수 없기 때문에 최소 생후 9개월 이상이 되어야 한다.

이러한 장애는 사회적 방임이나 박탈로 인해 성인 보호자에 의해 충족되어야 하는 안락과 자극, 애정 등의 기본적 감정 요구에 대한 지속적 결핍이 있었거나 안정된 애착을 형성해야 하는 주 보호자가 반복적으로 교체되었거나 선택적 애착 형성을 제한하는 독특한 양육 등 불충분한 양육의 극단적 형태를 경험함으로써 나타난다. 이러한 사회적 방임은 생의 첫 몇 개월 동안 자주 존재해야 한다.

탈억제성 사회적 유대감장애의 양상은 유아기에는 관심을 구하는 행동을 보이며 아동기 중반에는 언어적 · 신체적 과친숙성을, 청소년기에는 무분별한 행동이 또래 관계에 확장되어 피상적인 또래 관계를 가지며 또래 갈등을 일으키게 된다. 이 장애는 반응성 애착장애와 같이 사회적 방임이 원인이 되기 때문에 발달지연, 특히 인지 및 언어의 지연, 상동증 그리고 영양실조 또는 결핍된 돌봄 등 심각한 방임이 있을 경우 함께 나타날 수 있다.

4. 급식 및 섭식장애(Feeding and Eating Disorders)

급식 및 섭식장애는 장기간 지속되는 섭식의 장애 혹은 섭식과 관련된 행동들로 인해 음식 소비 혹은 섭취의 변화가 생기고 신체적 건강과 정신사회적 기능에 심각한 손상을 가져오는 것으로 특징지어진다. 진단기준에 따라 이식증, 되새김장애, 회피적/ 제한적 음식섭취장애, 신경성 식욕부진증, 신경성 폭식증, 폭식장애로 분류된다. 본 장에서는 유아 · 아동기에 주로 나타나는 이식증, 되새김장애, 회피적/ 제한적 음식섭취장애를 소개하고 신경성 식욕부진증과 신경성 폭식증, 폭식장애는 제12장 기타 성인기의 정신장애에서 소개한다.

1) 이식증

이식증(Pica)은 영양분이 없고 음식도 아닌 하나 이상의 물질을 먹는 행동이 최소 1개월 이상 지속되며, 비영양성, 비음식 물질의 섭취가 발달학적으로 부적절하고 사회적 관습이나 문화적으로도 부적절할 때 진단한다. 유아와 어린 아동은 전형적으로 페인트, 회반죽, 머리카락, 끈, 헝겊 등을 먹는다. 좀 더 나이가 많은 아동은 동물의 배설물, 모래, 곤충, 잎, 자갈을 먹기도 하며 청소년이나 성인은 흙을 먹기도 한다. 음식에 대한 혐오가 없으며 문화적으로 허용된 행동이 아닌 부적절한 행동으로서 흔히 지적장애와 연관된다. 18~24개월 이전 유아의 경우 비영양성 물질을 입에 넣고 먹는 일이 비교적 흔한데 이것이 이식증이 있음을 나타내는 것은 아니다. 따라서 어린아이들이 입으로 물체를 가져가는 행동을 배제하기 위해 이식증은 최소 2세 이상에서 진단한다.

이식증은 아동기, 청소년기, 성인기에서 모두 발병할 수 있지만, 아동기의 발병이 가장 흔히 보고된다. 흔히 정상발달을 보이는 아동에서 발병하지만, 비영양성, 비음식 물질의 섭취는 다른 정신질환(예 지적장애, 자폐스펙트럼장애, 조현병)에서도 나타나며 임신 중에도 나타날 수 있다. 성인에서는 지적장애나 기타 정신질환이 있는 경우에 발병하는 경향이 있다. 이식증의 주원인으로는 일부 비타민, 무기질 결핍이 보고되지만 대개는 특별한 생물학적 이상은 발견되지 않으며 유병률은 불분명하다.

2) 되새김장애

되새김장애(Rumination Disorder)의 핵심 증상은 음식 섭취 후 반복적으로 게우고 다시 씹는 것으로 위장장애나 일반적인 의학적 상태(예 식도 역류)로 인한 것이 아니라 정상적으로 기능하는 기간이 있고 난 다음에 나타난다. 이러한 행동이 일주일 동안 적어도 수차례 일어나고 전형적으로 매일 나타날 때 진단한다.

되새김장애의 발병은 영유아기, 아동기, 청소년기, 성인기 어느 시기에도 진단될 수 있지만, 특히 지적장애를 가진 환자에게서 흔하다. 발병 연령은 3~12개월 사이로서 유아에게서 흔히 관찰되며 자연적으로 완화되는 경우도 많으나 일부 심한 경우에는 경과가 지속된다. 되새김장애 유아는 배고파하고 많은 양의 음식을 섭취하지만 먹은 후에는 즉시 게우므로 영양실조, 체중감소, 심지어는 사망에 이를 수 있다(사망률 25% 정도).

되새김장애의 원인으로는 자극결여, 무관심, 스트레스가 많은 생활환경과 같은 심리사회적 문제, 부모-소아 관계의 문제 등일 것으로 추정하고 있다. 유병률은 명확하지 않지만, 지적장애 같은 특정 장애에서 높게 보고된다.

3) 회피적/ 제한적 음식섭취장애

DSM-5의 회피적/ 제한적 음식섭취장애(Avoidant/ Restrictive Food Intake Disorder)는 DSM-IV의 유아기 또는 초기 아동기의 급식장애(Feeding Disorder of Infancy or Early Childhood) 진단기준을 보완 확장하였다. 회피적/ 제한적 음식섭취장애의 주요 증상은 음식섭취의 회피 혹은 제한으로 위장장애나 다른 일반적인 의학적 원인이 없는데도 지속적으로 적절하게 먹지 않아 심각한 수준의 체중감소, 심각한 수준의 영양부족, 위장관 급식이나 경구 영양 보충제의 의존, 현저한 정신사회적 기능의 장애, 체중감소가 나타난다. 단, 아직 성장이 끝나지 않은 유아나 청소년의 경우는 체중의 감소 대신에 체중과 키의 증가가 성장 발달 단계에 적절하게 유지되지 않는 것을 말한다.

회피적/ 제한적 음식섭취장애는 영유아기나 초기 어린 시절에 가장 흔히 나타나며, 음식의 모양, 색, 냄새, 식감, 온도, 맛에 대한 지나친 감수성 같은 음식의 질에 관한 감각적 특징을 기반으로 한 회피는 10세 이내에 나타나는 경향이 있지만 성인기까지 지속될 수 있다. 이 장애가 있는 유아는 특히 안절부절못하고 먹는 동안 달래기가 어렵고 무감동과 위축, 발달지연, 영양실조를 보이며 심할 경우 생명의 위협을 초래한다.

5. 배설장애(Elimination Disorders)

배설장애는 소변 또는 대변의 부적절한 배설을 포함하며 대개 아동, 청소년기에 처음으로 진단된다. 이 장애군에는 부적절한 장소에서 반복적으로 소변을 보는 유뇨증과 부적절한 장소에서 반복적으로 대변을 보는 유분증이 포함된다. 이 장애들은 대개 개별적으로 발생하지만, 두 장애가 공존하는 경우도 있다.

1) 유뇨증

유뇨증(Enuresis)은 밤이나 낮에 침구나 옷에 반복적으로 소변을 지리는 것으로 대부분 불수의적이지만 때로는 의도적이기도 하다. 유뇨증은 소변을 지리는 행동이 적어도 연속 3개월 동안 주 2회의 빈도로 일어나고 생활연령이 적어도 5세는 되어야 하며 이러한 행동이 물질(예 하제)이나 일반적인 의학적 상태의 직접적인 생리적 효과로 인한 것이 아니어야 한다. 유뇨증에는 밤에 잠잘 때만 나타나는 야간형, 깨어 있는 낮 동안에 나타나는 주간형, 야간형과 주간형이 복합된 주야간형이 있다. 주간 유뇨증은 여아에게서 흔하며 9세 이후에는 드물다.

유뇨증의 유병률은 5세에서 5~10%, 10세에서 3~5%, 15세 이상에서는 약 1% 정도다. 성별 빈도는 5세의 경우 남아 7%, 여아 3% 정도로 남아가 많다. 일반적으로 나이가 들면서 점점 나아져 청소년기에는 소변을 가릴 수 있지만 약 1%는 성인기까지 지속된다.

아동이 소변을 가리는 것은 신경계통이 성숙하면서 자연히 이루어진다. 유발원인으로는 지연된 또는 느슨한 대소변 가리기 훈련, 심리사회적 스트레스, 요농축능력의장애, 자발적으로 배뇨를 할 수 없을 정도의 낮은 방광용적 등이 있으며 유뇨증 아동의 약 75%에서 직계가족이 같은 장애를 가지고 있는 것으로 보고된다. 소변을 가리다가 다시 싸기 시작할 경우 그 원인은 심리적인 경우가 많은데, 먼저 정서적 안정을 가지도록 사랑과 배려 있는 태도로 대해주는 것이 필요하며, 그래도 계속 오줌을 싸는 경우에는 약물치료와 함께 아동의 불안감을 다스릴 수 있도록 전문가의 치료를 받는 것이 좋다.

2) 유분증

유분증(Encopresis)은 적절치 않은 장소(예 옷 또는 방)에 반복적으로 대변을 보는 것으로 대부분은 불수의적이지만 때로는 의도적이기도 하다. 유분증으로 진단을 받으려면 적어도 3개월 동안 최소한 매달 1회 발생해야 하고, 생활연령이 최소한 4세는 되어야 하며 물질(예 하제)이나 일반적인 의학적 상태(예 당뇨병, 척수이분증, 경련질환)의 직접적인 생리적 효과로 인한 것이 아니어야 한다.

유분증이 있는 아동은 수줍음이 많고 난처한 일이 일어날 수 있는 상황(예 야영, 학교)을 피하려 한다. 장애의 정도는 아동의 자존심, 또래의 놀림, 돌보는 사람의 분노와 처벌, 거부 등에 의해 영향을 받는다. 대변을 묻히는 것은 고의적인 것이거나 불수의적으로 흘러나온 대변을 깨끗이 하거나 숨기려는 아동의 시도로 인한 우연한 실수일 수도 있다. 고의적인 경우는 반항성장애나 품행장애의 특징이 나타나기도 한다. 유분증이 있는 아동은 또한 유뇨증을 경험하기도 한다.

유분증은 생활연령이 최소한 4세 이전에는 진단이 내려지지 않는데(또는 발달 지연이 있는 경우에는 최소한 4세의 정신연령), 5세 아동의 약 1% 정도가 유분증이 있으며 남아가 여아보다 흔하다. 유분증은 몇 년 동안 간헐적으로 악화되면서 지속될 수도 있으나 만성화되는 경우는 거의 없다.

학습정리

1. DSM-5의 분류체계에서는 발달단계를 고려하여 유아기나 초기 아동기에 흔히 진단되는 장애를 먼저 제시하고 뒷부분에 성인기에 진단되는 장애를 제시하고 있다. 유아 · 아동기에 처음 진단되는 장애로 신경발달장애, 불안장애, 외상 및 스트레스 관련장애, 급식 및 섭식장애, 배설장애가 있다.

2. 신경발달장애(Neurodevelopmental Disorders)는 뇌의 발달이나 지연, 뇌의 손상과 관련된 중추 신경계와 관련된 정신장애로서, 여기에는 지적장애, 의사소통장애, 자폐스펙트럼장애, 주의력결핍-과잉행동장애, 특정학습장애, 운동장애가 포함된다.

3. 불안장애(Anxiety Disorders)는 과도한 불안이나 걱정, 공포, 강박증상 등을 특징으로 한다. 여기에는 분리불안장애, 선택적 함구증, 특정공포증, 사회불안장애, 공황장애, 광장공포증, 범불안장애, 물질/ 약물치료로 유발된 불안장애, 다른 의학적 상태로 인한 불안장애가 포함된다. 유아 · 아동기에 진단되는 불안장애는 분리불안장애, 선택적 함구증, 특정공포증이 있다.

4. 외상 및 스트레스 관련장애(Trauma and Stressor Related Disorders)는 충격적인 외상사건이나 스트레스 사건을 경험한 후에 부적응적인 증상을 나타내는 것이 특징이다. 여기에는 반응성 애착장애, 탈억제성 사회적 유대감장애, 외상 후 스트레스장애(6세 이하 아동의 외상 후 스트레스장애 포함), 급성 스트레스장애, 적응장애가 포함된다. 유아 · 아동기에 진단되는 외상 및 스트레스 관련장애는 반응성 애착장애와 탈억제성 사회적 유대감장애가 있다.

5. 급식 및 섭식장애(Feeding and Eating Disorders)는 부적응적인 섭식행동과 섭식 관련 행동으로 인해 개인의 건강과 심리사회적 기능을 현저하게 방해하는 것이 특징이다. 여기에는 이식증, 되새김장애, 회피적/ 제한적 음식섭취장애, 신경성 식욕부진증, 신경성 폭식증, 폭식장애가 포함된다. 유아 · 아동기에 진단되는 급식 및 섭식장애는 이식증, 되새김장애, 회피적/ 제한적 음식섭취장애가 있다.

6. 배설장애(Elimination Disorders)는 아동기나 청소년기에 주로 진단되는 장애로서 대소변을 가릴 연령이 되었음에도 옷이나 적절하지 않은 장소에서 배설하는 것이 특징이다. 여기에는 유뇨증, 유분증이 포함된다.

CHAPTER 11

청소년기의 정신장애

학습목표

1. DSM-5의 분류체계에 따라 청소년기 정신장애의 종류를 살펴본다.
2. DSM-5의 분류체계에 따른 청소년기 정신장애의 진단적 특성에 대해 살펴본다.

본 장에서는 DSM-5의 정신장애 중 사춘기와 청소년기에 보다 공통적으로 나타나는 정신장애로서 조현병 스펙트럼 및 기타 정신병적장애, 양극성 및 관련장애, 우울장애, 불안장애, 파괴적 · 충동조절 및 품행장애에 대해 설명한다.

1. 조현병 스펙트럼 및 기타 정신병적장애(Schizophrenia Spectrum and Other Psychotic Disorders)

DSM-5의 조현병 스펙트럼 및 기타 정신병적장애에는 조현병, 기타 정신병적 장애, 조현형(성격)장애 등이 포함된다. 이들은 망상, 환각, 와해된 사고(언어), 극도로 와해된 또는 비정상적 운동 행동(긴장증 포함), 음성 증상의 다섯 범주 중 하나 이상의 증상이 있는 경우로 규정된다.

정신병적장애를 정의하는 핵심적 특징은 다음과 같다.

첫째, 망상(delusions)은 그 내용이 같은 문화의 또래들에게 분명히 믿기 어렵고 이해 불가하지만 쉽게 변경되지 않는 고정된 믿음으로, 때로는 보통의 일상적 경험에서 유래되지 않는 괴이한 것이기도 하다. 망상인가 강력한 주장인가 사이의 구분은 어느 정도는 사실 여부에 대한 분명하거나 합리적인 반증에도 그 믿음을 고수하는 확신의 수준에 달려 있다. 망상의 내용은 피해적, 관계적, 신체적, 종교적, 과대적 등 주제가 다양하다. 예컨대 피해망상은 자신이 어떤 사람이나 조직, 혹은 다른 집단에 의해 해를 입거나 괴롭힘을 당할 것이라는 믿음으로, 가장 흔하다. 관계망상은 어떤 동작이나 말, 주변의 단서 등이 자신을 겨냥한 것이라는 믿음이다. 과대망상은 자신이 특출한 능력이나 부 혹은 명성을 가지고 있다고 믿는 것, 색정망상은 다른 사람이 자신을 사랑하고 있다고 잘못 믿는 것을 말한다. 허무망상은 대참사가 일어날 것이라는 신념, 신체망상은 건강과 장기 기능에 대한 집착에 치중한다.

둘째, 환각(hallucinations)은 외부 자극 없이 일어나는 유사 지각 경험이다. 환각은 정상적인 상태에서 지각하는 것과 똑같이 생생하고 분명하며, 수의적 통제하에 있지 않다. 그러나 조현병 및 관련장애에서는 '환청'이 가장 흔하다. 환청으로 들리는 음성은 익숙할 수도 있고 생소할 수도 있는데, 이는 분명히 지각할 수 있는 상태에서 일어나야 한다. 그래서 잠이 들 때, 또는 잠에서 깰 때 일어나는 환각, 그리고 어떤 문화적 맥락에서는 종교적 경험까지 정상 경험으로 간주한다.

셋째, 와해된 사고(언어)[Disorganized Thinking(Speech)]는 하나의 화제에서 다른 화제로 옮겨가는 경우(탈선 혹은 이완연상)와 질문에 대한 대답이 모호하게 관련되거나 완전히 무관한 경우(이탈)가 해당된다. 언어가 너무 심하게 와해되어 거의 이해가 불가능하게 되면 수용성 실어증과 유사한 양상을 보이기도 한다(지리멸렬 혹은 '말비빔'). 이러한 현상은 약하게는 일상적으로 흔히 나타나는 현상이기 때문에 효율적인 소통을 실질적으로 저해할 만큼 충분히 심할 때 이와 같은 증상으로 진단한다.

넷째, 긴장증을 포함한 극도로 와해된 비정상적 운동 행동[Grossly Disorganized or Abnomal Motor Behavior(Including Catatonia)]은 어린애 같은 '우둔함'이나 예측 불가

한 초조와 같이 다양한 방식으로 나타난다. 문제들이 일상생활의 활동수행에 어려움을 일으키는 목표 지향적 행동으로 나타나기도 한다. 긴장성 행동은 지시에 저항(거부증)하거나 경직되고 부적절하여 괴이해 보이는 자세를 유지 혹은 언어 반응과 운동 반응이 완전히 결여(함구증과 혼미)된 형태에 이르기까지 다양하다. 또한 명백한 이유 없이, 목적 없이 과도한 운동 활동(긴장성 흥분)으로 나타나기도 한다. 긴장증은 조현병 외에도 다른 정신질환(예 양극성 또는 우울장애)과 다른 의학적 상태로 인한 긴장성장애로 발현되기도 한다.

다섯째, 음성 증상(negative symptoms)은 조현병과 관련되며 다른 정신병적장애에서는 덜 뚜렷하다. 특히 조현병에서는 감퇴된 정서표현과 무의욕증이 뚜렷하다. 감퇴된 정서표현이란 얼굴 표정, 눈 맞춤, 말의 억양(운율), 정상적으로 말에 정서적 강조를 주는 손과 머리 및 얼굴 동작 등의 감소가 포함되며, 무의욕증은 동기나 자기주도적 활동이 감소하고 활동은 목적의식이 없어 보인다. 이 증상이 있는 사람은 장시간 앉아만 있으면서 일이나 사회활동 참여에 별 흥미를 보이지 않을 수 있다. 그 밖에 음성 증상으로는 무언증, 무쾌감증, 무사회증이 있다.

조현형장애는 친밀한 관계를 제대로 맺지 못하고, 만연된 사회적, 대인관계 적 결함, 인지 내지 지각적 왜곡, 각종 기행 등을 나타낸다.

〈표 11-1〉 DSM-5의 조현병 진단기준

A. 다음 증상 중 둘(혹은 그 이상)이 1개월의 기간(성공적으로 치료가 되면 그 이하) 동안의 상당 부분의 시간에 존재하고, 이들 중 최소한 하나는 (1) 내지 (2) 혹은 (3)이어야 한다.
  1. 망상
  2. 환각
  3. 와해된 언어(예 빈번한 탈선 혹은 지리멸렬)
  4. 극도로 와해된 또는 긴장성 행동
  5. 음성 증상(예 감퇴된 감정 표현 혹은 무의욕증)

B. 장애의 발병 이래 상당 부분의 시간 동안 일, 대인관계 혹은 자기관리 같은 주요 영역의 한 가지 이상에서 기능수준이 발병 전 성취된 수준 이하로 현저하게 저하된다(혹은 아동기 또는 청소년기에 발병하는 경우, 기대수준의 대인관계적, 학문적, 직업적 기능을 성취하지 못함).

C. 장애의 지속적 징후가 최소 6개월 동안 계속된다. 이러한 6개월의 기간은 진단기준 A에 해당하는 증상(예 활성기 증상)이 있는 최소 1개월(성공적으로 치료되면 그 이하)을 포함해야

하고, 전구 증상이나 잔류 증상의 기간을 포함할 수 있다. 이러한 전구기나 잔류기 동안 애의 징후는 단지 음성증상으로 나타나거나, 흔치 않은 지각 경험으로 나타날 수 있다.

D. 조현정동장애와 정신병적 양상을 동반한 우울 또는 양극성장애는 배제된다. 왜냐하면 (1) 주요 우울 또는 조증이 활성기 증상과 동시에 일어나지 않기 때문이거나, (2) 기분 상태가 활성기 증상 동안 일어난다고 해도 병의 활성기 및 잔류기의 전체 지속 기간의 일부에만 존재하기 때문이다.

E. 장애가 물질(예 남용약물, 치료약물)의 생리적 효과나 다른 의학적 장애로 인한 것이 아니다.

F. 자폐스펙트럼장애나 아동기 발병 의사소통장애의 병력이 있는 경우, 조현병의 추가 진단은 조현병의 다른 필요증상에 더하여 뚜렷한 망상이나 환각이 최소 1개월(성공적으로 치료되면 그 이하) 동안 있을 때에만 내려진다.

출처 : 권준수 외(2015). DSM-5. 학지사, p. 106.

2. 양극성 및 관련장애(Bipolar and Related Disoders)

양극성장애는 기분이 비정상적으로 들떠 병적일 정도로 행복감에 심취해 있는 상태인 조증과 슬픔과 공허감, 절망감을 특징으로 하는 우울증이 교대로 나타나는 경우가 많아 조울증이라고 부르기도 한다. 양극성 및 관련장애는 DSM-5에서는 우울장애와 분리되어 제1형 양극성장애, 제2형 양극성장애, 순환성장애, 물질/약물치료로 유발된 양극성 및 관련장애 등을 포함한다.

제1형 양극성장애(Bipolar I Disorder)는 명백한 조증 상태를 보이는 것이 특징이다. 일반적으로 조증의 양상은 비정상적으로 들뜨거나, 의기양양하거나, 과민한 기분, 그리고 활동과 에너지의 증가가 적어도 일주일간 거의 매일, 하루 중 대부분 지속되는 분명한 기간이 있으며, 기분은 행복감에 차 있고 고양되고 즐거운 상태이다. 타인이 쉽게 이러한 과도한 기분상태를 알아차릴 수 있고 대인관계, 성적(性的) 또는 직업적 관계에서 과도한 의욕을 보이게 된다. 성별 차이가 비슷한 수준이며 발병 평균 연령은 약 18세이다. 이 장애에서 가족력은 가장 강력한 위험 인자 중 하나이다.

제2형 양극성장애(Bipolar II Disorder)는 일생 동안 1회 이상의 주요 우울과 1회 이상의 경조증을 경험하는 점이 특징이다. 이 경우에도 상당 기간 우울증을 경험하고 불안정한 기분이 동반되어 직업적 · 사회적 기능에 심각한 손상을 초래하는 경우가 많기 때문에 제1형 양극성장애보다 가볍다고 볼 수는 없다. 만약 명백한 조증 상태가 있으면 제2형 양극성장애의 진단은 내릴 수 없다.

제2형 양극성장애는 자살 위험성이 높은데, 환자의 1/3 정도가 평생 동안 적어도 1회의 자살 시도를 한다고 한다. 자살 시도의 유병률은 제1형 양극성장애와 비슷하나 자살 시도의 치명성(전체 자살 시도 횟수에 대한 자살 완수의 비율)은 더 높게 나타난다. 제2형 양극성장애는 청소년기 후반부터 성인기 전체에 걸쳐서 시작할 수 있고 평균 발병 연령은 20대 중반으로, 여성에게서 더 자주 발병한다.

아이 조울증, '예민함과 과장' 증상이 4일 지속 시 진료 필요

양극성장애인 조울증은 기분이 지나치게 좋았다가 우울해지는 감정이 일정 주기로 오가는 질환이다. 어린이나 청소년에서도 쉽게 볼 수 있고 조기치료가 이뤄지지 않으면 사회생활이 어려워질 수 있다.

소아 · 청소년의 약 5~8%에서 우울증이 나타나며 조울증은 초등학생의 경우 0.3~0.5%에 불과하다가 청소년기에 들어서면 성인과 유사한 1%에 이른다. 청소년의 조울증은 1994년부터 2003년까지 진단율이 40배가 증가하기도 했다.

아동기 조울증의 주요 증상은 흥분하거나 예민해져 공격성이 높아지고 아이 수준의 우쭐거림이 아닌 과대망상적 사고를 한다. 수면욕구가 감소하고 끊임없이 자신의 생각을 말하기도 한다.

조울증은 주요 증상 여러 개가 함께 나타나기도 하고 일부 아이들은 극도로 과민성만 보이는 경우도 있다. 일반적으로 아이가 4일 이상 쉽게 흥분하고 웃다가 빠르게 과민해지고 우울해지는 조증과 우울증이 있다면 전문의를 찾아 상담을 받는 것이 좋다.

증상이 안정화되기까지 약 4~6개월이 소요되지만 수면장애, 아동청소년의 학교 부적응, 기능의 손상 등의 2차 증상들이 나타날 수 있어 장기적인 유지치료가 필요할 수 있다. 최근에는 조울증 아동청소년에게 특화된 '아동 및 가족 중심 인지행동 치료'가 국내에도 등장했다. 아이를 위한 개별적인 치료뿐만 아니라 가족들도 심리교육과 대처기술을 배우는 협조적인 치료다.

다음의 증상이 4일 이상 나타나면 조울증 위험이 있다.

- 자녀들이 과도하게 흥분하고 아찔한 행동을 한다. 다른 아이들과 비교했을 때 조금 과장된 것처럼 보인다.

- 자녀들이 아주 예민하고 공격성과 분노가 통제하기 어려워 보이며 다른 아이들과 비교했을 때 지나칠 정도다.
- 자녀가 전형적인 아이들의 우쭐거림 정도를 넘어서서 우월감을 갖고 과대적인 주장을 한다. 마치 자신이 모든 것을 알고 있거나 다른 사람들보다 우월한 것처럼 생각하고 행동한다.
- 잠들거나 수면을 유지하는 데 어려움이 있으며 수면시간이 부족해도 피곤한 기색이 없다.
- 자녀가 끊임없이 말하고 자신의 마음속에 넘쳐나는 생각들을 멈출 수 없다고 불평한다.
- 자녀가 꼬리에 꼬리를 무는 생각들을 계획하고 이 계획들을 실행하는 데 전혀 피곤해하지 않는 것처럼 보인다.
- 자녀가 은밀한 부분에 관심을 갖거나 자기자극 또는 성적 언어를 알거나 관심을 가진다.
- 자녀들이 다른 아이들과 달리 위험을 무릅쓰면서 상식의 범주를 벗어나는 행동을 보인다.
- 분명한 이유가 없는데도 슬퍼하고, 울고, 흐느끼고, 낙담할 때가 있다.

출처 : 경향신문(2014. 11. 5).

3. 우울장애(Depressive Disorders)

우울장애는 DSM-IV에서는 기분장애 범주 내에 양극성장애와 함께 속해 있었으나 DSM-5에서는 양극성장애와는 따로 분리하여 진단한다. 이 장애의 하위유형에는 파괴적 기분조절부전장애, 주요 우울장애, 지속성 우울장애(기분저하증), 월경전 불쾌감장애가 포함된다.

1) 파괴적 기분조절부전장애

파괴적 기분조절부전장애(Disruptive Mood Dysregular Disorder)는 자극에 대해 높은 수준의 화를 쉽게 지속적으로 내는 것이다. 이러한 기분은 두 가지 양상으로 나타나는데, 첫째는 빈번한 분노발작이다. 분노발작은 좌절에 대한 반응으로 나타나며 언어적 또는 행동적이고 가정과 학교 등 두 가지 이상의 환경에서 최소한 1년 이상 발생하고 발달적으로 부적절해야 한다. 두 번째는 분노발작 사이에 만성적이고 지속적으로 과민한, 또는 화가 난 기분이 존재하는 것이다. 이러한 상태가 거의 매일, 하루 대부분의 시간 동안 나타나고 객관적으로 관찰 가능해야 한다. 12세 이상 아동이 분노발작과 화를 내는 등의 쉽게 화를 내는 기분을 지속적으로 보이거나 극단적인 행동 통제의 곤란을 보일 때 이를 양극성장애로 과잉 진단하고 치료할 잠재적 우려를 가지기 때문에 파괴적 기분조절부전장애라는 명칭으로 우울장애에 추가되었다. 왜냐하면 이러한 증상을 가진 아동이 사춘기를 지나 성인이 되면 양극성장애보다는 우울장애 또는 불안장애로 발달하게 되기 때문이다. 파괴적 기분조절부전장애의 시작은 10세 이전이어야 하며 이 진단은 발달 연령이 6세 미만인 유아에게는 작용되지 않는다. 이러한 진단은 주로 남아에게 많다.

코로나 팬데믹 이후 "우울 · 불안 겪는 아동 · 청소년 증가… 4년간 21만 명 진료"

우울증이나 불안장애를 호소하는 아동 · 청소년이 매년 증가세를 보이고 있다. 코로나 팬데믹 이전과 이후, 4년간 약 21만 명이 우울증과 불안장애로 진료를 받은 것으로 나타났다.

5일 국회 교육위원회 김병욱 의원이 국민건강보험공단으로부터 제출받은 '아동 · 청소년 우울증 및 불안장애 진료 현황'에 따르면 최근 4년(2019~2022년)간 우울증과 불안장애로 진료받은 18세 이하 아동 · 청소년은 총 20만 9,565명이다.

코로나 팬데믹 이전인 2019년과 팬데믹 첫 해인 2020년에는 이러한 아동 · 청소년이 각각 5만 433명, 4만 9,165명이었다. 하지만 팬데믹을 거치면서 2021년 6만 3,463명으로 증가한 데 이어 지난해에는 상반기에만 4만 6,504명을 기록했다.

유형별로는 우울증이 13만 5,068명(64%), 불안장애가 7만 4,497명(36%)이었다. 김병욱 의원은 "아동 · 청소년기에 발생하는 정신건강 문제는 성인이 된 이후에도 가정이나 직장, 사회생활 등 생애 전반에 걸쳐 지속적 영향을 준다"며 "교육당국은 유 · 초등단계에서부터 학생들의 정신건강을 미리 점검하고 그에 따른 맞춤형 관리를 지원해야 한다"고 지적했다.

앞서 한국교육개발원(KEDI)이 지난 3일 발간한 '코로나19 시기 학생의 심리정서 실태 분석' 보고서에서도 우울증 · 불안장애를 겪는 학생이 10명 중 3명으로 집계됐다. KEDI가 지난해 6~7월 사이 초등학생 9,607명과 중학생 1만 3,856명, 초 · 중학교 교직원 2,869명 등 총 2만 6,332명을 대상으로 설문한 결과다.

학생들은 코로나 시기 '우울 · 불안 · 스트레스로 마음이 힘든 적이 있었는가'란 질문에 29%(6,750명)가 그렇다고 답했다. 이 가운데 '주변에 도움을 요청하지 않았다'는 응답은 57%(3,867명)나 됐다. 도움을 요청하지 않은 이유로는 '어차피 해결될 것 같지 않아서'란 응답이

32%(1,245명)로 가장 많았다. 이어 '도움 요청 필요성을 느끼지 못해서'(23%, 871명), '마음을 터놓고 편하게 이야기할 사람을 찾지 못해서'(19%, 744명)란 응답이 그 뒤를 이었다.

연구진은 "학생의 심리 · 정서적 문제를 해결하려면 가정과 부모의 협조가 필요하며, 학생의 사회적 관계망 중에서 또래 관계를 강화할 방안을 모색해야 한다"며 "교사들에게는 학생 상담과 지원 방법에 대한 정보를 제공하고 학교와 교육청이 학부모 교육도 활성화할 필요가 있다"고 지적했다.

〈표 11-2〉 최근 4년(2019~2022년 상반기)간 아동 · 청소년 우울증 · 불안장애 진료 인원(김병욱 의원실)

(단위 : 명)

구 분	우울증	불안장애	합 계
2019년	33,536	16,897	50,433
2020년	31,263	17,902	49,165
2021년	39,870	23,593	63,463
2022년 상반기	30,399	16,105	46,504

출처 : 이데일리(2023. 5. 5).

2) 주요 우울장애(Major Depressive Disorder)

주요 우울의 필수 증상은 적어도 2주 동안, 하루 중 대부분, 거의 매일 우울 기분을 느끼는 것이다. 처음에는 슬픈 기분을 부인하며 때로는 신체적 불편감이나 통증을 강조하거나 지속적으로 화를 내고 분노를 터뜨리며 타인을 비난하면서 민감하고 공격적으로 반응하고 사소한 문제에 지나친 좌절감을 느끼기도 한다. 또는 거의 모든 활동에 대한 흥미나 즐거움을 상실한다. 이전에 즐거웠던 활동에 대한 즐거움이 없어지고 사회적으로 위축되며 성적 관심이나 욕구도 줄어든다. 또한 다음 중 최소 4개 이상의 부가 증상이 있어야 하는데, 식욕과 체중, 수면의 변화, 정신운동 활동의 변화(초조함이나 행동의 지연), 감소된 에너지(피곤하고 나른함), 무가치감 또는 망상을 포함하는 죄책감, 생각하고 집중하고 결정하기 어려움, 반복되는 죽음에 대한 생각 또는 자살 사고 또는 자살 계획 및 시도이다.

이 증상은 어느 연령대에서도 발병할 수 있으나 특히 사춘기에 발병 가능성이 매우 높아진다. 주로 자살로 인한 높은 사망률과 연관되고 아동에게서는 분리불안이 나타날 수 있으며 성별에 따른 발병의 차이는 불분명하다.

그 밖에 지속성 우울장애(기분저하증)[Persistent Depressive Disorder(Dysthymia)]는 만성적인 우울증의 형태이며 기분장애가 성인은 최소 2년, 아동(청소년)은 최소 1년간 지속된다. 대부분 생애 초기(아동기, 청소년기, 성인기 초기)에 서서히 발생하며 만성적인 경과를 보인다.

또한 월경전 불쾌감장애(Premenstrual Dysphoric Disorder)는 우울장애의 한 형태로 여성의 배란기에 시작하여 월경 수일 사이에 완화되는데, 불안정한 기분과 과민성(자극에 쉽게 화를 내는), 불쾌감과 불안증상이 필수증상이며, 이로 인해 일상생활의 흥미가 저하되고 집중력 곤란, 기면이나 피곤, 식욕 변화, 압도되거나 자제력을 잃을 것 같은 주관적 느낌, 유방의 압통이나 부종, 두통, 관절통, 근육통 등의 신체적 증상이 포함된다.

우울증은 긍정적 자기개념에 영향을 미친다

사람들을 세 집단으로 나누어 우울증과 자기확증 간의 관계에 대한 실험을 하였다. 첫 번째 집단은 우울한 집단, 두 번째 집단은 우울하지 않지만 자기개념이 낮은 집단, 세 번째 집단은 우울하지 않고 높은 자기개념을 가진 집단이다. 각 집단의 참여자들에게는 면담 전 질문지가 주어졌다. 면담 중 연구자는 참여자들에게 그 질문지를 검토하였고 각 개인에 대해 두 가지의 종합성격평가 결과가 있다고 말하였다.

사실 모든 참여자들에 대해 동일한 평가요약이 주어진다. 하나는 긍정적인 것(예 이 사람은 적응을 잘 하고, 자신감 있고 행복한 사람인 것으로 보인다 등등), 다른 하나는 부정적인 것이었다(예 이 사람은 불행하고, 자신감이 없고, 다른 사람들과 있을 때 불안해 보인다 등등). 연구자는 각 참여자들에게 두 가지 중 어느 종합평가를 읽고 싶은가를 질문하였다.

그 결과, 첫 번째 우울한 사람 집단은 비교가 안 될 정도로 대부분이 부정적 평가를 읽기를 원했다(82%), 두 번째 자기개념이 낮은 사람 집단도 부정적 피드백을 선호하는 경향을 보였고(64%), 한편 세 번째 자기개념이 높은 사람 집단은 긍정적 피드백을 선호하였다(75%). 또한 각 집단이 자신에 대한 긍정적 · 부정적 기술이 얼마나 정확하다고 믿는지에 대해 자기개념이 높은 집단은 자신에 대한 긍정적 피드백을, 우울한 사람 집단은 부정적 요약에 대해 정확하다고 믿는 것으로 나타났다(Giesler et al., 1996). 이처럼 우울증은 개인의 자기에 대한 긍정적 피드백에 영향을 미친다.

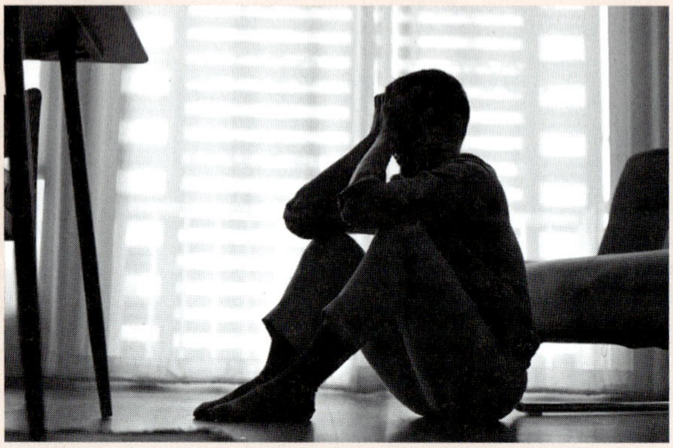

〈표 11-3〉 BDI 우울척도

다음 글을 잘 읽고 4개 문항 중에서 현재 자신에게 가장 적합하다고 생각되는 문항 한 개를 골라 그 문항의 ( ) 안에 O표 하십시오.

1. (0) 나는 슬프지 않다.
   (1) 나는 슬프다.
   (2) 나는 항상 슬프고, 기운을 낼 수 없다.
   (3) 나는 너무나 슬프고 불행해서 도저히 견딜 수 없다.

2. (0) 나는 앞날에 대해서 별로 낙심하지 않는다.
   (1) 나는 앞날에 대해서 용기가 나지 않는다.
   (2) 나는 앞날에 대해 기대할 것이 아무것도 없다고 느낀다.
   (3) 나의 앞날은 아주 절망적이고 나아질 가망이 없다고 느낀다.

3. (0) 나는 실패자라고 느끼지 않는다.
   (1) 나는 보통 사람들보다 더 많이 실패한 것 같다.
   (2) 나는 살아온 과거를 뒤돌아보면, 실패투성이인 것 같다.
   (3) 나는 인간으로서 완전히 실패자라고 느낀다.

4. (0) 나는 전과 같이 일상생활에 만족하고 있다.
   (1) 나의 일상생활은 예전처럼 즐겁지 않다.
   (2) 나는 요즘에는 어떤 것에서도 별로 만족을 얻지 못한다.
   (3) 나는 모든 것이 다 불만족스럽고 싫증난다.

5. (0) 나는 특별히 죄책감을 느끼지 않는다.
(1) 나는 죄책감을 느낄 때가 많다.
(2) 나는 죄책감을 느낄 때가 아주 많다.
(3) 나는 항상 죄책감에 시달리고 있다.

6. (0) 나는 벌을 받고 있다고 느끼지 않는다.
(1) 나는 어쩌면 벌을 받을지도 모른다는 느낌이 든다.
(2) 나는 벌을 받을 것 같다.
(3) 나는 지금 벌을 받고 있다고 느낀다.

7. (0) 나는 나 자신에게 실망하지 않는다.
(1) 나는 나 자신에게 실망하고 있다.
(2) 나는 나 자신에게 화가 난다.
(3) 나는 나 자신을 증오한다.

8. (0) 내가 다른 사람보다 못한 것 같지는 않다.
(1) 나는 나의 약점이나 실수에 대해서 나 자신을 탓하는 편이다.
(2) 내가 한 일이 잘못되었을 때는 언제나 나를 탓한다.
(3) 일어나는 모든 나쁜 일들은 다 내 탓이다.

9. (0) 나는 자살 같은 것은 생각하지 않는다.
(1) 나는 자살할 생각을 가끔 하지만, 실제로 하지는 않을 것이다.
(2) 자살하고 싶은 생각이 자주 든다.
(3) 나는 기회만 있으면 자살하겠다.

10. (0) 나는 평소보다 더 울지는 않는다.
(1) 나는 전보다 더 많이 운다.
(2) 나는 요즈음 항상 운다.
(3) 나는 전에는 울고 싶을 때 울 수 있었지만, 요즈음은 울래야 울 기력조차 없다.

11. (0) 나는 요즈음 평소보다 더 짜증을 내는 편은 아니다.
(1) 나는 전보다 더 쉽게 짜증이 나고 귀찮아진다.
(2) 나는 요즈음 항상 짜증을 내고 있다.
(3) 전에는 짜증스럽던 일에 요즈음은 너무 지쳐서 짜증조차 나지 않는다.

12. (0) 나는 다른 사람들에 대해 관심을 잃지 않고 있다.
(1) 나는 전보다 다른 사람들에 대한 관심이 줄었다.
(2) 나는 다른 사람에 대한 관심이 거의 없어졌다.
(3) 나는 다른 사람에 대한 관심이 완전히 없어졌다.

13. (0) 나는 평소처럼 결정을 잘 내린다.
(1) 나는 결정을 미루는 때가 전보다 더 많다.
(2) 나는 전에 비해 결정 내리는 데에 더 큰 어려움을 느낀다.
(3) 나는 더 이상 아무 결정도 내릴 수가 없다.

14. (0) 나는 전보다 내 모습이 더 나빠졌다고 느끼지 않는다.
(1) 나는 나이 들어 보이거나 매력 없이 보일까 봐 걱정한다.
(2) 나는 내 모습이 매력 없게 변해버린 것 같은 느낌이 든다.
(3) 나는 내가 추하게 보인다고 믿는다.

15. (0) 나는 전처럼 일을 할 수 있다.
(1) 어떤 일을 시작하는 데에 전보다 더 많은 노력이 든다.
(2) 무슨 일이든 하려면 나 자신을 매우 심하게 채찍질해야만 한다.
(3) 나는 전혀 아무 일도 할 수가 없다.

16. (0) 나는 평소처럼 잠을 잘 수 있다.
(1) 나는 전만큼 잠을 자지는 못한다.
(2) 나는 전보다 한두 시간 일찍 깨고 다시 잠들기 어렵다.
(3) 나는 평소보다 몇 시간이나 일찍 깨고, 한번 깨면 다시 잠들 수 없다.

17. (0) 나는 평소보다 더 피곤하지는 않다.
(1) 나는 전보다 더 쉽게 피곤해진다.
(2) 나는 무엇을 해도 피곤해진다.
(3) 나는 너무나 피곤해서 아무 일도 할 수가 없다.

18. (0) 내 식욕은 평소와 다름없다.
(1) 나는 요즈음 전보다 식욕이 좋지 않다.
(2) 나는 요즈음 식욕이 많이 떨어졌다.
(3) 요즈음에는 전혀 식욕이 없다.

19. (0) 요즈음 체중이 별로 줄지 않았다.
(1) 전보다 몸무게가 2kg 가량 줄었다.
(2) 전보다 몸무게가 5kg 가량 줄었다.
(3) 전보다 몸무게가 7kg 가량 줄었다.
※ 나는 현재 음식 조절로 체중을 줄이고 있는 중이다 …… (예, 아니요)

20. (0) 나는 건강에 대해 전보다 더 염려하고 있지는 않다.
(1) 나는 여러 가지 통증, 소화불량, 변비 등과 같은 신체적인 문제로 걱정하고 있다.
(2) 나는 건강이 염려되어 다른 일은 생각하기 힘들다.
(3) 나는 건강이 너무 염려되어 다른 일은 아무것도 생각할 수 없다.

21. (0) 나는 요즈음 성(sex)에 대한 관심에 별다른 변화가 있는 것 같지는 않다.
(1) 나는 전보다 성에 대한 관심이 줄었다.
(2) 나는 전보다 성에 대한 관심이 상당히 줄었다.
(3) 나는 성에 대한 관심을 완전히 잃었다.

- 채점하기

각 문항에 대해 (0), (1), (2), (3)에 체크한 괄호 안의 점수를 합산한다.

- 해석하기

총점에 대해 다음과 같이 해석한다.
0~9점 사이 : 정상
10~15점 사이 : 경우울
16~23점 사이 : 우울
24점 이상 : 심한 우울
여기서 24점 이상인 경우 전문가의 도움을 필요로 한다.

출처 : 이용호 · 송종호(1991). BDI, SDS, MMPI-D 척도의 신뢰도 및 타당도에 관한 연구. 임상심리학회지, 10(1), 98-113.

4. 불안장애(Anxiety Disorders)

불안은 미래의 위협에 대해 예측하고 준비하며 조심하는 혹은 회피하는 행동과 관련되고 과잉각성 및 근육의 긴장 등을 말하며, 불안장애에는 극도의 공포, 불안 및 관련된 행동장애를 지니는 질환들이 포함된다. 이러한 질환들은 공포, 불안, 혹은 회피 행동을 일으키는 대상이나 상황, 이와 관련된 인지적 관념에 따라 구분된다. 불안의 정도가 과도하거나 발달상의 적정한 시기를 넘어서 지속된다는 점에서 정상적인 공포나 불안과는 다르다. 불안장애 환자들은 두려워하거나 회피하는 상황에 대한 위협을 과대평가하는 경향이 있기에 문화적 · 상황적 요인을 고려하여 그 공포나 불안이 과도한지 여부를 판단한다.

본 장에서는 청소년기부터 발견되는 사회불안장애(사회공포증), 공황장애, 광장공포증, 범불안장애를 소개한다.

1) 사회불안장애

사회불안장애[사회공포증, Social Anxiety Disorder(Social Phobia)]는 자신이 주목받고 평가받는 사회적 관계나 상황을 회피하거나, 두려워하거나, 불안하게 여긴다. 친밀하지 않은 사람들과의 모임이나, 다른 사람들이 보는 앞에서 먹거나 마셔야 하는 상황, 다른 사람들 앞에서 무슨 일인가를 수행해야 하는 상황들이 여기에 포함된다. 다른 사람들에게 나쁘게 평가되거나, 당황하거나, 모욕당하거나, 거부당하거나 혹은 자신이 다른 이들을 공격할지도 모른다는 생각을 가지고 있다.

사회불안장애로 진단된 사람들은 주장이 단호하지 않고 과도하게 순종적이며 어떤 경우에는 지나치게 경직된 자세나 부적절한 눈 맞춤을 보이거나 혹은 과하게 부드러운 목소리로 대화하고, 자신을 거의 노출시키지 않고 사회적 관계가 필요하지 않은 직장을 찾거나 집에 오래 머물러 있는 경우가 흔하다. 어린 아동기에 나타날 수도 있으나 주로 8~15세 사이 발병한다. 스트레스와 수치심을 주는 경험 뒤에 발생하거나 점진적으로 서서히 발병하기도 한다. 사회불안장애는 성격적으로 행동을 억제하고 부정적 평가를 두려워하고 유전적 영향이 강하며 학교 중퇴, 낮은 사회적 안녕과 취업률, 낮은 직업 생산성 등 사회경제적 지위와 삶의 질과 관련된다.

2) 공황장애

공황장애(Panic Disorder)는 예상치 못한 공황발작을 반복적으로 경험하고 공황발작을 겪는 것에 대해 지속적으로 미리 걱정하는 것을 말한다. 공황발작은 극심한 공포나 고통이 갑작스럽게 발생하여 수 분 이내에 그 정도가 정점에 이르며 신체적 · 인지적 증상을 동반하기도 한다. 공황발작은 전형적으로 공포심을 유발하는 대상이나 상황에서 발생하리라고 미리 예측되는 경우도 있고, 뚜렷한 이유 없이 발생하는 것처럼 예측 불가능한 것도 있다.

대부분의 공황발작은 낮 동안 일어나지만, 야간에 일어나기도 한다. 평균 발병 연령은 20~24세이며 드물지만 아동기에 종종 나타나기도 한다. 특히 아동기 성적 · 신체적 학대 경험은 공황발작의 원인으로 보고되고 있다.

〈표 11-4〉 공황장애 자가질문지

다음 문항을 읽고 자신에게 해당되는 항목에 표시하십시오.

항 목	예	아니요
1. 호흡이 가빠지거나 호흡이 곤란해진다.	1	0
2. 머리가 아찔하거나 현기증이 나고, 쓰러질 것 같은 느낌이 든다.	1	0
3. 심장이 빨리 뛰거나 두근거림, 심장이 멎을 것 같은 느낌이 든다.	1	0
4. 손발이나 몸이 떨리는 느낌이 든다.	1	0
5. 땀이 많이 난다. 진땀이 난다.	1	0
6. 숨이 막히거나 질식할 것 같다.	1	0
7. 매스껍고 토할 것 같거나 속이 불편하다.	1	0
8. 주변의 사물이 이상하게 보이거나 현실 같지 않거나 내가 어디 있는지 모르겠다. 내가 아닌 것 같다.	1	0
9. 손발이 저리거나 무감각한 느낌이 든다.	1	0
10. 몸이 화끈거리거나 오한이 드는 느낌이다.	1	0

11. 가슴에 통증이 있거나 가슴이 답답하거나 불편하다.	1	0
12. 죽을 것 같거나 무슨 나쁜 일이 일어날 것 같은 공포감이 든다.	1	0
13. 자제력을 잃을 것 같거나 미칠 것 같은 느낌이 든다.	1	0
총 점		
• 해석하기 위의 13가지 증상 중, 한 번 발작 중에 4개 이상의 증상이 나타나면 공황발작으로 간주된다.		

출처 : 박선환 외(2008). 정신건강론. 양서원, p. 288 재인용.

〈표 11-5〉 DSM-5의 공황장애 진단기준

A. 반복적으로 예상하지 못한 공황발작이 있다. 공황발작은 극심한 공포와 고통이 갑작스럽게 발생하며 수 분 이내에 최고조에 이르러야 하며, 그 시간 동안 다음 중 4가지 이상의 증상이 나타난다.

1. 심계항진, 가슴 두근거림 또는 심장박동 수의 증가
2. 발한
3. 몸이 떨리거나 후들거림
4. 숨이 가쁘거나 답답한 느낌
5. 질식할 것 같은 느낌
6. 흉통 또는 가슴 불편감
7. 메스꺼움 또는 복부 불편감
8. 어지럽거나 불안정하거나 멍한 느낌이 들거나 쓰러질 것 같음
9. 춥거나 화끈거리는 느낌
10. 감각 이상(감각이 둔해지거나 따끔거리는 느낌)
11. 비현실감(현실이 아닌 것 같은 느낌) 혹은 이인증(나에게서 분리된 느낌)
12. 스스로 통제할 수 없거나 미칠 것 같은 두려움
13. 죽을 것 같은 공포

B. 적어도 1회 이상의 발작 이후에 1개월 이상 다음 중 한 가지 이상의 조건을 만족해야 한다.

1. 추가적인 공황발작이나 그에 대한 결과(예 통제를 잃음, 심장발작을 일으킴, 미치는 것)에 대한 지속적인 걱정
2. 발작과 관련된 행동으로 현저하게 부적응적인 변화가 일어난다(예 공황발작을 회피하기 위한 행동으로 운동이나 익숙하지 않은 환경을 피하는 것 등)

C. 장애는 물질(예 남용약물, 치료약물)의 생리적 효과나 다른 의학적 상태(예 갑상선 기능항진증, 심폐질환)로 인한 것이 아니다.

출처 : 권준수 외(2015). DSM-5. 학지사, pp. 220-221.

대부분의 공황발작은 낮 동안 일어나지만, 야간에 일어나기도 한다. 평균 발병 연령은 20~24세이며, 드물지만 아동기에 종종 나타나기도 한다. 특히 아동기의 성적 · 신체적 학대 경험은 공황발작의 원인으로 보고되고 있다.

'대한민국 허리' 4050, 공황장애 시달린다

직장인 박 모(43) 씨는 이달 초 대학 친구들과 저녁 자리에서 "공황장애 치료를 받고 있다"고 털어놓았다. 그러자 이 자리에 있던 친구 3명 중 2명이 "나도 공황장애 약을 복용한 적 있다"고 말했다. 박 씨는 본지에 "공황장애를 겪는 사람이 내 주변에 이렇게 많은 줄 몰랐다"고 했다.

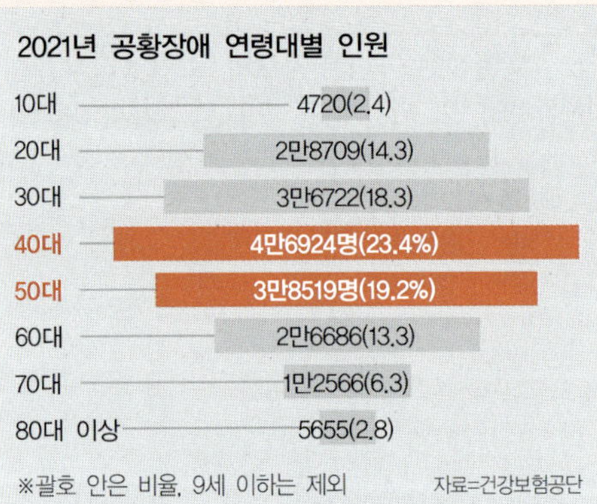

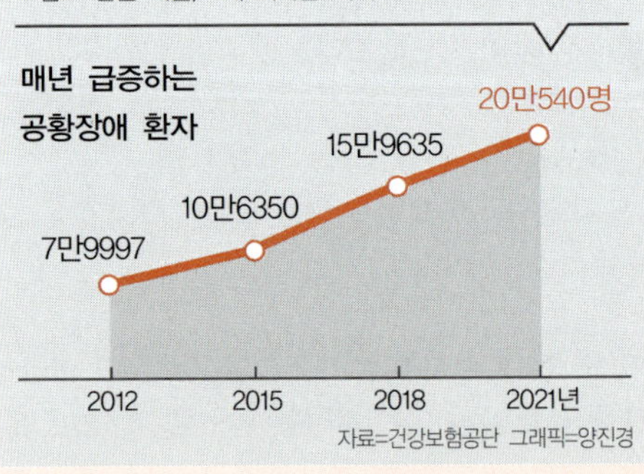

15일 국민건강보험공단에 따르면, 국민 20만 540명(2021년 기준)이 공황장애 진단을 받았다. 10년 전인 2012년(7만 9,997명)의 2.5배로 급증했다. 공황장애는 불안장애의 일종이다. 갑자기 가슴이 뛰고 숨이 막혀 쓰러질 듯한 발작이 한 달 이상 지속하면 공황장애 진단이 내려진다. 이 질환은 '연예인 병'으로 많이 알려져 있다. 김구라 · 이경규 · 이병헌 씨 등이 이 병을 앓고 있다고 밝히면서 일반에 많이 알려졌다.

우리나라에서 공황장애는 '40대 병'이다. 2021년 공황장애 진단을 받은 40대는 4만 6,924명으로, 전 연령대 중 가장 높은 비율(23%)을 차지했다. 공황장애 환자 네 명 중 한 명은 40대라는 뜻이다. 10년 전인 2012년 40대 공황장애 환자(2만 2,824명)보다 2배나 많은 수치다. 당시에도 40대 비율이 27%로 가장 컸다. 전문가들은 "세계적으로 공황장애는 20대 초 · 중반에 발병하는 경우가 많다"며 "40대 환자가 많은 것은 한국의 특이한 경향"이라고 했다. 40대 다음은 50대(3만 8,519명)였다. 40 · 50대를 합치면 그 비율이 42%로 절반에 육박한다.

공황장애의 정확한 원인은 아직 밝혀지지 않았지만, 스트레스와 관련성이 높다는 게 전문가들의 공통된 지적이다. 강지인 세브란스병원 정신건강의학과 교수는 "스트레스가 (공황장애를 촉발하는) 방아쇠 역할을 한다"며 "공황 발작을 경험한 사람 대부분은 증상을 겪기 전 정신적 스트레스가 누적된 경우가 많다"고 했다.

국민건강보험 일산병원 이정석 정신건강의학과 교수는 "우리 사회의 중추인 40대가 특히 큰 스트레스를 받고 있다"고 했다. 부모 · 자녀 문제 등에 시달리다 공황장애를 얻은 사례가 많다는 것이다. 그는 "한국의 40대는 직장에선 권위적인 위 세대와 자율적인 아래 세대 사이에 끼어 있다"며 "자녀가 본격적인 (입시) 공부를 시작하는데 건강 등이 점차 쇠퇴하는 걸 느끼면서 큰 사회적 압박을 받게 된다"고 했다. 최 모(44) 씨는 "아버지와 아들이 병원 치료를 받고 있다"며 "집 대출금, 직장 관련 스트레스가 컸는데, 작년 초 갑자기 사무실에서 숨이 막혀 죽을 듯한 공황 발작이 왔다"고 했다.

공황장애는 인구의 3~5% 정도가 걸릴 수 있다. 2006년 미국 국가 공병률 조사(NCSR)에선 전체 인구의 4.7%가 공황장애에 걸린 적이 있는 것으로 나타났다. 우리나라도 공황장애 인구가 200만 명을 훌쩍 넘어설 수 있다는 뜻이다. 앞으로 환자 수가 더 증가할 것이란 관측이 많다.

공황장애 급증의 원인이 '연예인'이란 지적도 있다. 연예인들이 자신의 공황장애 투병 사실을 공개적으로 밝히면서, 그동안 이 질환을 참아왔던 사람들까지 병원을 찾는 경우가 늘었다는 것이다.

박형근 서울아산병원 정신건강의학과 교수는 "공황장애는 약물 치료와 정기적인 상담을 병행하면 치료 효과가 좋다"며 "증상을 방치하면 일상생활에서 큰 고통을 받을 수 있기 때문에 빨리 병원을 찾는 게 중요하다"고 했다.

출처 : 조선일보(2023. 5. 16).

3) 광장공포증

광장공포증(Agoraphobia)은 실제로 노출된, 혹은 노출이 기대되는 다양한 상황에서 유발되는 극도의 공포와 불안을 현저하게 느끼는 것이다. 한마디로 광장공포증은 공황발작이 자꾸 반복되고 조건화되면서 생기는 2차적 후유증이라고 할 수 있다. 공황발작이 일어났던 상황이나 장소를 피하려는 노력이나 행동을 보이게 되는데, 대개 사람들이 많이 모이는 곳이나 공공장소, 너무 확 트이거나 갇혀 있는 곳 등 쉽게 탈출하기 어렵거나 도움을 청하기 어려운 곳이다. 따라서 광장공포 증이 있는 경우 대중교통(예 자동차, 버스, 기차, 선박 혹은 비행기)을 이용하거나 열린 공간(예 주차장, 시장, 다리)에 있는 것, 밀폐된 공간(예 상점, 공연장, 영화관)에 있는 것, 줄을 서거나 군중 속에 있는 것, 집 밖에 혼자 있는 것 중 두 가지 이상의 경우에 대해 두려움과 불안을 느끼는 것이다. 이러한 상황에서 공황 증상 또는 다른 부적절하거나 당혹스러운 증상이 나타나면 벗어나기 힘들거나(예 '여기서 벗어날 수 없어') 도움을 받기 어려울 것이라는 생각(예 '나를 도와줄 사람이 아무도 없어')으로 두려워한다.

이 장애의 발병은 35세 이전에 일어나는데, 청소년기 후기나 성인기 초기에 주로 발병한다. 아동기에 처음 발병하는 경우는 드무나, 아동기의 부정적 사건 및 스트레스, 따뜻함이 덜하거나 또는 과잉보호적인 양육 방식이 영향을 미친다.

4) 범불안장애

범불안장애(Generalized Anxiety Disorder)는 수많은 사건이나 활동에 지나치게 불안해하거나 걱정하는 것이다. 이러한 과도한 불안과 걱정을 하는 기간이 최소한 6개월 이상으로 그렇지 않은 날보다 그런 날이 더 많다. 안절부절못하거나 낭떠러지 끝에 서 있는 느낌, 쉽게 피곤해지고, 집중하기 힘들거나 머릿속이 하얗게 되는 것, 과민성(쉽게 화를 내는 것), 근육의 긴장, 수면 교란(잠들기 어렵거나 유지가 어렵거나 뒤척이면서 불만족스러운 수면 상태) 중 적어도 세 가지 이상의 증상이 있어야 하며 아동은 이 중 한 가지만 있어도 진단 가능하다.

범불안장애 아동은 과도하게 규칙을 잘 따르고 완벽주의자이며 자신에 대해 확신하지 못해 과제를 반복하게 된다. 따라서 전형적으로 확신과 확인을 받는 데 열성적이다. 성인 환자들은 종종 직업적 책무나 건강, 재정, 가족의 건강, 자녀의 불운, 사소한 문제(예 집안일을 하거나 약속에 늦는 것)와 같은 일상생활 환경에 대해 매일 걱정한다.

5. 파괴적, 충동조절 및 품행장애(Disruptive, Impulse-Control, and Conduct Disorders)

파괴적, 충동조절 및 품행장애는 정서 및 행동에 대한 자기조절 문제와 관련이 된다. 이러한 문제는 다른 사람의 권리를 침해하는 것(예 공격성, 재산 파괴), 그리고 사회적 규준, 권위자나 성인과 현저한 갈등을 유발하는 행동을 보인다. 적대적 반항장애, 간헐적 폭발장애, 품행장애, 병적 방화, 병적 도벽 등이 포함된다.

행동조절과 정서조절의 두 가지 자기조절 중 상대적으로 어디에 더 강조를 두는지에 따라 각 장애 간 차이가 있다. 예를 들어, 품행장애의 진단기준은 주로 타인의 권리를 침해하거나 주요 사회적 규범의 위반과 같은 잘 통제되지 않는 행동에 초점을 두고 있고, 다른 극단인 간헐적 폭발장애의 진단기준은 정서 조절과 주로 관련되어 분노 표출에 초점을 둔다. 또한 이 두 장애의 중간에 해당되는 적대적 반항장애의 진단기준은 행동조절(논쟁적이고 반항적)과 정서조절(분노와 과민성)이 동일하게 문제가 된다.

파괴적, 충동조절 및 품행장애는 여성보다 남성에서 더 흔히 보이며 아동기나 청소년기에 처음으로 발병하는 경향이 있다.

1) 적대적 반항장애 : 행동조절 + 정서조절 문제

적대적 반항장애(Oppositional Defiant Disorder)의 핵심 특징은 ① 분노 · 과민한(쉽게 화를 내는) 기분, ② 논쟁적 · 반항적 행동 또는 ③ 보복적 특성이 빈번하고 지속적으로 일어나는 것이다.

적대적 반항장애에서는 전형적으로 행동 문제뿐만 아니라 분노 · 과민한(쉽게 화를 내는) 기분 증상도 함께 보인다. 이러한 장애를 가진 사람들은 자기 자신이 화를 잘 내거나 반항적이라고 생각하지 않으며, 자신의 이러한 행동을 부당한 요구나 분위기에 대한 반응이라고 생각한다. 이러한 증상은 보통 취학 전에 나타나며 초기 청소년기 이후에 발병하는 경우는 매우 드물다.

2) 간헐적 폭발장애 : 정서조절 문제

간헐적 폭발장애(Intermittent Explosive Disorder)는 일반적으로는 공격적 행동을 유발하지 않는 주관적인 촉발자극에 대해 충동적인 공격 행동을 통제하지 못하는 것이다.

충동적인 공격적 행동폭발은 반복적이며 급성으로 발병하는데, 전형적으로 30분 이하로 지속되며 친하거나 관계가 있는 사람에 의해 유발된 사소한 촉발 자극에 대한 반응으로 발생한다. 충동적인 공격적 행동폭발은 대상을 손상시키거나 파괴하고 사람이나 동물을 공격하거나 때리거나 상해를 입히는 심각하고 파괴적인 행동을 1년에 약 3회 정도 나타내며 그 사이에 빈번한 언어적 공격, 비파괴적이고 해를 가하지 않는 신체적 공격성을 3개월간 약 2회 이상 보일 때 진단한다. 이러한 반복적인 공격적 행동폭발은 미리 계획된 것은 아니며 충동적이거나 분노로 유발된 행동이며, 이러한 것이 개인에게 현저한 심리적 고통을 유발하거나 직업적 또는 대인관계 기능에 손상을 주거나 경제적 또는 법적 문제와 관련이 된다. 이러한 증상은 아동기 후반이나 청소년기에 시작되는데 수 년에 걸쳐 지속된다.

3) 품행장애 : 행동조절 문제

품행장애(Conduct Disorder)는 다른 사람의 기본 권리를 침해하고 연령에 적절한 사회적 규범 및 규칙을 위반하는, 지속적이고 반복적인 행동 양상을 보인다. 이러한 행동은 크게 사람과 동물에 대한 공격성, 재산파괴, 사기 또는 절도, 심각한 규칙 위반의 네 가지 영역으로 구분된다.

〈표 11-6〉 DSM-5의 품행장애 진단 기준

A. 다른 사람의 기본적 권리를 침해하고 연령에 적절한 사회적 규범 및 규칙을 위반하는 지속적이고 반복적인 행동 양상으로, 지난 12개월 동안 다음의 15개 중 적어도 3개 이상에 해당되고, 지난 6개월 동안 적어도 한 개 이상의 기준에 해당된다.

사람과 동물에 대한 공격성

1. 자주 다른 사람을 괴롭히거나, 위협하거나, 협박함
2. 자주 신체적인 싸움을 걺
3. 다른 사람에게 심각한 신체적 손상을 입힐 수 있는 무기 사용(예 방망이, 벽돌, 깨진 병, 칼, 총)
4. 다른 사람에게 신체적으로 잔인하게 대함
5. 동물에게 신체적으로 잔인하게 대함
6. 피해자가 보는 앞에서 도둑질을 함(예 노상강도, 소매치기, 강탈, 무장강도)
7. 다른 사람에게 성적 활동을 강요함

재산파괴

8. 심각한 손상을 입히려는 의도로 고의적으로 망가뜨림
9. 다른 사람의 재산을 고의적으로 파괴함(방화로 인한 것은 제외)

사기 또는 절도

10. 다른 사람의 집, 건물 또는 자동차를 망가뜨림
11. 어떤 물건을 얻거나 환심을 사기 위해 또는 의무를 피하기 위해 거짓말을 자주 함(즉, 다른 사람을 속임)
12. 피해자와 대면하지 않은 상황에서 귀중품을 훔침(부수거나 침입하지 않고 상점에서 물건 훔치기, 문서 위조)

심각한 규칙 위반

13. 부모의 제지에도 불구하고 13세 이전부터 자주 밤늦게까지 집에 들어오지 않음
14. 친부모 또는 양부모와 같이 사는 동안 밤에 적어도 2회 이상 가출, 또는 장기간 귀가하지 않은 가출이 1회 있음
15. 13세 이전에 무단결석을 자주 함

B. 행동장애가 사회적, 학업적, 또는 직업적 기능 영역에서 임상적으로 현저한 손상을 초래한다.
C. 18세 이상일 경우, 반사회성 성격장애 기준에 부합되지 않는다.

출처 : 권준수 외(2015). DSM-5. 학지사, p. 515.

품행장애가 있는 사람은 흔히 공격적 행동을 취하고 다른 사람들에게 공격적으로 반응한다. 다른 사람을 괴롭히고 위협하거나 협박하는 것을 말하며, 여기에는 문자나 인터넷 기반 소셜미디어를 통한 괴롭힘도 포함된다. 신체적인 폭력은 강간, 폭행, 드물게는 살인과 같은 형태로 표현될 수 있으며, 고의적인 재산파괴와 사기 및 절도, 귀중품 훔치기, 심각한 규칙 위반으로 나타나기도 한다.

취학 전과 같이 어린 나이에도 발병할 수 있으나, 보통 아동 중기에서 청소년 중기 사이에 처음으로 드러난다. 품행장애가 있는 아동 및 청소년은 이후 성인이 되었을 때 기분장애, 불안장애, 외상 후 스트레스장애, 충동조절장애, 정신병적장애, 신체증상장애, 물질 관련장애를 보일 위험이 높다.

그 밖에 품행장애에는 빈번히 고의적이고 목적이 있는 방화를 하는 병적 방화(pyromania)와 쓸모가 없거나 금전적으로 가치가 없는 물건임에도 불구하고 훔치려는 충동을 저지하지 못하는 병적 도벽(kleptomania)이 포함된다.

학습정리

1. 본 장에서는 DSM-5에 근거하여 청소년기부터 주로 진단되는 장애로서 양극성 및 관련장애, 우울장애, 불안장애, 파괴적, 충동조절 및 품행장애를 기술하였다.

2. 조현병 스펙트럼 및 기타 정신병적장애(Schizophrenia Spectrum and Other Psychotic Disorders)는 망상, 환각, 와해된 언어, 비정상적 정신운동 행동, 음성증상, 인지손상, 우울 및 조증 증상을 말하며, 여기에는 조현형(성격)장애, 망상장애, 단기 정신병적장애, 조현양상장애, 조현병, 양극형, 우울형, 망상동반, 환각동반, 다른 의학적 상태로 인한 긴장성장애가 포함된다.

3. 양극성 및 관련장애(Bipolar and Related Disorders)는 기분의 변화가 심하여 고양된 기분상태와 침체된 상태가 주기적으로 나타나는 것이 특징이다. 양극성장애는 조증을 주로 보이면서 가끔 주요 우울을 보이는 I형과 주요 우울을 주로 보이면서 가끔 경조증을 보이는 II형이 포함된다.

4. 우울장애(Depressive Disorders)는 일상생활에 대한 의욕과 즐거움이 감소하고 주의집중력과 판단력이 저하되며, 체중과 수면양상의 변화, 무가치감과 죄책감, 그리고 죽음이나 자살 생각이 증가하는 것이 특징이다. 여기에는 파괴적 기분조절부전장애, 주요 우울장애, 지속성 우울장애(기분저하증), 월경전 불쾌감장애, 다른 의학적 상태로 인한 우울장애가 포함된다.

5. 불안장애(Anxiety Disorders)는 과도한 불안이나 걱정, 공포, 강박증상 등을 특징으로 한다. 여기에는 분리불안장애, 선택적 함구증, 특정공포증, 사회불안장애, 공황장애, 광장공포증, 범불안장애, 물질/ 약물치료로 유발된 불안장애, 다른 의학적 상태로 인한 불안장애가 포함된다. 청소년기 이후 진단되는 장애로 사회불안장애, 공황장애, 광장공포증, 범불안장애 등이 있다.

6. 파괴적, 충동조절 및 품행장애(Disruptive, Impulse-Control, and Conduct Disorders)는 다른 사람의 권리를 침해하거나 사회규범을 위반하는 부적응적인 행위를 하는 것이 특징이다. 여기에는 적대적 반항장애, 간헐적 폭발장애, 품행장애, 병적 방화, 병적 도벽이 포함된다.

CHAPTER 12

기타 성인기의 정신장애

학습목표

1. DSM-5의 분류체계에 따라 기타 성인기 정신장애의 종류를 살펴본다.
2. DSM-5의 분류체계에 따른 기타 성인기 정신장애의 진단적 특성에 대해 살펴본다.

최근 조사에 의하면(보건복지부, 2021), 지난 1년간 정신장애 평생 유병률은 남자 32.7%, 여자 22.9%, 전체 27.8%로, 성인 4명 중 1명이 평생 한 번 이상 정신건강 문제를 경험하고 있는 것으로 나타났다. 정신장애별 1년 유병률을 살펴보면, 우울장애, 1.7%, 불안장애 3.1%, 알코올 정신장애 2.6%, 니코틴 정신장애 2.7%로 성인의 10명 1명은 우울증, 강박증, 공항장애 등 정신건강 문제를 경험한 것이다.

한편 성인의 10.7%는 평생 한 번 이상 심각하게 자살을 생각하며, 2.5%는 자살을 계획하고, 1.7%는 자살을 시도하였으며, 자살 생각자의 56.8%, 자살 계획자의 83.3%, 자살 시도자의 71.3%가 평생 한 번 이상 정신장애를 경험한 것으로 나타났다. 그러나 한국의 지난 1년간 정신건강서비스 이용률은 7.2%로 미국 43.1%(2015년), 캐나다 46.5%(2014년), 호주 34.9%(2009년)에 비해 낮은 수준이었다. 이러한 연구조사 결과로써 우리는 현대화가 물리적 환경의 발전과 인간의 편리함을 의미하는 이면에 정작 심리적·정신적 안녕은 무시되고 있던 것은 아닌지 생각해 보게 된다.

본 장에서는 DSM-5 분류체계에 근거하여 성인기에 보다 공통적으로 나타나는 정신장애로서 강박 및 관련장애, 외상 및 스트레스 관련장애, 해리장애, 신체증상 및 관련장애, 급식 및 섭식장애, 수면-각성장애, 성기능부전, 성별 불쾌감, 물질 관련 및 중독장애, 신경인지장애, 성격장애, 변태성욕장애에 대해 설명한다.

1. 강박 및 관련장애(Obsessive-Compulsive and Related Disorders)

강박 및 관련장애는 정상적인 몰두나 반복의식과 달리 발달에 적절하지 않고 지나치거나 지속적인 상태를 보인다. DSM-5에서는 강박장애 및 신체적 외모의 결함, 장애를 의식하는 신체이형장애, 소지품을 보유하고 싶어 하는 수집광, 신체에 집중된 반복 행동을 특징으로 하는 발모광과 피부뜯기장애 등이 해당된다.

1) 강박장애

강박장애(Obsessive-Compulsive Disorder)는 강박적 사고와 강박 행동을 보인다. 강박 사고는 반복적으로 떠오르는 지속적인 사고와 충동, 심상들을 말하며, 강박 행동은 한 개인이 강박 사고에 의해 또는 완고하게 따르는 규칙에 따라 일어나는 자동적인 행동 또는 심리 내적인 행위를 뜻한다. 구체적인 강박 사고와 강박 행동의 내용은 개인마다 다르지만 청소(오염 강박 사고와 정리 강박 행동), 균형(대칭성에 대한 강박 사고와 반복하기, 정리정돈하기, 숫자 세기), 금기시된 생각들(공격적, 성적이거나 종교적인 강박 사고와 관련 강박 행동), 위해(자해나 타해에 대한 공포와 확인하기 강박 행동) 등의 특정한 증상이 강박장애에서 흔하게 나타난다.

어떤 개인은 위험에 대한 공포 등 전형적인 강박 사고를 가지며, 강박 행동의 결과로 물건을 버리는 데 어려움을 겪고 수십하게 되기도 한다. 이러한 행동은 문화권에 걸쳐 일관된 형태를 가진다. 또한 한 개인이 한 차원 이상의 증상을 자주 보일 수 있다. 강박장애 환자들은 강박 사고와 강박 행동을 촉발시키는 상황에 처하면 다양한 정서 반응을 보이는데, 예를 들어 재발성 공황발작 및 불안감 또는 강한 혐오감을 느끼기도 한다. 강박 행동을 수행하는 동안 그것이 올바르게 보이거나 느껴지고 명확해질 때까지 불완전감과 불편감으로 고통을 받는다. 이러한 강박 사고와 강박 행동을 유발하는 사람들이나 장소, 물건을 흔히 회피하려 하는데, 예를 들어 오염에 대한 염려로 인해 공공장소(예 식당, 공중 화장실)를 피하게 되고, 위험을 일으키는 침투적인 생각으로 인해 사회적 소통을 피하게 된다. 보통 성인기 초기에 발병하며 남성이 여성에 비해 이른 나이에 발병한다. 아동기 강박 행동은 눈에 잘 띄기에 강박 사고보다 더 쉽게 진단된다. 높은 부정적 감정성과 아동기 행동 억제 등은 강박장애의 기질적 위험 요소이며 아동기 신체·성적 학대 및 스트레스나 외상적 사건들도 영향을 준다.

2) 신체이형장애

신체이형장애(Body Dysmorphic Disorder)는 하나 이상의 신체적 외모의 결함을 의식하고 이에 대해 지나치게 집착하는 것이다. 사실과는 다르게 스스로 자신이 못생기거나 매력적이지 않거나 비정상 또는 기형으로 보인다고 믿으나 그들이 인식하는 외모의 결함은 타인에게는 알아볼 수 없거나 미미한 정도이다. 집착은 보통 피부(예 여드름, 흉터, 선, 주름살, 창백함), 모발(예 가는 머릿결, 과다한 신체 혹은 얼굴의 털), 또는 코(예 크기나 모양)가 흔하나 눈, 치아, 몸무게, 배, 유방, 다리, 얼굴 크기나 모양, 입술, 턱, 눈썹, 성기, 신체 부위의 비대칭성에 이르기까지 모든 신체 부위가 걱정의 대상이 된다. 이러한 집착은 스스로 원하지 않는 침투적인 것이며 이러한 걱정을 하는 데 많은 시간이 소모되고(평균적으로 하루 3~8시간), 이에 대해 저항하거나 통제하기 어렵다.

신체이형장애 발병의 평균 연령은 16~17세이며 아동기의 무시나 학대, 가족력이 원인이 된다. 이러한 장애를 가진 사람들은 외모에 대한 걱정 때문에 정신 사회적 기능이 손상되어 직업, 학업, 부모나 보호자로서의 역할을 제대로 수행하지 못하거나 결석, 결근 등의 심각한 문제를 보이기도 한다.

3) 수집광

수집광(Hoarding Disorder)은 물건의 실제 가치와는 상관없이 소지품을 버리거나 그들과 분리되는 것을 지속적으로 어려워하는 것이다. 대부분의 환자는 과도한 물건 습득을 보인다. 가장 흔한 물건 습득 형태는 과도한 구매이며 그 다음이 공짜 물건의 습득(예 전단지, 남이 버린 물건들)이지만, 물건을 훔치지는 않는다. 수집광 환자들은 물건을 습득하지 못하거나 방해를 받으면 고통스러워한다. 가장 흔히 보관하는 물건은 신문, 잡지, 오래된 옷, 가방, 책, 편지, 문서 서류 등이며, 수집한 것들을 버리려 한다면 고통을 경험하게 된다.

만일 수집광 환자들이 축적한 양만큼 수집한 양이 많더라도 체계적이고 조직적인 정상적 수집 행동을 한다면 수집광이라 진단하지 않는다. 정상적인 수집 행동에서는 수집된 물건들을 어지럽히지 않고 수집광에서 보이는 전형적인 고통이나 기능 손상을 초래하지 않는다.

수집광은 우유부단함, 완벽주의, 회피, 꾸물거림, 업무 조직과 계획 수립의 어려움, 산만함 등의 증상을 함께 보인다. 보통 만 11~15세경에 발병하여 성인기 이후까지 지속된다. 여성들이 남성에 비해 흔하며 기본적인 활동 및 신체적 건강을 위협하는 등 삶의 질을 상당히 저해한다.

4) 발모광

발모광[털뽑기장애, Trichotillomania(Hair-Pulling Disorder)]은 반복적으로 자신의 털을 뽑는 행위를 말한다. 부위는 주로 두피, 눈썹, 속눈썹이며 드물게는 겨드랑이, 얼굴, 생식기, 항문 주위 등 털이 자라는 곳이면 어느 부위나 나타날 수 있다. 털뽑기를 줄이거나 멈추기 위해 반복적인 시도를 하며 통제감의 상실, 창피함, 부끄러움 등과 같은 부정적 정서를 포함한 고통과 손상이 사회적, 직업적 및 중요한 기능에서 초래된다. 털과 관련된 다양한 행동이나 의례를 나타내기도 하는데, 특별한 질감이나 색깔의 털을 찾거나 뿌리까지 온전히 뽑으려 하는 등 특정 방법의 뽑기, 뽑은 후 눈으로 관찰하거나 만지거나 입으로 조작하는 행위를 보이기도 한다(예 손가락으로 털을 돌리거나 가닥을 이로 당기거나 물어뜯어 조각내거나 털을 삼킴).

이는 불안이나 지루한 감정에 의해 시작되다가 뽑기 전 긴장감이 증가하거나 털뽑기 이후의 만족감, 쾌감, 안도감 등을 느끼면서 마치 무의식으로 일어나는 것처럼 자동화된 행동 형태를 보이며 이후에는 털뽑기의 고통을 느끼지 못한다. 보통 사춘기나 사춘기 이후 일어나는 것이 가장 흔하며 주요 우울장애 및 피부뜯기장애와 같은 다른 정신질환과 함께 나타날 수 있다.

5) 피부뜯기장애

피부뜯기장애[Excoriation(Skin-Picking) Disorder]는 반복적으로 스스로 피부를 뜯는 것이다. 얼굴, 팔, 손을 가장 흔하게 뜯고 그 밖의 신체 여러 곳을 뜯을 수 있다. 건강한 피부 부위를 뜯기도 하고 여드름이나 피부 굳은살 등 피부 이상이 있는 곳이나 이전 상처의 딱지를 뜯을 수 있다. 때로는 피부 비비기, 비틀기, 절개하기, 물어뜯기 등을 하기도 하는데, 보통 하루에 수 시간 등 상당한 시간을 피부 뜯는 데 할애하여 증상은 수개월 또는 수 년 정도 지속되며, 화장이나 옷가지로 피부 병변을 숨기거나 변장하려 하며 피부 뜯기를 줄이거나 멈추려는 반복적인 시도를 나타내기도 한다.

털뽑기와 마찬가지로 피부와 상처 딱지와 관련된 다양한 행동이나 의례와 함께 보일 수 있는데, 특별한 종류의 상처 딱지를 찾고, 이들 피부를 뜯은 후 눈으로 관찰하거나 장난치거나 입으로 가지고 놀거나 삼키기도 한다. 처음에는 불안이나 지루한 감정에 의해 시작되며, 피부 뜯기 이후 만족감, 쾌감, 안도감 등을 느끼기도 하는데 피부 뜯기 행동에 고통을 동반하지 않는다.

피부뜯기장애는 흔히 사춘기와 사춘기 직후에 일어나며 여드름과 같은 피부과 질환과 함께 자주 시작된다. 피부 뜯기로 업무에 지장을 받고 결석이나 학교 숙제, 수업을 듣는 데 지장을 받을 수 있으며, 피부 뜯기의 의학적 합병증으로 조직 손상, 흉터, 감염이 있고, 심한 경우 생명을 위협할 수 있는데, 상당한 조직 손상과

흉터를 초래하여 감염에 대한 항생제 치료와 수술을 하게 될 수 있다. 이 장애는 주요 우울장애 및 강박장애, 발모광 등의 다른 정신질환과 함께 나타날 수 있다.

2. 외상 및 스트레스 관련장애(Trauma and Stressor Related Disorders)

외상 및 스트레스 관련장애는 외상 또는 스트레스성 사건에 대한 명백한 노출이 있은 후 발생하는 장애를 말하며, 반응성 애착장애, 탈억제성 사회적 유대감 장애, 외상 후 스트레스장애, 급성 스트레스장애와 적응장애를 포함한다. 이는 또한 불안장애, 강박 및 관련장애, 해리장애와 진단적인 측면에서 밀접한 연관성을 가진다.

외상성 또는 스트레스성 사건에의 노출 이후 발생하는 심리적 고통은 매우 다양한데, 증상은 불안 또는 공포를 기본으로 하고 있으나 무쾌감, 불쾌감, 화와 외현화된 공격성 또는 해리 증상이 가장 두드러진다.

1) 외상 후 스트레스장애

외상 후 스트레스장애(Posttraumatic Stress Disorder)는 한 가지 이상의 외상성 사건에 노출되고 그에 따르는 특징적 증상들이 나타나는 장애이다. 이 장애는 어떤 개인에게는 그러한 외상성 사건이 공포와 함께 재경험되어 감정과 행동 증상을 두드러지게 보일 수 있고 다른 경우에서는 무감동 또는 불쾌 기분 상태와 부정적인 인지가 주요 고통일 수도 있다. 증상은 각성과 외현적 반응이 두드러지거나 또는 해리 증상이 두드러지기도 하고 때로는 이러한 증상들이 혼합되어 나타날 수도 있다.

직접적으로 경험한 외상성 사건이 고문이나 성폭력 등 대인관계적이거나 의도적일 때 특히 심하고 오래 지속될 수 있다. 외상 후 스트레스장애로 인한 기억은 우울한 생각을 떠올리는 것과는 달리 자기의지와 상관없이 밀려오는 지속적이고 고통스러운 기억이라는 점이 다르다. 이러한 반복적 기억은 감각적, 감정적이며 생리적인 요소를 포함한다. 사건의 구성요소가 다시 살아나는 듯, 몇 초에서 몇 시간 또는 며칠까지 지속되는 해리 상태를 경험하며 마치 그 순간 사건이 일어나는 듯 행동한다. 어린 아동의 외상과 관련된 사건의 재현은 놀이나 해리 상태에서 나타날 수 있다.

외상 후 스트레스장애는 생후 1년 이후를 시작으로 모든 연령에서 나타날 수 있다. 나이 든 성인의 경우 건강의 저하, 인지 기능의 악화, 사회적 고립이 외상 후 스트레스 증상을 악화시킬 수 있으며, 어린 아동은 외상성 사건에 대한 특징적인 내용이 없는 무서운 꿈을 꿀 수 있고 언어의 상실 같은 발달적 퇴행이 일어날 수 있다. 장기적이고 반복되는 심각한 외상성 사건(예 아동 학대, 고문)은 감정을 조절하거나 안정적인 대인관계를 유지하는 데 장애를 줄 수 있고 해리 증상을 겪게 할 수 있다. 남성보다 여성에 더 흔하며 높은 사회적 · 직업적 · 신체적 장애를 준다.

반복 재생되는 고통… '외상 후 스트레스장애'

오늘도 캄캄한 미로를 헤매다가 숨이 막혀 잠에서 깬 C 씨. 두 달 전 불이 난 건물에서 가까스로 구조된 후로 자주 악몽을 꾸고 있다. 아울러 사고 이후 높은 건물이나 복잡한 장소는 생각만 해도 속이 울렁거리며 매번 비상구를 확인하는 습관이 생겼다. 이 외에도 알람이나 사이렌 소리만 들려도 깜짝 놀라고 팔다리가 후들거렸다. 이에 C 씨는 '그날 가지 말걸'이라는 생각과 함께 점차 외출을 하지 않고 사람들도 만나지 않게 됐다.

외상 후 스트레스장애(PTSD)는 생명을 위협받거나 크게 다치는 사건, 또는 극심한 두려움과 공포를 불러일으키는 사건들을 경험할 경우 발생할 수 있는 질환이다. 홍수나 태풍 등 자연재해 외에도 화재, 붕괴, 교통사고, 폭행, 테러 등 사회적 재난도 PTSD 원인이 될 수 있으며 목격, 가까운 사람에게 발생 등 간접적인 경험이 반복적으로 노출될 경우에도 발생할 수 있다. 일반적으로 PTSD 증상은 외상을 경험한 후 3개월 이내 발병한다. 국내 평생 유병률은 약 1.6%로 해외에 비해 상대적으로 낮지만 최근 이태원 참사 등 대형 재난이 반복되면서 많은 관심을 갖게 됐다.

PTSD가 고통스러운 이유는 악몽이나 사건이 환자에게 지속적으로 회상되며, 이로 인한 극심한 공포와 신체반응이 나타나기 때문이다. 외상을 겪은 환자의 뇌와 신체 스트레스반응 체계는 이상이 생기고 자율신경계가 지나치게 활동하는데, 이 때문에 주변 환경을 예민하게 볼 수밖에 없고 화가 나거나 무기력해지는 등 감정 조절의 어려움을 겪는다.

대부분 질환이 그렇듯 PTSD 치료도 조기에 하는 것이 효과적이며 전문적인 치료를 필요로 한다. 대표적인 치료는 환자를 외상기억에 반복적으로 노출시켜 상황을 익숙해지게 하고 불안과 회피반응을 줄이는 '노출치료', 왜곡된 생각을 교정하는 '인지치료', 스트레스 완화요법이 포함된 '인지행동치료'가 있다. 이 외에도 규칙적인 안구운동으로 외상과 관련된 정보를 재처리하고 고통스러운 생각과 감정을 희석시키는 '안구운동 민감소실 및 재처리 치료' 같은 특수치료도 있으며 증상이 심한 경우에는 세로토닌 재흡수 억제제 같은 '항우울제'도 사용한다.

PTSD 치료에 있어 가장 중요한 것은 환자가 스스로 사건에 대해 이야기할 수 있도록 인내심을 갖고 기다려야 한다는 점이다. 따라서 주변 사람들은 환자에게 정서적인 지지와 안정감을 제공해야 하며 환자 스스로 스트레스를 이완시킬 수 있는 방법을 찾도록 격려해야 한다. 아울러 환자가 죄책감이나 수치심을 갖지 않도록 도와야 한다. 자책이나 주변의 낙인, 비난은 치료와 회복에 큰 걸림돌이 되기에 환자가 과도하게 감정을 억제하거나 회피하지 않고 일어난 사건을 받아들이고 회복할 수 있도록 충분한 시간을 갖고 지켜봐줘야 한다.

이 밖에 재난사건과 관련한 끔찍한 영상이나 사진 등 미디어에 과노출되는 경우에도 불안 공포감, 분노나 무기력 같은 부정적인 감정과 두근거림, 식은땀과 같은 신체반응 등 스트레스 반응을 지속적으로 경험하는 경우가 있다. 혹은 대인관계에서 폭언이나 갈등 상황으로 공포감과 수치심을 경험하는 일종의 심리적 외상 사건 이후 스트레스 반응을 지속적으로 경험할 수도 있다. 이런 경우에는 PTSD보다는 적응장애 진단을 고려하게 된다.

출처 : 아시아경제(2022. 11. 23).

2) 급성 스트레스장애

급성 스트레스장애(Acute Stress Disorder)는 한 가지 이상의 외상성 사건을 겪은 뒤 3일에서 1개월까지 지속되는 특징적 증상을 나타낸다. 외상성 사건의 반복적이고, 불수의적이며 침습적인 고통스러운 기억, 부정적 기분, 해리 증상, 회피와 각성 증상 등이 경험된다. 외상성 사건에서의 자신의 역할, 외상성 경험에 대한 자신의 반응 또는 미래 가능성에 대해 흔히 비극적이거나 극도로 부정적인 생각에 몰입하며 외상성 사건을 방지하지 못한 것, 그 경험에 더 성공적으로 대처하지 못한 것에 극도의 죄책감을 느낄 수 있다.

외상성 사건에 노출 후 처음 1개월 동안은 흔히 공황발작을 보이거나 혼돈스럽고 충동적인 행동을 나타내기도 한다. 때때로 극심한 수준의 불안으로 수면,

에너지 수준, 과제에 집중하는 능력을 방해하며 다양한 상황에서 위축된 행동으로 나타난다. 급성 스트레스장애는 외상성 사건 후 3일째 되는 날까지는 진단될 수 없으며 이러한 스트레스장애가 1개월 이상 지속된다면 외상 후 스트레스장애로 진행될 수 있다. 실제로 외상 후 스트레스장애로 발달하는 사람들의 대략 반 정도는 처음에는 급성 스트레스장애를 보인다.

3) 적응장애

적응장애(Adjustment Disorders)는 인식 가능한 스트레스 요인에 대한 반응으로 감정적 또는 행동적 증상을 나타내는 것이다. 스트레스 요인은 단일 사건(예 연인 관계의 종결)일 수 있고 다양한 스트레스 요인의 결합(예 현저한 직업적 어려움과 결혼생활 문제)일 수도 있으며, 반복적(예 계절적인 업무상 위기, 성취감을 주지 못하는 성적 관계)일 수도 있고, 지속적(예 장애를 증가시키는 지속적으로 고통스러운 질병, 우범지대 거주)일 수도 있다. 이 장애가 있는 사람은 우울 기분, 신경과민, 걱정과 불안, 또는 품행장애 등의 증상이 나타난다. 적응장애는 스트레스 요인이 발생한 지 3개월 이내에 시작하고 6개월 이상 지속되지 않는다.

3. 해리장애(Dissociative Disorders)

해리장애는 의식, 기억, 정체성, 감정, 지각, 신체 표상, 운동 통제 그리고 행동의 정상적 통합의 붕괴 또는 비연속성을 특징으로 한다. 해리 증상은 잠재적으로 모든 심리 기능 영역을 붕괴시킬 수 있다.

해리성장애는 개인의 의식이나 정체감이 급작스럽게 변화하는 것을 말한다. 중요한 개인적 사건들이 회상될 수 없거나 일상적인 자신의 신분이 일시적으로 망각되기도 한다. 때로 자신의 일상에서 멀리 떨어진 장소에서 방황하는 경우도 있다. 일반적으로는 통합적 기능–의식, 기억, 정체감, 환경에 대한 지각 등–에서 붕괴가 일어나는 것으로 갑작스럽거나 점진적일 수 있으며, 일시적이거나 만성적일 수 있다. 해리장애의 하위유형에는 해리성 정체성장애, 해리성 기억상실, 이인성/ 비현실감장애가 포함된다.

4. 신체증상 및 관련장애(Somatic Symptom and Related Disorders)

신체증상 및 관련장애의 주요 진단인 신체증상장애는 신체증상들에 대한 의학적인 원인이 존재하지 않는데도 지속적으로 고통스러운 신체증상들 또는 이러한 증상들에 반응하여 나타나는 비정상 사고, 느낌과 행동을 나타내는 것을 말한다. 신체증상장애 환자들은 신체증상이나 건강염려와 관련된 과도한 생각, 느낌, 행동을 표현하는데, 신체증상 자체보다는 그 증상을 표현하고 해석하는 방식에 초점을 둔다. 이는 약물이나 다른 심리적장애에 의한 것이 아니며, 이러한 증상이 사회적 기능이나 직업적 기능에 상당한 지장을 초래할 수 있다. 신체증상 및 관련장애에는 질병불안장애, 전환장애, 인위성장애가 있다.

질병불안장애는 주로 초기 및 중년 성인기에서 시작하는데 신체증상은 나타나지 않거나 경도의 증상이 나타나나 심각한 질병, 진단되지 않은 의학적 질병에 걸려 있거나 걸릴 것을 걱정하고 건강에 대한 높은 불안, 건강상태에 대한 경각심, 지나친 건강 관련 행동을 보여, 지나치게 자주 병원을 찾거나 혹은 불안으로 진료를 회피하는 형태를 보인다. 이러한 지나친 걱정은 다른 사람에게 위협을 주고 가족에게 상당한 부담을 주게 된다.

전환장애(기능성 신경학적 증상장애)는 의학적 상태와는 근거 없이 운동이나 감각 기능에 이상이 나타나는 것이다. 한 개 이상의 다양한 증상들이 있을 수 있는데, ① 쇠약이나 마비, 떨림이나 근육긴장이상 같은 운동 증상, ② 변화 · 감소 · 상실된 피부 감각 및 시청각 같은 감각 증상, ③ 비정상적인 전신 사지 떨림, 실신이나 혼수, 무반응이 있을 수 있다. 발병은 여성에서 2~3배 더 흔하며 전체 연령에서 나타낸다.

인위성장애는 분명한 속임수를 가지고 자신이나 타인의 의학적 혹은 심리학적인 징후와 증상을 허위로 꾸며내는 것이다. 분명한 외적 보상이 없는 상황에서 질병이나 부상의 징후, 증상을 거짓으로 꾸며낸다. 과장과 위조, 모방, 유도의 방법을 사용하여 질병을 위조하며 스스로나 타인에게 상해를 입힘으로써 상당한 심리적·기능적 손상을 끼칠 위험이 있다.

이해받지 못하는 고통 '신체증상장애'

몇 달째 복통으로 고생 중인 A 씨. 시도 때도 없이 배가 아프고 더부룩해 식사를 잘 못하고 지끈거리는 두통으로 업무에 집중하기가 어렵다. 소화제와 두통약을 자주 먹지만 나아지지 않는다. 여러 병원에서 다양한 검사를 받았지만 큰 이상이 없다고 하고 스트레스가 원인이라고 한다. 직장과 집에서는 병이 없다고 하는 A 씨를 보고 자꾸 병가를 낸다고 의심하니 답답할 따름이다.

신체증상장애는 흔히 '신경성' 혹은 '기능성' 질환으로 불리며, 관절이나 근육 등 신체 여러 부위에서 통증이 나타나거나 소화불량, 복통, 식욕저하, 메스꺼움, 두통, 어지럼증 등의 다양한 증상이 지속되는 질환이다. 이는 20~30대 중 여성에게 흔히 나타나는 질병이며, 소아나 청소년에게도 나타날 수 있다. 이 외에도 기능성 소화장애, 심인성 어지럼증도 신체증상장애와 관련이 있다.

이 질환에 걸린 환자는 실제로 체중이 감소하기도 하며, 일상생활에 지장을 줄 정도의 증상이 지속된다. 이에 각종 검사를 받게 되지만 대부분 이상이 없거나 경미한 문제라고 진단받고 때로는 정신건강의학과 진료를 권유받기도 한다. 그러나 스트레스나 우울증 같은 심리적인 요인이 항상 선행하는 것은 아니며, '실재'하는 신체적 고통이 나타나기에 답답한 마음에 여러 병원을 방문하게 된다. 신체증상장애는 정신, 신체, 환경 요인 등 복합적인 기전에 의해 발생하는데, 뇌에서 신체감각신호를 처리하는 회로에 문제가 생기면서 왜곡된 고통을 느끼고 예민해지면서 과도한 걱정과 불안이 동반되는 질환이다.

치료를 위해선 '신체와 뇌가 밀접하게 연결되어 상호작용을 하고 있다'는 전반적인 이해가 필요하다. 스트레스 등으로 뇌가 과도한 자극을 받으면 여러 가지 호르몬과 신경전달물질을 분비해 우리 몸의 심혈관계, 소화기계, 호흡기계, 내분비계 등 전신에 영향을 준다. 따라서 뇌를 자극하는 스트레스와 불안, 신체 건강을 위협하는 과도한 음주나 흡연, 식이습관의 문제 요소를 줄여나가는 복합적인 접근이 필요하다. 대표적인 치료 방법은 질환과 상태를 객관적으로 이해하고 증상 자체를 해소하기보다는 기능 및 삶의 질 개선에 초점을 맞추는 '인지행동치료'가 있다. 아울러 정상적인 감각자극을 주는 규칙적인 운동으로도 증상을 완화시킬 수 있다. 약물치료를 진행할 수도 있는데, 뇌의 예민성을 조절하는 항우울제나 증상에 따라 소화기계 약물이나 진통제도 사용한다.

신체증상장애는 적절한 진단과 치료로 환자 중 60~70%가 호전되는 질환이지만, 위 사례

자처럼 진단되기까지 오래 걸리는 경우가 많다. 그리고 대부분 검사에서 이상이 없기에 꾀병으로 오인받는 경우도 있다. 이는 환자를 고립시키고 증상을 오래 경험하게 만들기에 가족을 비롯한 주변 사람들은 환자의 실재하는 고통을 질환으로 받아들이고 생활 습관이나 환경을 함께 개선해 나가면서 지지해 주는 것이 큰 도움이 된다.

출처 : 아시아경제(2022. 10. 26).

5. 급식 및 섭식장애(Feeding and Eating Disorders)

급식 및 섭식장애는 장기간 지속되는 섭식의장애 혹은 섭식과 관련된 행동들로 인해 음식 소비 혹은 섭취의 변화가 생기고 신체적 건강과 정신사회적 기능에 심각한 손상을 가져오는 것으로 특징지어진다. 진단기준에 따라 이식증, 되새김장애, 회피적/ 제한적 음식섭취장애, 신경성 식욕부진증, 신경성 폭식증, 폭식장애로 분류된다. 여기에서는 신경성 식욕부진증과 신경성 폭식증, 폭식장애를 소개한다.

1) 신경성 식욕부진증

신경성 식욕부진증(Anorexia Nervosa)은 세 가지 핵심적인 증상이 있다. 지속적인 음식물 섭취의 제한, 체중의 증가 혹은 비만이 되는 것에 대한 극심한 두려움, 혹은 체중 증가를 방해하는 행동의 지속, 그리고 체중과 체형에 대한 자기인식의장애이다. 이 장애를 가진 사람은 나이, 성별, 발달과정 및 신체적인 건강상태에 비해 최소한의 정상수준보다 낮은 체중을 유지한다. 아동과 청소년의 경우, 체중의 감소가 아닌 정상 발달 과정상에 기대되는 체중 증가가 실패한 경우를 말한다.

신경성 식욕부진증의 정확한 원인은 밝혀지지 않았으나 몇 가지 학설이 있다. 정신역동학적 견해에서는 발달상에서 유아와 어머니 사이에 존재하는 관계의 장애로 인해 생긴 정서적 갈등의 표현으로 부모와의 갈등이 음식에 대한 거부감과 갈등으로 표현된다는 것이다. 유아가 어머니에게서 받고자 했던 안심과 확실한 반응이 없을 때 건강한 자신감이 생겨나지 못하게 되고 이로 인해 유아는 자신을 분리된 하나의 인격체로 보지 않고 어머니의 한 부분에 지나지 않는 것으로 생각하게 된다.

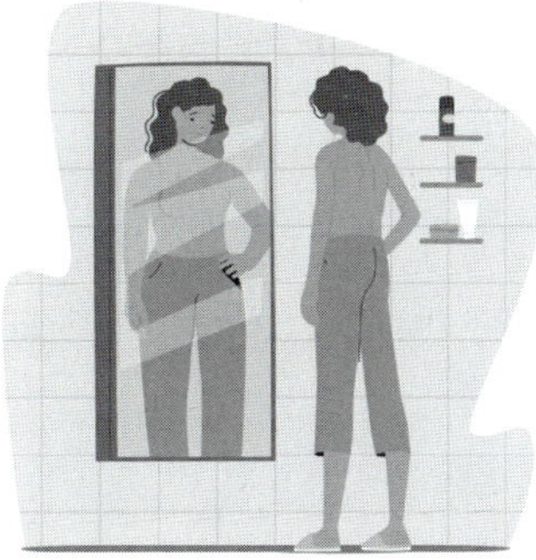

신경성 식욕부진증 환자는 왜곡된 신체상을 가진다

신경성 식욕부진증 환자의 대부분은 자신이 무력하고 쓸모없는 사람이라고 말하며 자율성을 상실하여 자신의 신체기능을 스스로 조절할 수 없다고 느끼게 된다. 신경성 식욕부진증 환자의 50% 이상이 우울증을 보이며 우울증과 밀접한 관계가 있는 것으로 나타났다. 신경성 식욕부진증은 일반적으로 청소년기 10~30세 사이에 많이 발생하는데 90% 이상이 여성이다. 젊은 여성들 사이의 신경성 식욕부진증의 유병률은 1년에 대략 0.4%이다.

"정신과 질환 사망률 1위 거식증"

섭식장애를 앓는 인구가 증가하고 있다. 섭식장애의 대표적인 질환은 거식증과 폭식증이다. 특히 미디어 속 마른 연예인을 선망하는 청소년들의 거식증은 사회적 우려까지 낳고 있다. 거식증은 세계보건기구(WHO)가 가장 우선적으로 치료해야 한다고 보는 청소년 질환 가운데 하나이기도 하다. 유럽이나 미국과 같은 나라에서는 전체 인구의 약 1% 유병률을 가진 질환으로 보고되고 있다.

■ '프로아나'를 아시나요

10대와 20대들 사이에서 뼈만 남아 있을 정도 마른 몸매를 선망하는 '프로아나'가 퍼지고 있다. 우호적이라는 뜻의 '프로(Pro)'와 거식(Anorexia)을 뜻하는 '아나'의 합성어로, 음식을 거부하는 것을 선호한다는 의미다. 이들은 SNS에서 은밀하게 '먹토(먹고 토하기)' '씹뱉(씹기만 하고 뱉기)' 등 초절식 팁을 공유하고 있다.

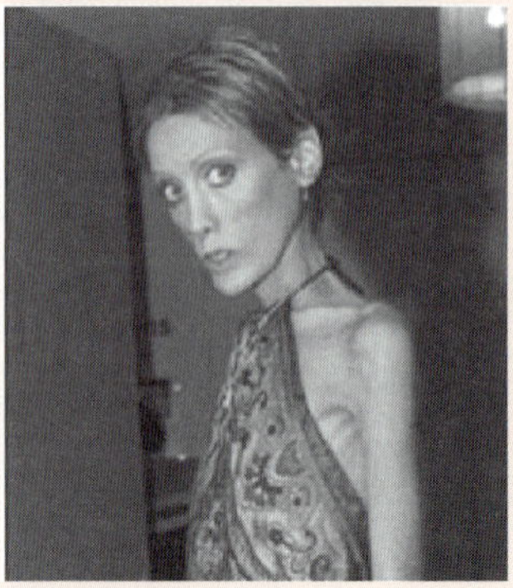

'거식증(신경성 식욕부진증, Anorexia Nervosa)'이라는 용어는 많이 알려져 있지만, 거식증을 가진 사람은 이를 드러내지 않는 특징이 있어 주변에서 흔히 볼 수는 없다. 하지만 과도하게 다이어트를 하는 사람 중 거식증이 의심되는 경우는 생각보다 많다.

건강보험심사평가원에 따르면 2021년 신경성 식욕부진증으로 내원한 환자는 2,201명이며, 여성이 1,648명으로 약 75%였다. 여성 환자를 연령대로 보면 10대가 400명으로 가장 높은 비율을 차지했다.

세계 여러 나라들은 지나치게 마른 몸매가 이상적인 아름다움의 기준으로 굳어지는 것을 막기 위한 노력에 나서고 있다. 프랑스는 2015년부터 정상 체질량지수(BMI) 미만의 모델이 런웨이를 할 경우 약 1억 원의 벌금을 물리고 있다. 스페인, 이스라엘에서도 BMI가 18.5 이하인 모델은 무대에 설 수 없다. 영국은 청소년들이 학교에서 서로의 외모에 관해 이야기를 하지 않도록 교육하고 있다.

■ **저절로 낫는 경우 없어 치료 필수**

거식증은 체중 증가에 대한 강한 두려움 때문에 음식 섭취량을 현저히 줄이거나 거부하는 상태를 말한다. 심각한 저체중인데도 본인 스스로는 인지하고 못하고 체중 증가를 막는 과도한 행동이 지속적이고 강박적으로 나타난다. 거식증이 위험한 이유는 저체중으로 인해 약 10%의 환자가 심정지로 사망에 이를 수 있기 때문이다. 이는 모든 정신과 질환을 통틀어 가장 높은 사망률이다. 그 외에도 월경을 하지 않거나 쉽게 뼈가 부러지는 골다공증, 반복된 구토로 인한 식도와 치아의 손상, 침샘의 부종 등의 증상을 유발한다.

인제대학교 부산백병원 문정준 정신건강의학과(섭식장애클리닉) 교수는 "거식증은 10대 초반에서 20대 초반에 주로 발생하며, 최근에는 남성 환자도 늘고 있지만 여성 환자가 다수를 차지한다"며 "중 · 고등학교 학생들이 치료를 받으러 많이 오는데, 성적이 떨어지고 친구들과 같이 식사를 하는 것을 꺼려 대인관계에서 문제를 보인다"고 말했다.

문정준 교수는 "거식증은 저절로 낫는 경우가 없으며, 발병 5년 이내에서는 치료 성공 가능성이 높지만 5년 이상 지속되면 만성화되는 경향이 강해서 성인이 된 이후로도 거식증 상태로 지낼 가능성이 높다"며 "치료가 늦어질수록 거식증 증상이 습관화되기 때문에 치료가 더욱 어려워진다"며 조기 치료의 중요성을 강조했다.

출처 : 부산일보(2023. 5. 21).

〈표 12-1〉 DSM-5의 신경성 식욕부진증 진단기준

A. 필요한 양에 비해 지나친 음식물 섭취 제한으로 연령, 성별, 발달과정 및 신체적인 건강수준에 비해 현저하게 저체중을 유발하게 된다. 현저한 저체중은 최소한의 정상수준보다 체중이 덜 나가는 것으로 정의되며, 아동과 청소년의 경우, 해당 발달단계에서 기대되는 최소한의 체중보다 체중이 적게 나가는 것을 의미한다.
B. 체중이 증가하거나 비만이 되는 것에 대한 극심한 두려움, 혹은 체중 증가를 막기 위한 지속적인 행동으로, 이러한 행동은 지나친 저체중일 때도 이어진다.
C. 기대되는 개인의 체중이나 체형을 경험하는 방식에 장애, 자기평가에서 체중과 체형에 대한 지나친 압박, 혹은 현재의 저체중에 대한 심각성 인식의 지속적 결여가 있다.

출처 : 권준수 외(2015). DSM-5. 학지사, p. 364.

2) 신경성 폭식증

신경성 폭식증(Bulimia Nervosa)에는 다음 세 가지의 핵심적 특징이 있다. 첫째, 반복되는 폭식 행동, 즉 일정 시간(예 2시간 이내) 동안 대부분의 사람이 유사한 상황에서 동일한 시간 동안 먹는 것보다 분명하게 많은 양의 음식을 먹으며, 둘째, 체중 증가를 막기 위해 반복적으로 부적절한 보상행동을 하는 것이다. 이 증상이 있는 많은 사람이 폭식을 보상하기 위해 다양한 방법을 시도하는데, 구토가 가장 흔히 나타나는 보상행동이다. 셋째, 신경성 폭식증이 있는 사람들은 자기평가에서 체형과 체중을 지나치게 강조하며, 이러한 요인이 자존감을 결정하는 데 있어 중요하다. 진단을 위해서는 폭식과 부적절한 보상행동이 반드시 일어나야 하며, 평균적으로 최소 지난 3개월 동안 일주일에 1회 이상 있어야 한다.

신경성 폭식증은 다량의 음식을 빨리 먹는 것이 특징이다. 많이 먹어서 복통과 구역질이 날 때까지 먹고 토하고 이어서 죄책감, 자기혐오, 우울증으로 괴로워한다. 신경성 폭식증이 있는 사람들은 보통 그들의 음식섭취 문제를 부끄러워하므로, 폭식은 일반적으로 가능한 한 비밀스럽고 눈에 띄지 않게 일어난다.

신경성 폭식증의 원인으로는 생물학적-심리사회적 요인을 들 수 있다. 생물학적 요인으로는 세로토닌(serotonin), 노르에피네프린(norepinephrine), 엔도르핀(endorphin) 등이 관련되어 있다고 추측되고 있으며, 심리적 요인으로는 환자의 부모나 환자 자신에게 분리의 어려움이 광범위하게 존재하는 것으로 추정된다.

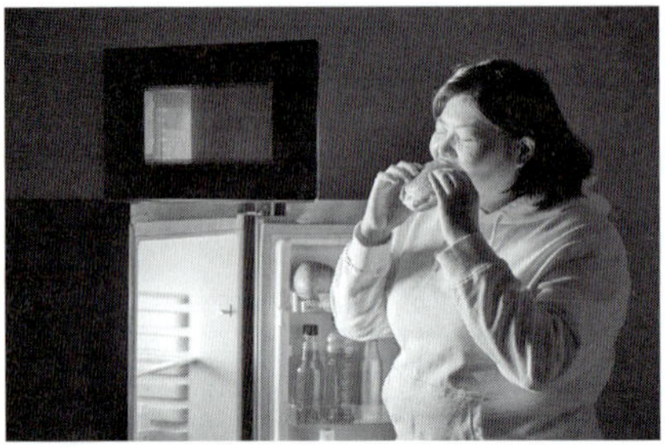

신경성 폭식증 환자는 2시간 이내에 많은 양의 음식을 폭식하고 곧바로 토해낸다

신경성 폭식증은 만성적이며 때때로 완화를 보이기도 하고 치료를 받지 않아도 소수의 환자는 1~2년 내에 자연히 소실되는 경우도 있다. 신경성 폭식증은 일반적으로 청소년기 혹은 성인기 초기에 시작되며 사춘기 이전 발병이나 40세 이후 발병은 드물다. 유병시점은 초기 성인기에서 가장 높으며, 남성의 유병률은 여성의 약 1/10이다. 젊은 여성에서 1년간 신경성 폭식증의 유병률은 1~1.5%이다.

〈표 12-2〉 DSM-5의 신경성 폭식증 진단기준

A. 반복되는 폭식 삽화, 폭식 삽화는 다음 2가지로 특징지어진다.
   1. 일정 시간 동안(예 2시간 이내) 대부분의 사람이 유사한 상황에서 동일한 시간 동안 먹는 것보다 분명하게 많은 양의 음식을 먹음
   2. 삽화 중에 먹는 것에 대한 조절능력의 상실감을 느낌(예 먹는 것을 멈출 수 없거나, 무엇을 혹은 얼마나 많이 먹어야 할 것인지를 조절할 수 없는 느낌)

B. 체중이 증가하는 것을 막기 위한 반복적이고 부적절한 보상 행동, 예를 들면 스스로 유도한 구토, 이뇨제, 관장약, 다른 치료약물의 남용, 금식 혹은 과도한 운동 등이 나타난다.

C. 폭식과 부적절한 보상행동이 둘 다, 평균적으로 적어도 3개월 동안 일주일에 1회 이상 일어난다.

D. 체형과 체중이 자기평가에 과도하게 영향을 미친다.

E. 이 장애가 신경성 식욕부진증의 삽화 기간 동안에만 발생하지 않는다.

출처 : 권준수 외(2015). DSM-5. 학지사, pp. 371-372.

〈표 12-3〉 다이어트장애 자가설문지

다음 문항을 읽고 자신에게 해당되는 항목에 표시하십시오.

항 목	예	아니요
1. 음식이나 체중, 체형에 끊임없이 집착한다.	1	0
2. 저체중이거나 정상체중인데도 자신이 뚱뚱하다고 느낀다.	1	0
3. 음식을 먹는 것에 대해 부끄러움을 느낀다.	1	0
4. 음식에 대한 조절능력을 상실하여 한꺼번에 많은 양의 음식을 매우 빨리 먹는다.	1	0
5. 체중감량을 위한 변비약, 이뇨제, 살 빼는 약을 자주 복용한다.	1	0
6. 살을 빼기 위해 지나치게 운동에 집착한다.	1	0
7. 음식을 먹은 양이나 체중에 따라 감정의 기복이 심해진다.	1	0
8. 외모에 지나치게 신경을 많이 쓴다.	1	0
9. 자신의 외모나 체형에 대한 다른 사람의 말에 지나치게 민감해진다.	1	0
10. 스트레스를 받을 때마다 과음이나 과식을 하게 된다.	1	0
11. 다른 사람과 어울려 먹는 것보다 혼자서 먹는 것을 즐긴다.	1	0
12. 주중에는 별로 식욕이 없어 잘 먹지 않다가 휴일만 되면 배가 고프지 않은데도 습관적으로 배가 불편해질 때까지 하루 종일 음식을 먹는다.	1	0
13. 음식과 식사 이외에는 관심이 없고 모든 일에 무기력해진다.	1	0
14. 체중에 의해 자신감이 크게 영향을 받는다.	1	0
15. 계속 실패해도 결코 다이어트를 포기하지 못한다.	1	0
총 점		

• 채점하기

각 문항에 대해 '예' 응답점수를 합산한다.

• 해석하기

총점이 5점 이상이면 식이장애가 의심되므로 전문의와 상담 필요

출처 : 박선환 외(2008). 정신건강론. 양서원, p. 307 재인용.

3) 폭식장애

폭식장애(Binge-Eating Disorder)는 신경성 폭식증과 마찬가지로 일정 시간 동안(예 2시간 이내) 대부분의 사람이 유사한 상황에서 동일한 시간 동안 먹는 것보다 분명하게 많은 양의 음식을 먹으며 이러한 행동이 평균적으로 최소한 3개월 동안 일주일에 1회 이상 발생해야 한다. 그리고 과도한 음식섭취가 나타날 때 조절능력의 상실감을 동반하며, 이러한 자기 자신에 대한 역겨운 느낌, 우울감 혹은 폭식 후에 과도한 죄책감을 느낀다.

신경성 폭식증과 임상적으로 다른 것은 신경성 폭식증에서 보이는 반복적인 부적절한 보상행동(예 구토 등 제거행동, 과도한 운동)이 존재하지 않는 것이다.

6. 수면-각성장애(Sleep-Wake Disorders)

수면장애는 수면의 질과 시간대와 양에 대한 불만족감을 호소하며 그로 인한 낮 시간의 고통과 손상의 발생이 핵심이 되는 장애이다. 의학적인 수면장애는 별도로 임상적인 관심을 받아야 할 만큼 심각하고 일반적인 의학적 상태로 인한 것이라고 판단되는 경우를 말한다. DSM-5의 수면장애는 불면장애, 과다 수면장애, 기면증, 호흡 관련 수면장애, 사건수면(수면보행증, 야경증) 등이 포함된다.

7. 성기능부전(Sexual Dysfunctions)

성기능부전은 여러 장애로 구성된 이질적 집단이며 개인의 성적인 반응 또는 성적 즐거움을 경험하는 능력에 현저한 장애를 가진다. 성기능부전의 진단은 문화적 요인을 고려해야 하는데, 문화적 요인들은 기대감에 영향을 주거나 성적 즐거움 경험에 대한 금기를 만들 수도 있고 생물학적인 뒷받침도 필수적이다. 따라서 성적 기능은 생물학적 · 사회문화적 · 심리적 요인들 간의 복잡한 상호작용이 관련되어 있다. 성기능부전에는 사정지연, 발기장애, 여성극치감장애, 여성 성적 관심/ 흥분장애, 성기-골반통증/ 삽입장애, 남성성욕감퇴장애, 조기사정, 물질/ 약물 치료로 유발된 성기능부진 등이 포함된다.

사정지연은 남성이 사정에 도달하는 시간이 지연되는 것이다. 적절한 성적 자극과 사정의 욕구에도 불구하고 사정이 불가능하거나 어려움을 겪는다. 이러한 어려움으로 인해 성적 활동을 피할 수 있다.

발기장애는 동반자가 있는 성적 활동에서 반복적으로 발기가 되지 않거나 발기를 유지하는 데 실패하는 것이다. 발기장애를 겪는 남성은 낮은 자존감과 자신감, 남성성의 감소를 보이며 우울감을 경험하기도 한다. 또한 이후 성적 접촉에 대한 두려움과 회피가 발생하며 불임과 관련된다.

조기사정은 사정에 대한 통제력의 상실 및 이로 인한 불안을 느끼는 것인데, 불안장애, 사회공포증이 있는 남성에게 흔히 나타날 수 있다.

여성극치감장애는 극치감을 경험하기 어렵고 극치감 감각의 강도가 확연히 감소되는 것이다.

여성 성적 관심/ 흥분장애는 성적 활동 결여와 관심의 감소, 성적 사고나 환상의 결핍이나 감소, 성적 욕구 감소 등을 특징으로 한다. 남성의 경우는 남성 성욕감퇴장애라고 하는데, 두 장애 모두 대인관계 상황에서 고려되어야 한다.

성기-골반통증/ 삽입장애는 성교의 어려움과 성기-골반통증, 통증에 대한 두려움, 골반저근의 긴장을 가지며 현저한 고통을 겪을 수 있다.

8. 성별 불쾌감(Gender Dysphoria)

성(sex)과 성별(gender)의 영역은 논쟁의 여지가 많고 각 분야마다, 시대마다 다양한 의미를 가진다. 성별 불쾌감은 태어나면서 정해진 출생 성별과 그들이 경험하고 표현하는 성별 사이에 뚜렷한 불일치를 보이며 이러한 불일치로 고통을 받으며 다른 성이 되고 싶은 갈망을 가진다. 반대 성별 행동을 시작하는 시기

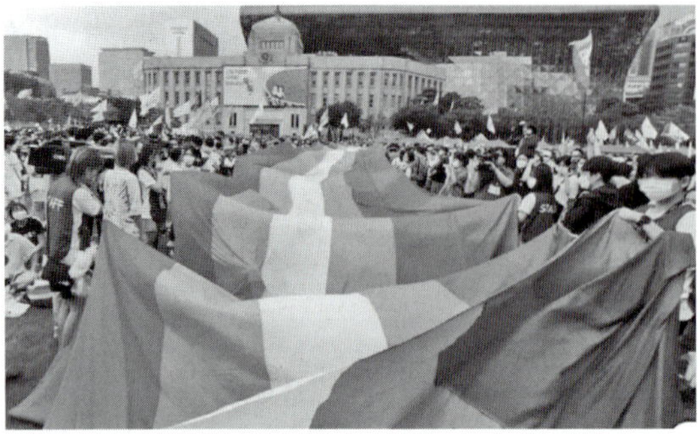

서울퀴어문화축제를 찾은 사람들은 성적 다양성을 상징하는 무지개색 깃발, 마스크, 망토 등 다양한 소품을 갖고 행사에 참여했다
출처 : BBC NEWS 코리아(2022. 7. 16).

는 2~4세 사이이며 지속적으로 반대 성별의 행동을 보이고 반대 성별이 되기 원하는 욕구를 표현한다.

성별 불쾌감은 연령에 따라 다른 형태로 표현되는데, 여성으로 태어난 사춘기 전 성별 불쾌감 소녀들은 남자가 되고 싶은 소망을 표현하고 자라서 남자가 될 것이라고 주장하며 남아의 옷과 머리 스타일을 선호하고 여자 옷을 입히거나 치장하려 하면 거부감을 보인다. 남아들의 게임과 남자아이들과 노는 것을 선호한다.

이러한 장애는 일상의 기능을 방해할 수 있고 아동기 후기 연령에 적합한 동성 친구들과의 관계와 사회기술을 익히지 못하면 또래 집단에서 소외당하고 고통을 받게 된다. 청소년 및 성인도 다양한 관계의 문제를 겪으며 학교와 직장에서의 기능이 저하된다. 또한 사회적 낙인, 차별, 희생, 부정적인 자아개념의 발달, 정신 질환의 발생과 자퇴, 실직을 포함한 경제 활동의 소외 등을 경험하게 된다.

9. 물질 관련 및 중독장애(Substance-Related and Addictive Disorders)

물질 관련장애는 완전히 구별되지는 않는 10가지 서로 다른 종류의 약물을 포함한다. 알코올, 카페인, 대마, 환각제, 흡입제, 아편계, 진정제, 수면제 또는 항불안제, 자극제, 담배 그리고 기타 물질이다. 증상은 흔히 약물의 용량과 관계가 있고 대개는 용량을 줄이거나 투약을 중단했을 때 사라진다.

이러한 약물은 공통적으로 과량 복용할 때 행동과 기억 생성을 강화하는 뇌 보상 체계를 직접 활성화하게 되는데, 이렇게 강력하게 보상 체계를 자극하면 정상적으로 일어나는 뇌 활성화 신호들을 무시하고 남용약물을 통해 직접적으로 보상 회로를 활성화한다. 보상 회로를 활성화하는 과정에서 고양감이라는 쾌락을 만들게 된다. 만일 뇌 억제 체계에 손상이 있어 자기조절능력이 떨어지는 사람은 물질사용장애가 생기기 쉽다. 이들 약물들과 관련된 사용장애 및 중독, 금단은 공통적으로 사회적, 직업적, 또는 다른 중요한 기능 영역에서 임상적으로 현저한 고통이나 손상을 초래한다.

최근 우리나라에서도 약물남용 인구가 점점 늘어나고 있으며, 특히 청소년 약물남용은 산업화 과정에서 생겨난 사회병리적 현상으로서 비교적 생활수준이 높은 선진국일수록 사회문제가 되고 있는 추세이다. 손경애(1992)의 「청소년 약물남용의 실태와 대책」에 관한 보고에 의하면, 청소년들의 약물사용 경험은 학교 청소년의 경우 각성제를 가장 많이 사용하며(12.4%), 다음으로 신경안정제/ 수면제(5.2%), 흡입제(2.6%), 기타 진해거담제, 대마초, 필로폰, 마약의 순으로 나타났다. 소년원 청소년의 경우 학교 청소년에 비해 약물을 사용하는 비율이 훨씬 높은 것으로 나타났는데, 흡입제(47.8%), 각성제(24.9%), 대마초(22.0%), 기타 신경안정제/ 수면제, 진해거담제, 필로폰, 마약 순으로 나타났다. 근로 청소년의 경우 각성제(19.3%), 신경안정제/ 수면제(11.1%), 흡입제(5.7%), 기타 대마초, 진해거담제, 마약, 필로폰 순으로 나타나 학교 청소년에 비하면 약간 높고 소년원 청소년보다는 훨씬 낮은 비율을 보였다(박선환, 2005 재인용).

한편 DSM-5에서는 비물질 관련장애로 도박장애가 포함된다. 도박은 더 큰 가치가 있는 것을 얻기 위해 가치 있는 무언가를 거는 것을 말한다. 도박장애는 개인, 가족, 직업적장애를 유발하는 지속적이고 반복적인 부적응적 도박 행동을 하는 것이다. 손실을 보상하기 위해 도박을 지속하는 경향이 있는데 점차 장기적으로 손실을 쫓는 행동을 흔히 나타낸다. 도박 행동에 관여된 정도를 숨기기 위해 거짓말을 하고 절망적 경제 상황에서 벗어나기 위해 도움을 요청하기도 한다. 도박과의 연관성으로 인해(도박의 정도를 숨기기 위한 반복적 거짓말, 도박을 하기 위한, 도박 빚을 갚기 위한 돈을 요구) 가족과 친구들과의 중요한 인간관계가 위협받게 된다. 또한 직업적 · 교육적 활동에 저해를 받고 건강상태가 나쁘며 남성의 유병률이 높다.

〈표 12-4〉 알코올중독 자가진단검사

다음 각 항목을 읽고 자신에 해당하는 설명일 경우 '예' 란에 체크하십시오.

국립 알코올중독 선별검사(NAST : National Alcohol Screening Test)

항 목	예	아니요	가중치
1. 자기연민에 잘 빠지며 술로써 이를 해결하려 한다.	1	0	1.5
2. 혼자 마시는 것을 좋아한다.	1	0	2.4
3. 술 마신 다음 날 해장술을 마신다.	1	0	3.3
4. 취기가 오르면 술을 계속 마시고 싶은 생각이 지배적이다.	1	0	3.6
5. 술을 마시고 싶은 충동이 일어나면 거의 참을 수 없다.	1	0	3.3
6. 최근 취중의 일을 기억하지 못하는 경우가 있다. (최근 6개월 내 2회 이상)	1	0	2.4
7. 대인관계나 사회생활에 술이 해로웠다고 느낀다.	1	0	1.0
8. 술로 인해 직업기능에 상당한 손상이 있다.	1	0	2.8
9. 술로 인해 배우자(보호자)가 나를 떠났거나 떠난다고 위협한다.	1	0	2.8
10. 술이 깨면 진땀, 손떨림, 불안이나 좌절 혹은 불면을 경험한다.	1	0	5.0
11. 술이 깨면서 공포나 몸이 심하게 떨리는 것을 경험하거나 혹은 헛것을 보거나 소리를 들은 적이 있다.	1	0	5.0
12. 술로 인해 생긴 문제로 치료받은 적이 있다.	1	0	2.1
총 점			

- 채점하기
  1) '예' 항목을 합산하여 총점란에 기입한다.
  2) '예'에 체크한 항목의 가중치 값을 합산하여 총점란에 기입한다.
- 해석하기
  4항목 이상 해당이 되거나 가중치 점수가 11점 이상이면 알코올중독 가능성이 높음

출처 : 나동석 외(2008). 정신건강론. 양서원, p. 296 재인용.

10. 신경인지장애(Neurocognitive Disorders)

신경인지장애는 뇌의 손상으로 인해 의식, 기억, 판단 등의 인지적 기능에 심각한 결손이 나타나는 경우를 뜻한다. 인지 결손은 비록 모든 정신질환은 아니라도 여러 정신질환(예 조현병, 양극성장애)에서 보이지만, 핵심적 특징이 인지적 장애여야만 신경인지장애 범주에 포함된다. 신경인지장애는 인지 손상이 출생 또는 생애 초기에 발생되는 것이 아니라 이미 획득한 기능 수준에서 감퇴하는 후천적장애를 의미한다.

신경인지장애의 기준은 주요 신경인지 영역(즉, 복합적 주의, 집행기능, 학습과 기억, 언어, 지각-운동, 그리고 사회인지)들에 근거하여 실용적 정의, 일상 활동에서의 손상과 관련된 증상이나 관찰의 예, 평가의 예를 제시하고 이렇게 정의된 영역에 근거하여 신경인지장애의 수준과 하위유형을 진단한다. DSM-5의 신경인지장애에서는 섬망, 그리고 주요 신경인지장애, 경도 신경인지장애로 범주화하고 있다.

1) 섬 망

섬망(Delirium)의 필수적 특징은 기저의 인지변화를 동반하는 의식의장애인데, 이는 이미 존재하거나 진행 중인 신경인지장애(예 치매)로는 잘 설명될 수 없다. 장애는 대개 몇 시간에서 며칠간의 단기간에 발생하고, 하루 중에도 증상이 변동되는 경향이 있다. 과거력, 신체검사, 또는 제반 검사에서 섬망이 일반적인 의학적 상태, 물질 중독이나 금단, 처방 약물의 사용, 독소에의 노출, 또는 이들 복합요소들의 직접적인 생리적 결과라는 증거가 있어야 한다. 의식의장애는 환경을 파악하는 명료도가 감소된 형태로 나타난다. 주의를 집중하고, 유지하고, 이동하는 능력에 장애가 발생한다. 개인의 주의력이 산만하거나, 또는 개인이 주의를 적절하게 이동하지 못하고 이미 지나간 질문의 답에 계속 집착하기 때문에 임상가는 반복해서 질문해야 한다. 개인은 사소한 자극에 의해 쉽게 산만해진다. 이러한 문제 때문에, 개인이 대화에 참여하는 것이 곤란해지거나 불가능해진다.

섬망은 흔히 수면–각성 주기의 장애를 보이며, 여기에는 주간 졸림, 야간 초조, 입면의 어려움, 온종일 졸림, 밤새 각성이 포함된다. 섬망이 있는 사람은 불안, 공포, 우울, 과민성, 분노, 다행감 및 무감동과 같은 감정장애를 보일 수 있다. 유병률은 입원한 노인에게서 가장 높고, 개인의 특징, 치료환경 그리고 탐색방법의 민감도에 따라 다양하다. 섬망이 있는 사람은 대부분 치료와 상관없이 완전히 회복하지만 조기발견과 중재가 중요하다.

2) 주요 및 경도 신경인지장애

주요 및 경도 신경인지장애(Major and Mild Neurocognitive Disorder)는 인지 및 기능 손상의 한 스펙트럼에 존재한다. 주요 신경인지장애는 DSM-IV에서 기술된 '치매' 증상에 해당하며, 치매라는 용어는 DSM-5에서도 대체 용어로서 유지한다. 신경인지장애의 핵심적 특징은 한 개 이상의 인지영역에서의 후천적 인지저하인데, 주요 신경인지 영역(복합적 주의, 집행기능, 학습과 기억, 언어, 지각–운동, 그리고 사회인지)에서 인지저하가 이전의 수행수준에 비해 현저하고, 이러한 인지결손이 일상생활을 방해하는 수준이다.

경도 신경인지장애는 주요 신경인지 영역(복합적 주의, 집행기능, 학습과 기억, 언어, 지각–운동, 그리고 사회인지)에서 인지저하가 이전의 수행수준에 비해 경미하고, 이러한 인지결손이 일상생활을 방해하지 않는 수준이다. 최근 연구에서는 경도인지장애에 대해 기억력 저하에 국한하지 않고 인지기능 저하가 다양한 양상으로 나타날 수 있다고 보는데, 경도인지장애로 진단받은 대상자 중 10~41%가 1년 안에 치매로 이완된다는 보고가 있다(안창일, 2010).

신경인지장애는 병인에 따라 알츠하이머병, 전두측두엽 변성, 루이소체병, 혈관질환, 외상성 뇌손상, 물질/ 치료약물사용, HIV 감염, 프라이온병, 파킨슨병, 헌팅턴병, 다른 의학적 상태, 다중병인, 명시되지 않는 경우 중 하나를 명시한다. 알츠하이머병이나 전두측두엽 변성과 같은 신경퇴행성 질환으로 인한 신경인지장애는 전형적으로 서서히 발병하고 점진적 진행이 뚜렷하며 인지결손이 시작되는 형태 및 부수적 특징에 근거하여 감별하게 된다.

주요 신경인지장애의 유병률은 치매의 추정 유병률과 대체로 일치하는데, 65세에서 약 1~2%이며 85세에는 30%로 높아진다. 치매(주요 신경인지장애)의 원인은 다양하지만 알츠하이머형 치매가 전체 치매 중 50~60%로 가장 흔하며, 경도 신경인지장애의 유병률 추정은 65세에서 2~10%이며 85세에는 5~25%에 이르는 것으로 나타난다.

알츠하이머 원인과 진단기술 진화

〈건망증〉 〈치매〉

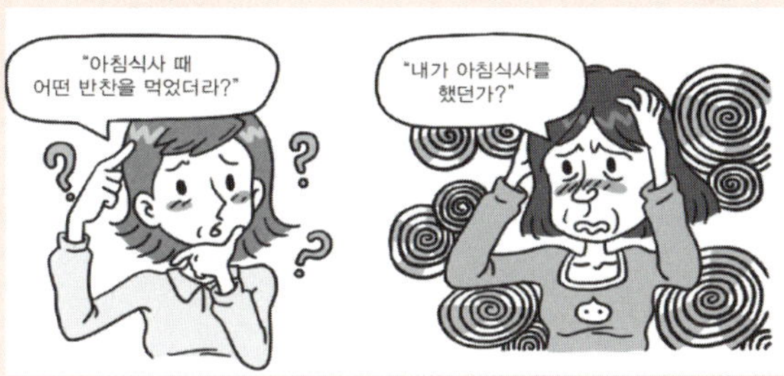
"아침식사 때
어떤 반찬을 먹었더라?"
"내가 아침식사를
했던가?"

건망증과 치매의 차이

일상생활을 방해하는 수준의 인지기능이나 기억의 상실을 흔히 치매라고 한다. 치매는 알츠하이머병, 전두측두엽 치매, 혈관성 치매 등 70가지 이상의 다양한 병이 원인이며, 그 원인에 따라 증상과 예후도 천차만별이고 그중 약 10~15%만 완치가 가능하다. 특히 치매의 60~80%를 차지하는 알츠하이머병은 시간에 따라 점진적으로 기억력, 사고력, 행동상의 문제를 일으키는 가장 흔한 퇴행성 뇌질환이다.

만약 수년째 집 열쇠를 분실하거나 텔레비전 리모컨을 냉장고에 넣고 거실에서 찾는다면 다행히도 가벼운 건망증 수준의 노화 현상이라고 봐도 된다. 하지만 알츠하이머병의 증상은 일반적으로 노화에 의해 야기되는 느릿느릿한 사고 속도와 기억력 저하와는 차원이 다르다고 할 수 있다. 처음에는 기억력 감퇴 정도의 증상만 보이지만 차츰 뇌의 다른 부위도 망가지며 운동능력 저하 등이 일어나다 일반적으로 발병 10년 안에 합병증으로 사망하게 된다.

머릿속의 지우개 '베타아밀로이드'

국내에 알츠하이머병을 대표적으로 알린 것은 영화 '내 머리속의 지우개'이다. 지난 2004년 개봉한 이 영화는 젊은 나이에 알츠하이머병에 걸 린 여성의 삶을 통해 알츠하이머병의 심각성을 알렸다. 극 초반 의사가 "머릿속에 이상 단백질이 축적되고 있어. 이것이 뇌세포를…"이라며 알츠하이머병을 진단하는 장면이 나온다. 여기서 잠깐 언급된 '이상 단백질'이 바로 뇌세포를 지워서 기억을 파괴하는 머릿속의 지우개 '베타아밀로이드'이다. 베타아밀로이드는 1902년 독일인 의사 알로이스 알츠하이머가 기억력장애와 편집증적 망상 증상을 나타내다 사망한 51세 환자의 부검 결과 뇌조직에서 발견한 이상 단백질이다. 베타아밀로이드는 일반인도 지니고 있지만 알츠하이머병 환자의 경우 특이하게 신경세포 바깥쪽에 집적물의 형태(용혈반)로 발견된다. 이는 주로 베타아밀로이드가 서로 달라붙어 형성되는 것으로 알려져 있다.

알츠하이머병 환자의 뇌에서 집적물 형태로 발견되는 베타아밀로이드는 단백질 분해효소가 대사해 만들어진다. 질병의 진행에 따라 특이한 복합구조를 갖게 되는데, 그중 변형이 활발한 '소중합체'와 '피브릴 전구체'가 뇌세포를 파괴하는 주원인이다. 신경의학 저널에 보고된 임상 연구 결과에 의하면, 베타아밀로이드는 알츠하이머병의 발병 시기보다 약 20년 먼저 뇌에 축적되기 시작하는데, 이는 베타아밀로이드를 이용한 조기 진단이 가능하다는 말이다. 하지만 알츠하이머병 환자의 뇌에서만 특이적으로 베타아밀로이드가 생성되는 원인과 장기간 만들어진 베타아밀로이드가 고령에 이르면 갑자기 독성을 나타내는 원인 등은 아직 밝혀지지 않고 있다.

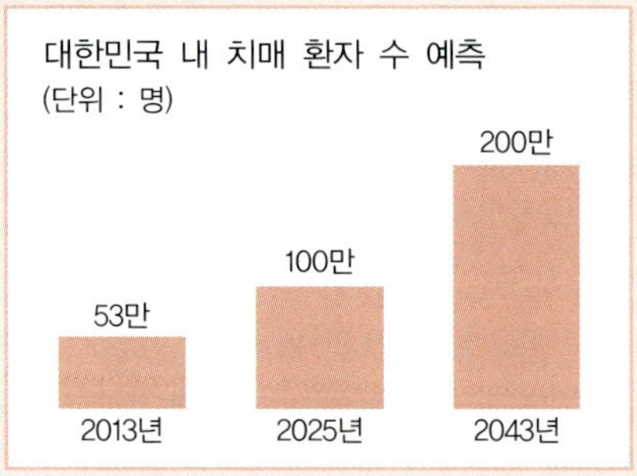

국립중앙치매센터의 보고에 따르면 2013년 국내 치매 환자 수는 약 53만 명이며, 30년 뒤인 2043년에는 200만 명에 이를 전망이다.

출처 : 디지털타임즈(2015. 6. 10).

11. 성격장애(Personality Disorders)

개인이 가지고 있는 성격 특성이 융통성이 없고 부적응적이며 사회적·직업적 기능상에 중대한 손상이나 주관적 고통을 야기할 때 성격장애로 분류할 수 있다.

성격장애는 개인이 문화적 기대로부터 심하게 벗어난 지속적인 내적 경험과 행동 양식을 보이는 것으로서 광범위하고 청소년기 또는 성인기 초기에 시작되며, 시간이 지나도 변하지 않고 이로 인하여 고통과 장애가 초래되는 것이 특징이다.

흔하지는 않지만 아동과 청소년에게도 성격장애가 적용될 수 있는데 어떤 부적응적 인격 특성이 생활 전반에 널리 퍼져 있고 최소한 1년 동안은 지속적이어야 한다. 성격장애는 중요한 지지자나 기존의 안정된 사회적 위치(예 직업)를 상실한 후에 악화될 수 있다. 성격장애에는 편집성 성격장애, 조현성 성격장애, 조현형 성격장애, 반사회성 성격장애, 경계성 성격장애, 연극성 성격장애, 자기애성 성격장애, 회피 성격장애, 의존성 성격장애, 강박성 성격장애 등이 포함된다. 이들 중 반사회적 성격장애는 남성에게서 더욱 자주 진단되며 경계성 성격장애, 연극성 성격장애, 의존성 성격장애 등은 여성에게서 더 자주 진단된다.

성격장애는 다양하고 이질적인 성격 특질들로 인하여 문제가 되는 사람들이 포함되는데, DSM-5는 이들을 크게 세 가지 군으로 분류하고 있다. A군은 편집성 성격장애, 조현성 성격장애, 조현형 성격장애가 있다. 이들은 괴상하고 편벽된 특성을 보인다. B군에는 반사회성 성격장애, 경계성 성격장애, 연극성 성격장애, 자기애성 성격장애가 있다. 이들은 극적이고 감정적이며 변덕스러운 특성을 보인다. C군에는 회피성 성격장애, 의존성 성격장애, 강박성 성격장애가 있다. 이들은 불안하고 겁이 많은 특성을 보이는 집단이다. 많은 경우 흔히 서로 다른 군에 속하는 성격장애가 동반되어 나타난다.

성격장애	
A군 성격장애	괴상하거나 엉뚱해 보임
B군 성격장애	극적이고 감정적이고 변덕스러움
C군 성격장애	불안하고 두려움이 많음

| 그림 12-1 | 성격장애 종류

〈표 12-5〉 DSM-5 분류체계에 따른 성격장애 종류

A군 성격장애	편집성 성격장애	다른 사람의 동기를 악의가 있는 것으로 해석하는 등 타인에 대한 전반적인 불신과 의심 양상
	조현성 성격장애	사회적 유대로부터 유리되고, 제한된 범위의 감정 표현 양상
	조현형 성격장애	친분관계를 급작스럽게 불편해하고 그럴 능력의 감퇴 및 인지 및 지각의 왜곡, 행동의 괴이성 양상
B군 성격장애	반사회성 성격장애	다른 사람들의 권리를 무시하거나 침해하는 영속적인 행동 양상
	경계성 성격장애	대인관계, 자아상 및 정동 불안정성과 현저한 충동성 양상
	연극성 성격장애	과도한 감정성과 주의를 끄는 행동 양상
	자기애성 성격장애	과대성(공상 또는 행동상), 숭배에의 요구, 공감의 부족 양상
C군 성격장애	회피성 성격장애	사회 관계의 억제, 부적절감, 그리고 부정적 평가에 대한 예민함
	의존성 성격장애	돌봄을 받고자 하는 지나친 욕구가 복종적이고 매달리는 행동 유발 양상
	강박성 성격장애	정돈, 완벽, 그리고 조절에 지나치게 집착
다른 의학적 상태로 인한 성격변화		의학적 상태(예 전두엽 병변)의 직접적인 생리적 효과로 인한 것이라고 판단되는 지속적인 성격변화를 의미한다.
달리 명시된 성격장애와 명시되지 않는 성격장애		2가지 상황에 대한 범주화 : ① 개인의 성격 특징이 성격장애의 일반적 진단범주를 충족하고 동시에 다수의 다른 성격장애의 특질이 혼재되어 있지만 하나의 특정 성격장애의 진단범주에는 해당되지 않을 때 적용할 수 있다. ② 개인의 성격 특징이 성격장애의 일반적 진단범주를 충족하지만, 그 개인이 DSM-5 진단분류에는 해당되지 않는 성격장애를 가진 것으로 판단될 때 사용할 수 있다(예 수동-공격성 성격장애).

1) A군 성격장애(Cluster A Personality Disorders)

(1) 편집성 성격장애

편집성 성격장애(Paranoid Personality Disorder)는 타인의 행동이 악의에 찬 동기를 가지고 있다고 해석하는 등 불신과 의심을 하는 성격장애이다. 충분한 근거 없이 타인의 행동을 계획된 요구나 위협으로 보고 지속적 의심과 불신을 갖는 경우를 말한다. 다른 사람이 자신을 관찰하고 해를 끼치고 기만한다고 의심하며

보통의 악의 없는 말에 대해서도 좋지 않은 의미가 있는 것으로 해석하고 원한을 품는다.

모욕이나 상처를 주는 말, 경멸을 용서하지 못하고 분명치도 않은 말을 가지고 자신의 성격이나 평판을 좋지 않게 하는 것으로 지각하고 화를 내고 반격한다. 이들은 자신이 말한 것이 자신에게 불리하게 사용될 것이라는 두려움 때문에 타인에게 마음을 털어놓거나 타인과 가까워지는 것을 꺼린다. 또한 한번 품은 원한을 풀지 않고 계속 간직하고 있으며 자신이 받았다고 생각하는 모욕, 상처와 경멸을 용서하지 않는다. 사소한 무시를 당해도 적개심이 일어나고 오래 지속된다. 정당한 이유도 없이 배우자의 정절에 대해 집요하게 의심을 갖고 질투로 인한 의심을 입증하려고 사소한 상황증거를 모으기도 한다. 배신당하지 않기 위해 배우자에게 있는 곳, 행동, 의도, 정절에 대해 끊임없이 묻고 조사한다. 이들은 주요 우울장애를 일으키기도 하며 광장공포증과 강박장애를 일으킬 위험이 높고 알코올이나 다른 물질남용과 의존이 자주 동반된다.

편집성 성격장애는 아동기와 청소년기에는 외톨이, 원만하지 못한 또래관계, 사회불안, 학습부진, 과민성, 독특한 사고나 언어 그리고 특이한 환상 등의 모습으로 분명하게 드러나며, 이러한 아이들은 괴상하고 편벽되어 보이고 따돌림의 대상이 된다. 대부분은 남성에서 더 흔하다.

(2) 조현성 성격장애

조현성 성격장애(Schizoid Personality Disorder)는 광범위한 사회적 관계로부터의 고립과 대인관계 상황에서의 제한된 감정표현이 특징이다. 조현성 성격장애는 아동기와 청소년기에 고립, 빈약한 친구관계, 성적 저하가 나타나면서 양상을 드러내기 시작하여 이러한 행동양식이 성인기 초기부터 시작되고 여러 가지 상황에서 나타난다. 다른 사람과의 관계를 형성하는 능력과 적절히 반응하는 능력에 심각한 장애가 있고 지나치게 내향적이며 온순하고 빈약한 정서를 보인다. 타인은 물론 가족과도 친밀한 관계를 바라지도 즐기지도 않고, 항상 혼자서 하는 일을 택하여 주위에서 볼 때 괴팍하고 외톨이처럼 보인다. 가족 이외의 친한 친구가 없으며 다른 사람의 칭찬이나 비난에 무관심하고 냉담하고 단조로운 정동의 표현을 보여줌으로써 감정이 메말라 있다는 인상을 준다.

사회적으로 무능하고 피상적이며 자기 생각에 빠져 있고 대개 웃음이나 고개를 끄덕이는 것과 같은 얼굴 표정이나 제스처를 거의 쓰지 않는다. 사회생활의 기술이 부족하고 성경험에 대한 욕구가 없기 때문에 친구가 거의 없고 데이트도 잘 안 하며 결혼을 하지 않는 경우가 많다. 대인관계가 요구되는 업무 수행에는 어려움이 있지만 혼자 하는 일은 잘하기도 한다.

조현성 성격장애는 아동기와 청소년기에는 외톨이, 원만하지 못한 또래 관계, 사회불안, 학습부진, 과민성, 독특한 사고나 언어 그리고 특이한 환상 등의 모습으로 분명하게 드러나며, 이러한 아이들은 다르다고 낙인찍히고 따돌림의 대상이 된다. 남성에서 조금 더 진단된다.

(3) 조현형 성격장애

조현형 성격장애(Schizotypal Personality Disorder)는 친밀한 대인관계에 대한 고통, 그러한 관계를 맺는 제한된 능력에서 드러나는 사회적 대인관계에서의 손상, 인지적 · 지각적 왜곡, 기이한 행동 등 광범위한 양상이 성인 초기에 시작되며 여러 가상 상황에서 나타난다.

이들은 종종 관계망상적 사고(예 우연한 사건과 외부사건이 특히 자신에게 특별하고 이상한 의미가 있다고 잘못 해석한다)를 갖는다. 사회적 고립, 이상한 믿음이 나 마술적 사고(예 미신, 텔레파시나 육감, 아동과 청소년에서 보이는 기이한 환상이나 집착), 피해의식, 착각, 괴이한 사고와 언어, 의심, 편집적 사고, 이인증 등이 특징이며 이들의 행동은 괴이하고 이상하게 보인다. 이상한 생각이나 말을 하고 의심하거나 편집증적 사고, 과도한 사회적 불안을 가지고 있으며 급성 불안과 인지 또는 지각의 왜곡, 괴이한 행동을 보이는 성격장애이다. 조현형 성격장애는 아동기와 청소년기에 고립, 빈약한 친구관계, 사회적 불안, 성적 저하, 과민성, 특히 사고와 언어, 괴상한 공상이 나타나면서 모습을 드러내기 시작하여 놀림감이 되기 쉽다. 남성에서 조금 더 흔히 진단된다.

2) B군 성격장애(Cluster B Personality Disorders)

(1) 반사회성 성격장애

반사회성 성격장애(Antisocial Personality Disorder)는 사회의 정상적 규범에 적응하지 못하는 성격으로 타인의 권리를 무시하고 침범하는 성격장애로서 아동기 또는 사춘기 초에 시작되어 성인기까지 지속된다. 사회적응에 있어서 여러 번에 걸쳐 지속적이고 만성적으로 비이성적, 비도덕적, 충동적, 반사회적 또는 범죄적 행동, 죄의식 없는 행동 또는 남을 해치는 행동을 한다. 거짓말, 사기, 싸움, 폭력, 무책임, 양심의 결여 등이 특징이다.

이들은 희생자를 바보 같고 무기력하다고 비난한다. 자신이나 타인에게 미칠 영향을 전혀 생각하지 않고 순간적으로 일을 결정해 버린다. 이들은 무책임하고 불안정하고 공격적이며 반복적으로 육체적 싸움이나 폭력행위를 저지르는 경향이 있다. 또한 자신을 과도하게 평가하며 지나치게 자기 말만 하거나 자기주장을 하며 잘난 체한다. 때로 긴장감, 권태, 우울 기분 등에 빠지기도 한다.

이들은 자녀를 보살피는 일을 등한시하며 심각한 결과를 초래할 수 있는 성적 행동이나 약물남용에 빠지기 쉽다.

반사회성 성격장애는 18세 이상에서만 진단되고, 15세 이전에 품행장애가 시작된 증거가 있어야만 진단을 내릴 수 있다. 18세 이상의 개인에서 반사회성 성격장애의 진단기준을 충족하지 않는다면 품행장애로 진단 내릴 수 있다. 10세 이전의 품행장애와 주의력결핍–과잉행동장애아가 성인기에 반사회성 성격장애로 진행될 가능성이 높다. 아동학대 또는 유기, 불안정하고 변덕스러운 부모의 양육, 일관성 없는 부모의 양육태도 등에 의해 품행장애가 반사회성 성격장애로 진행될 가능성이 높아진다. 반사회성 성격장애는 만성적 경과를 밟지만 나이가 들어감에 따라, 특히 40대에 이르면 현저하게 감소되거나 완화된다. 여성보다 남성에서 흔하게 진단된다.

'사이코패스' 어린시절은 어땠을까?

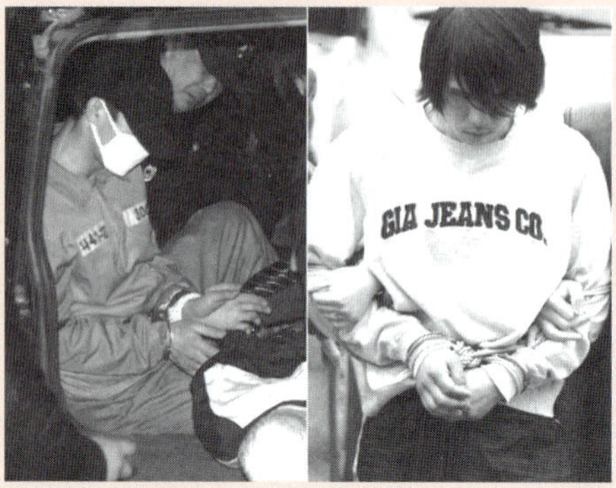

2009년 전국을 떠들썩하게 한 연쇄살인범 강호순 (좌)과 2011년 부산 여중생 납치살해범 김길태(우)

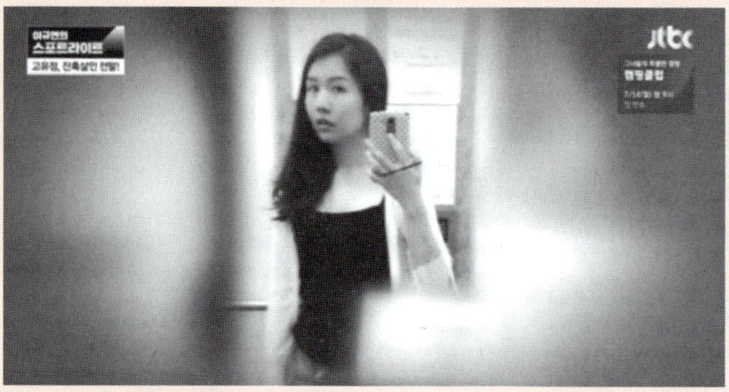

2019년 전남편을 잔인하게 살해한 고유정 사건
출처 : TBC '이규연의 스포트라이트' 캡처(2019. 7. 7).

타인 배려 '수퍼 에고' 영역이 뻥 뚫린 그들

10여 년간 사이코패스 형태의 환자 위주로 정신과 병원을 운영했던 세화정신과 사승언 원장은 "중학교 2학년 학생이 살인을 해 정신감정을 받으러 온 적이 있었다. 그가 제일 먼저 한 말은 '우리 엄마가 속상해할 것 같다'였다. 그들은 피해자와 그 가족이 겪을 고통은 아예 염두에 두지 않는다"고 말했다. 자신이 쫓아다닌 여성을 2년간 감금하고 강제로 전신에 문신을 했다가 붙잡힌 30대 남자 사이코패스의 경우도 처음 반응은 '자신의 부모 걱정이었다'고 사승언 원장은 전했다. 이들은 대부분 양심을 지키고 남을 배려하는 '수퍼 에고(Super-Ego, 정신 내에서 사회가치, 양심, 이상과 관련 있는 영역)' 기능에 구멍이 생긴 것으로 전문의들은 보고 있다.

생리학적으로 타고난 냉혈한(冷血漢)

사이코패스는 생리학적으로도 냉혈한이다. 영국 옥스퍼드대학 정신심리학 연구진 등 다수의 분석에 따르면, 사이코패스에게는 통상적으로 우리가 겪는 공포 반응이 나타나지 않거나 적게 나온다고 한다. 예를 들어 동물이 죽는 끔찍한 사진을 보여줘도 동공이 커지지 않는다. 스트레스 상황에 놓여도 손에 땀이 나지 않으며, 롤러코스터를 태워도 심장 박동이 빨라지지 않았다. 한마디로 '뱀 인간'이라는 얘기다.

신경의학적으로는 인간의 감성을 관할하는 뇌 앞쪽 전두엽과 중심부 변연계와의 연결 회로에 결함이 생긴 것으로 분석된다. 하지현 건국대병원 정신과교수는 "사이코패스는 웬만한 일에는 놀라지도 않고 즐겁지도 않기 때문에 강간이나 살인 등 아주 극단적인 행동을 탐닉하게 된다. 상담을 하다 보면 '뱀 같은 놈'이라는 인상을 받는다"고 말했다.

살인범만 사이코패스가 아니다!

뉴스 보도나 영화 등의 영향으로 많은 사람들이 '사이코패스'를 '연쇄살인범'과 연관지어 생각하고 있다. '사이코패스'의 정확한 뜻은 '반(反)사회적 인격장애의 극단적인 증세를 가진 사람'으로, 꼭 살인을 하지 않더라도 사이코패스일 수 있다. 정신과학계는 성인의 약 1%가 사이코패스 성향을 갖고 있다고 본다. 이들의 상당수는 범죄와 연관되지 않고 사회에서 암약한다.

사이코 드라마를 통한 정신분석 전문가인 용인정신병원 강남분원 김수동 원장은 "회사나 조직에서 자기 출세나 성공을 위해 남을 무자비하게 짓누르거나 해코지하는 사람들이 그런 케이스"라며 "대형 사기를 쳐놓고도 자기는 호화 생활을 하는 사람도 일종의 사회적 사이코패스로 보면 된다"고 말했다. 사이코패스는 대놓고 남과 싸우거나 갈등 상황을 드러내지 않기 때문에 정신 질환으로 인식되어 병원에 오는 경우도 드물다. 김 원장은 "진료를 받더라도 자기만의 생각을 뇌에서 꽉 움켜쥐고 밖으로 드러내지 않기 때문에 정신 치료가 가장 힘든 케이스"라고 말했다.

사이코패스, 어린시절은 어떨까?

사이코패스는 어린 시절부터 '품행장애' 증세를 보인다는 것이 정신과 의사들의 지적이다. 10~12세 이전부터 친구나 자기보다 나이 어린아이들을 자주 때리거나 남의 물건을 훔치고도 태연하다.

방화 수준의 불장난을 할 때도 있다. 쥐를 잡아 직접 죽이거나, 이유 없이 학교에 결석하는 경우도 잦다. 서울대병원 소아정신과와 서울시소아청소년센터가 2005년 서울 시내 초 · 중 · 고 학생 2,672명을 대상으로 부모 등과 1대1 면접 조사를 통해 분석한 결과, 전체 학생의 1.5%가 사이코패스 징조를 보이는 품행장애 성향이 있는 것으로 나타났다.

김붕년 서울대병원 교수는 "그중에서도 양심의 가책을 전혀 느끼지 못하고 남에 대한 동정심이 없는 돌같이 차가운 '칼로스(callous, 돌 같은)' 타입이 나중에 사이코패스가 될 확률이 높다"고 말했다. 하지만 조기에 품행장애를 적극적으로 치료하면 정상적으로 살아갈 수 있다고 김 교수는 말했다.

이처럼 사이코패스 대부분이 선천적인 기질을 갖고 태어난다. 그러다 성장과정에서 불우한 환경 속에 놓이면 폭력 성향이 증폭되고 고착화된다. 이 때문에 전문가들은 이혼 · 이산 등으로 가족 해체 현상이 늘어나고, 폭력이 용납되고, 노력하는 과정은 무시되고 '성공 제일주의'가 확산될수록 자기만의 세계에 갇힌 사이코패스가 늘어날 가능성이 높아진다고 지적한다.

이수정 경기대 범죄심리학과 교수는 "사회 안전망 차원에서 품행장애를 보이는 청소년을 조기 발견해 국가가 치료를 지원하는 체계를 갖춰야 한다"며 "사이코패스 범죄자도 성범죄처럼 전자팔찌 등을 채워 감시하는 제도가 도입돼야 한다"고 말했다.

출처 : 헬스조선(2011. 1. 23).

(2) 경계성 성격장애

경계성 성격장애(Borderline Personality Disorder)의 주요 특성은 대인관계, 자아상, 정동의 불안정성과 현저한 충동성이 성인 초기에 시작되며 광범위한 형태로 여러 상황에서 나타난다.

정서, 행동 및 대인관계의 불안정과 정체감의 혼란으로 모든 면에서 변동이 심한 이상성격을 말한다. 경계성 성격장애는 정신병적 상태와 신경증적 상태의 경계 사이에 있는 것으로 생각되어 붙여진 명칭으로 항상 위기상태에 있는 것처럼 보이며 어떤 위기상태에 있을 때 참을 수 없는 분노감을 나타내고 논쟁적이고 요구적이며 자신의 문제를 다른 사람에게 책임 전가시키려 한다.

평소에도 기분변동이 심하고 만성적 공허감과 권태를 호소하기도 한다. 대인관계가 불안정하고 의존과 증오심을 동시에 가지고 있다. 기분과 정서가 불안과 우울, 분노 사이에서 예측할 수 없이 변화되어 매우 불안정하고 극단적이며 자제가 곤란한 분노반응을 보이고 충동적이며 통제력이 상실되어 있고 낭비, 성적 문란, 도박, 약물남용, 도둑질, 과식 등의 행동을 보이며 때로는 자해 행위, 자살위협을 하기도 하는데, 이는 남들로부터 동정을 받거나, 분노를 표현하는 것 또는 자신의 불안정한 정서를 가라앉히기 위한 것이다.

경계성 성격장애의 가장 흔한 양상은 성인 초기부터 지속적으로 불안정한 경우인데, 때때로 심한 감정이나 충동조절장애로 인해 병원을 찾는다. 경계성 성격장애로 인한 결함 및 자살위험은 성인기 초기에 가장 높으며 30~40대에 이르면 대부분 대인관계 및 직업기능이 현저히 안정된다. 경계성 성격장애는 여성에서 압도적으로 많다(약 75%).

(3) 연극성 성격장애

연극성 성격장애(Histrionic Personality Disorder)의 주요 특성은 과도하게 감정적이고 관심을 끄는 행동으로, 이러한 양상은 청년기에 시작되고 여러 상황에서 나타난다. 연극성 성격장애 환자들은 흥분을 잘하고 감정적인 사람들로서 다양하고 극적이며 외향적이고 자기주장적, 자기과시적이며 허영심이 많다. 끊임없이 인정받고 싶어 하고 잘했다는 소리를 듣고 싶어 하며 유혹적 행동을 보인다. 자신의 외양과 치장에 관심이 많고 감정의 표현과 행동이 과장되며 매우 자기중심적이어서 대인관계를 원만히 하지 못한다.

다른 사람의 관심과 주의를 끌기 위해 과장된 표현을 하지만 실제로는 의존적이며 무능하고 지속적으로는 인간관계를 갖지 못한다. 자신이 관심의 중심에 있지 않은 상황을 불편해하며 감정의 변화가 심하고 자기극화, 연극성, 과장된 감정의 표현을 보인다. 또한 다른 사람이나 상황에 의해 쉽게 영향을 받는다. 연극성 성격장애를 가지고 있는 사람은 관심을 끌기 위해 또는 보다 많은 보살핌을 요구하기 위해 겁주기식의 자살시늉과 위협이 빈번하다. 이 장애는 여성에서 더 자주 진단된다. 하지만 몇몇 연구에서는 남성과 여성에서 유병률이 비슷하다고 보고한다.

(4) 자기애성 성격장애

자기애성 성격장애(Narcissistic Personality Disorder)의 주요 특징은 자신에 대한 과대평가, 칭찬에 대한 욕구, 숭배요구, 감정이입의 부족이 광범위한 양상으로 나타나며 청년기에 시작된다. 자신의 재능, 성취도, 중요성, 특출성 등에 대해 과대하게 생각하는 경향이 있으며 자기중심적이고 잘난 듯이 행동한다. 타인의 비판에 매우 예민하여 조금만 비판해도 분노와 창피함에 어쩔 줄 몰라 하며 성공, 권력, 아름다움, 이상적 사랑과 같은 공상에 몰두한다.

과도한 숭배를 요구하며 대인관계에서 착취적이어서 자신의 목적을 달성하기 위해 타인을 이용하나 타인의 느낌이나 요구는 개의치 않는다. 다른 사람을 자주 부러워하거나 다른 사람이 자신을 시기하고 있다고 믿으며 오만하고 건방진 행동과 태도를 보인다. 자기에 대한 과대망상적인 환상 속에 살면서 남으로부터 관심과 찬사를 원한다.

자기애성 특질은 사춘기에 특히 흔하게 관찰되지만 이것이 반드시 성인기에 자기애성 성격장애로 진행되는 것은 아니다. 자기애성 성격장애 환자는 노화의 과정에서 겪는 신체적 · 직업적 제약을 받아들이는 데 특히 어려움을 느낀다. 이 장애는 남성에게 보다 흔하다(약 50~75%).

3) C군 성격장애(Cluster C Personality Disorders)

(1) 회피성 성격장애

회피성 성격장애(Avoidant Personality Disorder)의 주요 특징은 사회적 관계의 억제, 부적절감, 그리고 부정적 평가에 대한 예민함이 광범위한 양상으로 나타나며 주로 청년기에 시작된다. 거절과 배척에 대해 매우 예민하여 사회적으로 위축되고 사람들이 전적으로 자신을 받아들이기를 원한다. 사회적으로 은둔생활을 하지만 실제로는 남들과 안정되고 친밀한 관계를 갖기를 열망한다. 그러나 상대방으로부터의 거절에 대하여 지나치게 민감하고 두려워하기 때문에 확고한 보장을 받을 수 있는 대인관계만 갖고자 한다. 자존심이 낮으며 거절로 심한 마음의 상처를 받으면 은둔생활을 한다. 공포성 회피가 흔하다. 회피성 성격장애에는 기분장애와 불안장애(특히 사회공포증)가 흔히 동반된다.

회피행동은 유아기와 아동기의 수줍음, 고립, 낯선 사람과 새로운 상황에 대한 두려움으로 시작된다. 아동기의 수줍음은 회피성 성격장애의 흔한 선행증상이지만 아동기의 수줍음이 반드시 회피성 성격장애로 진행되는 것은 아니며 대부분 나이가 들어감에 따라 점점 사라진다. 회피성 성격장애는 성인기에 들어가면서 증상이 다소 약해지거나 나이가 듦에 따라 완화되는 경향이 있다. 이 장애는 남성과 여성에서 거의 비슷하게 나타난다.

(2) 의존성 성격장애

의존성 성격장애(Dependent Personality Disorder)의 주요 특징은 돌봄을 받고자 하는 광범위하고 지나친 욕구가 복종적이고 매달리는 행동과 이별 공포를 초래하며, 이는 주로 청년기에 시작되며 여러 상황에서 나타난다. 의존적이고 복종적인 행동들은 돌봄을 받기 위해 계획된 것이고 다른 사람의 도움 없이는 적절하게 기능을 할 수 없을 것이라는 자아 인식에서 비롯된다. 자신의 욕구를 타인의 욕구에 충족시키고 자신의 삶의 중요 부분에 대한 책임을 타인에게 지우며, 자신감이 결여되고 혼자 있게 될 때 심하게 괴로움을 느낀다. 의존과 복종, 비관적 사고, 성에 대한 공포, 자기의심, 수동성, 피암시성, 인내심 결여 등의 특징을 보인다. 사소한 일도 자신이 결정하지 못하고 상대방의 주장에 따르며 자기의 욕구를 억제한다. 이는 상대방과의 밀착관계가 깨어질까 두려워하기 때문이다.

의존성 성격장애를 지닌 사람은 비관과 자기의심이 특징이고, 자신의 능력과 자질을 과소평가하고 스스로 바보라고 말한다. 책임 있는 자리를 피하고 결정을 내려야 할 상황이 되면 불안해한다. 아동기나 청소년기에 만성 신체질환이나 분리불안장애가 소인이 되기도 한다.

진단 시 신중할 것은 아동, 청소년에서는 의존적인 행동이 발달단계상의 적절한 행동인지 살펴야 한다. 임상적으로 이 장애는 여성에서 더 흔하게 진단되나, 몇몇 연구에서는 남성과 여성 사이에 유병률의 차이가 없다고 보고한다.

(3) 강박성 성격장애

강박성 성격장애(Obsessive-Compulsive Personality Disorder)의 주요 특징은 융통성, 개방성, 효율성을 희생시키더라도 정돈, 완벽, 정신적 통제 및 대인관계의 통제에 지나치게 집착하는 광범위한 양상으로, 이는 청년기에 시작되며 여러 상황에서 나타난다. 감정의 억제, 규칙성, 고집, 완고함, 완벽주의, 융통성 결여, 감정 표현의 인색함을 보인다. 사소한 것, 규칙, 절차, 시간, 형식 등에 매달리며 지나치게 조심스럽고 반복하는 경향이 있으며 일어날지도 모를 실수를 반복해서 점검한다. 따라서 사람들에게 거리감을 주며 모든 일이 일정한 틀에 맞게 유지되고 있는지에 대하여 지나치게 신경을 쓴다.

타인에게 냉담하며 지나치게 통제된 생활을 하고 주위 사람이 완벽하지 못할 때는 경멸하고 분노를 느끼지만 겉으로 표현하지는 않는다. 대인관계에서도 따뜻함이나 부드러움을 표현하지 못하고 주로 수직관계를 유지한다. 이들은 지배-피지배의 관계를 설정해 놓고 상대방 앞에서 자신의 상대적 위치에 신경을 쓴다. 감정표현이 매우 절제되어 있거나 꾸며낸 것이며 논리와 지성을 중요시하기 때문에 이에 집착하고 다른 사람의 감정적 행동을 못 참는다. 따라서 융통성과 타협이 필요한 상태에 직면했을 때 상당한 어려움을 겪는다. 강박성 성격장애는 일반 인구에서 가장 흔한 성격장애의 하나이며 임상적으로 남성에서 2배 더 많이 진단되는 것으로 나타난다.

12. 변태성욕장애(Paraphilic Disorders)

DSM-5에 포함된 변태성욕장애는 관음장애(타인의 사적인 활동을 몰래 엿보는 것), 노출장애(성기를 노출하는 것), 마찰도착장애(동의하지 않는 개인에게 접촉하거나 문지르는 것), 성적 피학장애(굴욕을 당하거나 묶이거나 고통을 당하는 것), 성적 가학장애(상대에게 굴욕을 가하거나 묶거나 고통을 주는 것), 소아성애장애(아동에게 성적으로 집착하는 것), 물품음란장애(무생물의 물체를 사용하여 성적 흥분을 얻거나, 성기가 아닌 신체 부위에 고도로 특이적인 집착을 가지는 것), 복장도착장애(성적 흥분을 일으키는 옷 바꿔 입기에 참여하는 것)다.

변태성욕장애가 있는 사람은 두 부류로 나눌 수 있는데, 첫 번째 분류는 비정상적인 행위에 대한 선호를 특징으로 한다. 여기에는 왜곡된 인간의 성적 교제 행위를 보이는 성적 교제장애(관음장애, 노출장애, 마찰도착장애)와 통증과 고통을 수반하는 고통성애장애(성적 피학장애, 성적 가학장애)가 포함된다. 두 번째 분류는 비정상적인 대상에 대한 성적인 선호를 특징으로 한다. 여기에는 다른 인간을 대상으로 하는 소아성애장애와 그 외 다른 것을 대상으로 하는 물품음란장애와 복장도착장애가 포함된다.

학습정리

1. DSM-5에서는 유아기나 초기 아동기에 흔히 진단되는 장애를 먼저 제시하고 뒷부분에 성인기에 진단되는 장애를 제시하고 있다. 본 장에서는 기타 성인기에 처음 진단되는 장애로 강박 및 관련장애, 외상 및 스트레스 관련장애, 해리장애, 신체증상 및 관련장애, 급식 및 섭식장애, 수면-각성장애, 성기능부전, 성별 불쾌감, 물질 관련 및 중독장애, 신경인지장애, 성격장애, 변태성욕장애를 기술한다.

2. 강박 및 관련장애(Obsessive-Compulsive and Related Disorders)는 강박적인 집착과 반복적인 행동이 특징이다. 여기에는 강박장애, 신체이형장애, 수집광, 발모광(털뽑기장애), 피부뜯기장애, 물질/ 약물치료로 유발된 강박 및 관련장애, 다른 의학적장애로 인한 강박 및 관련장애가 포함된다.

3. 외상 및 스트레스 관련장애(Trauma and Stressor Related Disorders)는 충격적인 외상사건이나 스트레스 사건을 경험한 후에 부적응적인 증상을 나타내는 것이 특징이다. 여기에는 반응성 애착장애, 탈억제성 사회적 유대감장애, 외상 후 스트레스장애(6세 이하 아동의 외상 후 스트레스장애 포함), 급성 스트레스장애, 적응장애가 포함된다. 본 장에서는 성인기에 주로 진단되는 장애로 탈억제성 사회적 유대감장애, 외상 후 스트레스장애(6세 이하 아동의 외상 후 스트레스장애 포함), 급성 스트레스장애, 적응장애를 설명하였다.

4. 해리장애(Dissociative Disorders)는 의식, 기억, 정체감, 환경에 대한 지각 등의 기능이 통합되지 못하고 혼란을 보이는 것이 특징이다. 여기에는 해리성 정체성장애, 해리성 기억상실, 이인성/ 비현실감장애가 포함된다.

5. 신체증상 및 관련장애(Somatic Symptom and Related Disorders)는 일반적인 의학적 상태나 물질, 다른 정신장애에 의해 충분히 설명될 수 없는 신체적 증상이 특징이다. 이러한 증상은 의도적인 것이 아니며 사회적 · 직업적 기능에 손상을 가져오거나 심각한 혼란을 가져온다. 여기에는 신체증상장애, 질병불안장애, 전환장애, 기타 의학적 상태에 영향을 주는 심리적 요인, 인위성장애가 포함된다.

6. 급식 및 섭식장애(Feeding and Eating Disorders)는 부적응적인 섭식행동과 섭식 관련 행동으로 인해 개인의 건강과 심리사회적 기능을 현저하게 방해하는 것이 특징이다. 여기에는 이식증, 되새김장애, 회피적/ 제한적 음식섭취장애, 신경성 식욕부진증, 신경성 폭식증, 폭식장애가 포함된

다. 본 장에서는 성인기에 주로 진단되는 장애로 신경성 식욕부진증, 신경성 폭식증, 폭식장애를 설명하였다.

7. 수면-각성장애(Sleep-Wake Disorders)는 수면의 양이나 질의 문제로 인해 수면에 대한 불만과 불평을 나타내는 것이 특징이다. 여기에는 불면장애, 호흡 관련 수면장애, 사건수면이 포함된다.

8. 성기능부전(Sexual Dysfunctions)은 원할한 성행위를 방해하는 다양한 기능장애를 나타낸다. 남성과 여성의 장애로 구분된다. 여기에는 사정지연, 발기장애, 여성극치감장애, 여성 성적 관심/흥분장애, 성기-골반통증/ 삽입장애, 남성성욕감퇴장애, 조기사정, 물질/ 약물 치료로 유발된 성기능부전이 포함된다.

9. 성별 불쾌감(Gender Dysphoria)은 자신의 생물학적 성과 자신이 경험하고 표현하는 성행동 간의 괴리로 인하여 심한 고통과 사회적 곤란을 나타내는 것이 특징이다.

10. 물질 관련 및 중독장애(Substance-related and Addictive Disorders)는 술, 담배, 약물 등과 같이 중독성 물질을 사용하거나 중독성 행위에 지나치게 몰두함으로써 발생하는 다양한 부적응적인 증상을 포함한다. 여기에는 물질 관련장애와 비물질 관련장애가 있는데, 물질 관련장애에는 알코올 관련장애, 카페인 관련장애, 대마 관련장애, 환각제 관련장애, 흡입제 관련장애, 아편계 관련장애, 진정제, 수면제 또는 항불안제 관련장애, 자극제 관련장애, 담배 관련장애가 포함되고, 비물질 관련장애에는 도박장애가 포함된다.

11. 신경인지장애(Neurocognitive Disorders)는 뇌의 손상으로 인해 의식, 기억, 언어, 판단 등의 인지적 기능에 심각한 결손이 나타나는 것이 특징이다. 여기에는 섬망, 주요 신경인지장애, 경도 신경인지장애가 포함된다.

12. 성격장애(Personality Disorders)는 다른 임상적 증후군과는 달리 어린 시절부터 점진적으로 형성된 성격 특성이 사회적 기준에 적응적이지 못한 행동을 지속적으로 나타내는 것이 특징이다. 여기에는 A군 성격장애, B군 성격장애, C군 성격장애의 세 군집 분류에 따라 10개 하위유형, 즉 편집성, 조현성, 조현형, 반사회성, 경계성, 연극성, 자기애성, 회피성, 강박성, 의존성 성격장애가 포함된다.

13. 변태성욕장애(Paraphilic Disorders)는 성행위 대상이나 성행위 방식에서 비정상성을 나타내는 것이 특징이다. 여기에는 관음장애, 노출장애, 마찰도착장애, 성적 피학장애, 성적 가학장애, 소아성애장애, 물품음란장애, 복장도착장애가 포함된다.

PART 05

인간관계와 정신건강

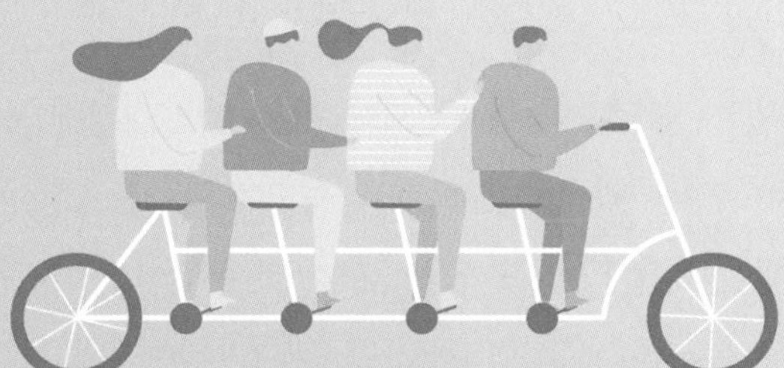

제1장에서 언급했던 정신건강의 정의에 대해 다시 한번 상기해 보자. 미국정신위생위원회(National Committee for Mental Hygiene)의 보고에 따르면, '정신건강이란 다만 정신적 질병에 걸려 있지 않은 상태만이 아니고 만족스러운 인간관계와 그것을 유지해 나갈 수 있는 능력'을 의미한다. 이는 정신건강이란 '행복하고 만족하며 원하는 것을 성취하는 것 등의 안녕상태(well-being)' 또는 '정신적으로 병적 증세가 없을 뿐 아니라 자기 능력을 최대한 발휘하고 환경에 대한 적응력이 있으며, 자주적이고 건설적으로 자기의 생활을 처리해 나갈 수 있는 성숙한 인격체를 갖추고 있는 상태'를 말한다.

현대사회는 산업 및 전자 분야를 비롯하여 급격한 인적 · 물적 자원의 변화를 요구한다. 그러나 무엇보다 중요한 것은 인간관계이고 이러한 관계 속에 자신을 인식하고 잘 적응하는가 또한 정신건강과 밀접한 관련이 있다. 따라서 제5부에서는 사회적 존재로서의 인간, 건강한 인간관계, 그리고 정신건강 서비스 기관에 대해 살펴보고자 한다.

CHAPTER 13

사회적 존재로서의 인간

학습목표

1. 현대사회에서 인간관계의 중요성에 대해 살펴본다.
2. 인간관계의 유형에 대해 살펴본다.
3. 인간관계를 형성하는 데 영향을 미치는 요인에 대해 살펴본다.

우리 인간은 이 세상에 태어나면서부터 다양한 인간관계 속에서 생활하게 된다. 고대 아리스토텔레스의 '인간은 사회적 동물이다'라는 말은 이미 인간은 인간과의 관계를 떠나서는 존재하지 않는다는 것을 의미하고 있다. '사회'란 어떤 의미인가? 커뮤니티(community), 군집, 즉 사람들이 모여 있어 서로 영향을 미치며 관계를 가지는 집단체를 의미한다. 따라서 인간관계는 우리가 사회인으로서 사회 속에서 살아가는 동안 계속해서 직면하고 해결해야만 하는 중요한 과업이다.

1. 현대사회와 인간

우리는 '현대인의 고독'이라는 말을 들어본 적이 있을 것이다. 식사는 누군가와 나누는 하나의 교제 행위였던 문화가 요즘은 '혼밥'식당, '혼밥'도구 등이 또 다른 산업영역이 되었다. 그렇다면 현대인은 '혼자', '고독'을 당연하게 생각하는가?

이러한 질문에 무엇이라 답하기는 어려울 것이다. 왜냐하면 현대사회는 매우 다양하고 역동적이기 때문이다.

하지만 고독은 현대인이 공통적으로 겪는 마음의 병이라 말한다. 실제로 우울증이 최근 증가하고 있는 결과를 보더라도 현대인이 '고독', '혼자'를 마냥 즐기고만 있다고 볼 수는 없다. 여기서 우리는 먼저 현대사회의 특성을 살펴보고 사회적 존재로서의 인간을 생각해 보고자 한다.

1) 현대사회의 특성

현대인은 고독해지기 쉽다. 군중 속의 고독이라는 말이 있듯이, 그렇게 북적대는 많은 사람들 가운데, 정작 '나는 고독하다'는 것이다. 왜 그럴까? 현대사회의 여러 가지 특성이 인간을 고독하게 만든다고 학자들은 주장한다. 우리는 이러한 특징을 가진 현대사회에서 살아가기 때문에 외로움을 느끼게 된다. 신체적인 물리적 상처가 아니어도 우리는 가슴으로 느끼는 심리적 고통이 얼마나 아프고 괴로운지 짐작할 수 있을 것이다. 이러한 심리적 고통이 오래 지속되면 때로는 우울과 같은 심리적장애로 자신을 해치는 자살로까지 이어지거나, 아니면 이유 없이 다른 사람에게 해를 가하고 그 고통을 느끼지 못하는 반사회적 인격장애 증상에 이르기도 한다. 인간관계에 관심을 두고 깊이 있는 인간관계의 형성을 위해 노력하지 않으면 고독이라는 불행의 함정에 빠지게 된다. 따라서 현대는 어느 시대보다도 인간관계의 의미를 깊이 생각하고 보다 건강한 인간관계 형성을 위해 노력을 기울여야 하는 시대이다.

여기서 우리는 먼저 현대사회의 특성을 살펴보기로 하겠다(권석만, 2008).

(1) 현대사회는 조직화되고 거대화되어 가고 있다

거대한 조직사회 속에서 개인의 역할은 점점 더 왜소해지고 따라서 개인은 거대한 조직사회 속에 파묻혀 개인의 존재가치와 존재의미는 점점 미약해져 간다.

(2) 현대사회는 효율성과 신속성을 강조하는 경쟁사회이다

현대사회 속에 사는 사람은 늘 바쁘고 기한 내에 처리해야 할 업무에 쫓기며 산다. 주변에 많은 사람들과 만나고 부딪히며 살지만 타인에게 관심을 가지고 애정과 정성을 기울일 시간적 여유를 가지기 어렵다.

(3) 현대사회는 다원화된 사회이다

다원화된 사회에서는 사람마다 추구하는 가치관, 사회·정치적 신념, 생활양식, 기호, 취미 등이 다양해짐에 따라 사람들의 개성은 발달하지만 그들 간의 공통성은 더욱 찾기 어려워진다.

(4) 현대사회는 물질적 가치를 강조한다

자본주의가 주도하는 현대사회에서는 물질적 가치를 강조하고 정신적 가치를 경시하게 된다. 사람들은 재물, 권력, 지위를 중요하게 생각하고 이러한 가치를 성취하기 위해 많은 시간과 재원을 투자하지만, 사람과 사람 사이의 친밀한 교제와 따뜻한 애정을 나누는 일은 상대적으로 무가치하게 느끼게 된다. 더욱 심각한 것은 인간적인 교제는 명예나 재물과 같은 물질적 가치를 성취하기 위한 수단으로 전락하기도 한다는 것이다.

(5) 현대사회는 전자통신기술의 발달로 연결망이 발전하였다

사람 간의 접촉의 양은 휴대폰, 인터넷, 이메일과 같은 전자통신수단의 발달로 과거보다 급증하였다. 하지만 접촉의 질은 피상적인 경우가 많다. 직접적이고 대면적인 인간관계보다는 사이버 공간 속에서 간접적인 인간관계가 증가하였다. 이러한 피상적인 만남으로는 깊이 있고 친밀한 인간관계를 맺고자 하는 인간의 욕구를 충족시키기 어렵다.

2) 사회적 존재로서의 인간

앞에서 '사회'라는 용어의 의미를 잠시 생각해 보았지만 우리가 사회 안에서 사회인으로 살아가기 위해서는 다수의 누군가와 접촉하며 끊임없이 상호작용한다. 때로는 '혼자 있고 싶다'고 말하기도 한다. 대중매체에서는 가끔 깊은 산 속에서 누구와도 접촉 없이 오랫 동안 혼자 살아온 사람을 소개하기도 한다. 하지만 누구도 태어날 때부터 그러한 삶을 원했거나 또는 영원히 그러기를 바라는 사람은 아마도 아무도 없을 것이다.

우리는 죄를 지으면 형벌로서 교도소에 감금되는데, 그중에서도 독방수감은 가장 가혹한 형벌로 알려져 있다. 외로움, 즉 다른 사람과 격리되어 홀로 남겨진다는 것은 인간에게 매우 고통스러운 사건인 것이다. 왜 그럴까? 그것은 인간은 근본적으로 타인과의 관계 속에서 살아가는 사회적 존재로 태어났기 때문이다. 인간이 사회적 존재인 이유를 정리하면 다음과 같다.

(1) 인간은 생물학적으로 가장 무력한 상태로 태어나는 동물이다

다른 동물은 태어나자마자 일어서거나 걷고 뛴다. 송아지는 태어나자마자 설 수 있고 말도 그러하다. 하지만 인간은 대략 1년이 걸려야 조심스럽게 일어서 서 걷기를 시작하고 자유롭게 걷고 움직이기까지는 몇 년이 더 걸린다. 또한 거북이와 같은 동물은 어미가 뭍의 모래 속에 알을 낳고 바다로 떠나버리면 이후 새끼거북이는 알에서 깨어나 스스로 바다까지 기어간 후 바다를 만나면 헤엄쳐 나가 독립생활을 시작한다. 하지만 인간의 경우 태어날 때부터 타인(주로 어머니)의 보호와 도움을 필요로 하는 매우 나약한 존재이다. 그래서 영아가 태어나면서부터 선천적으로 나타내는 행동패턴 중에는 부모의 관심을 끌고 보호와 애정을 얻으려는 목적과 관련된 것이 많다. 부모 역시 자신의 자녀에 대해 무조건적인 보호본능을 지니고 있다. 뿐만 아니라 인간은 어린 시절의 성장과정 속에서 사회적 존재로 학습된다.

(2) 인간은 태어나면서부터 공동체에 속하게 된다

인간은 누구나 태어나면서부터 여러 가지 공동체에 소속되고 그 공동체의 양육방식과 교육체계를 통해 타인과의 상호의존적 관계를 중요한 가치관으로 습득하게 된다. 이러한 후천적 학습을 통해 인간은 삶에 있어서 타인의 존재가 반드시 필요하며 타인과의 친밀한 관계가 중요함을 의식적 또는 무의식적으로 내면화한다. 따라서 인간은 고립과 소외를 두려워하고 집단으로부터의 배척과 축출을 무서워하게 된다. 뿐만 아니라 집단에 대한 안정된 소속감과 타인의 애정을 추구하는 사회적 존재가 되는 것이다.

(3) 분업화된 현대사회의 특성은 타인의 도움을 필요로 한다

우리가 살아가는 현대사회는 더욱 인간을 사회적 존재로 만들고 있다. 현대사회는 분업화되어 타인의 도움 없이는 효율적으로 생산하기가 어렵다. 또한 모든 기능이 전문화되어 있어서 직업생활을 하기 위해서는 일정 기간 지식과 기술을 타인으로부터 배우지 않으면 안 된다. 한평생 인간관계를 맺어야 하는 사람의 수나 종류는 과거 시대보다 훨씬 많고 다양하다. 이렇듯 현대사회와 구조적 특성은 인간을 많은 사람과 복잡한 인간관계를 맺으며 살아갈 수밖에 없는 사회적 존재로 만들고 있다.

이와 같이 인간은 원하든 원치 않든 사회적 존재로 살아가야 한다. 인간의 생물학적 조건이 필연적으로 인간을 사회적 존재로 만들어 왔고, 공동체의 양육방식과 교육체계가 인간의 사회성을 강화시키고 있다. 따라서 사회적 존재로서 현대사회를 살아가야 하는 우리 현대인에게 인간관계는 무엇보다 중요하며 건강한 삶을 위해서도 개인의 정신건강은 무엇보다 선행되어야 하는 과제이다.

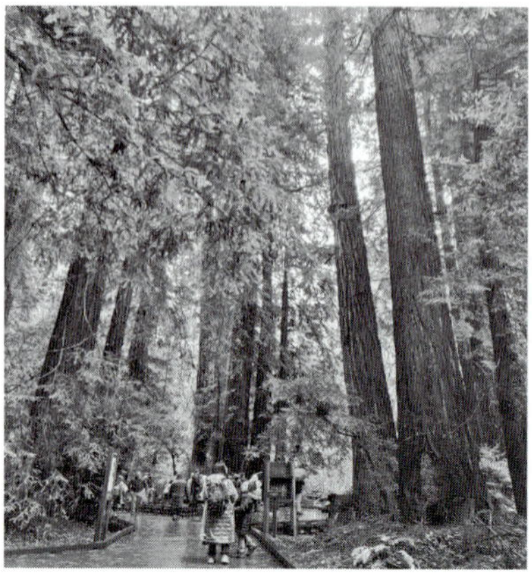
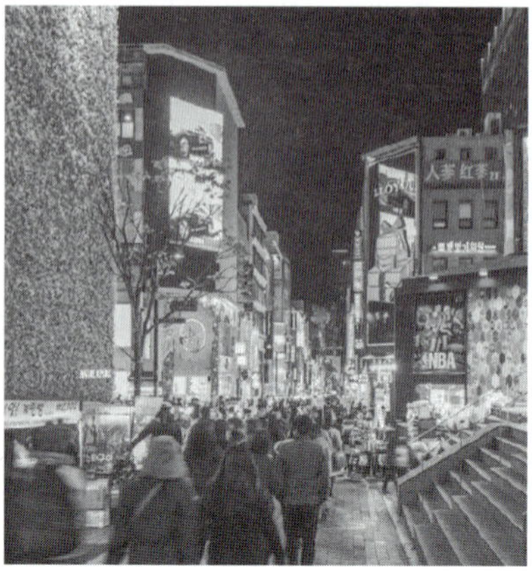

여유롭게 산림욕을 즐기는 사람들 VS. 분주함을 즐기는 사람들

누가 더 행복한가? 라는 질문에 우리는 하나로 말할 수는 없을 것이다. 왜냐하면 현대사회와 인간은 매우 다양하고 역동적이기 때문이다. 나에 맞는 나를 찾아가는 것이 중요할 것이다.

2. 인간관계의 영역

인생을 살아가면서 어딘가에 소속되어 사람 간의 관계를 유지하고 싶은 욕구는 인간의 기본적 욕구이다. 이러한 인간관계의 욕구는 다양하며 여러 종류의 사람들과 친밀한 관계를 형성함으로써 충족될 수 있다. 슈미트와 서매트(Schmidt & Sermat, 1983)는 생활 속에서 이루어지는 인간관계의 영역을 크게 네 가지 영역, 즉 가족관계, 이성관계, 친구관계, 직업적 동료관계로 나누고 있다. 그리고 이러한 네 영역 중 어느 한 영역의 인간관계가 결핍되어 있거나 불만족스러울 때, 인간은 고독을 느끼게 된다고 하였다. 다시 말하면, 만족스럽고 행복한 삶을 위해서는 이러한 네 영역에서 건강한 인간관계 형성이 필요하다는 것이다(권석만, 2008; 김계현 외, 2004).

1) 가족관계

부모-자녀와 형제-자매 관계로 구성되는 가족은 일생을 통하여 가장 긴밀한 관계를 맺게 되는 인간관계의 중요한 장이다. 가족은 일생을 살아가면서 개인에게 소속감과 안정감을 제공해 주는 베이스캠프와 같은 곳이다. 따라서 가족은 사회생활 속에서 지치고 피곤해진 몸과 마음을 편안하게 쉬고 힘을 비축하며 그리고 서로를 이해하고 위로하며 지원해 주는 우리 삶에 있어서 가장 중요하고 필수적인 정서적 지지원이다.

(1) 가족관계의 특성

가족관계는 다른 인간관계와 구별되는 여러 가지 특성을 지니고 있다.

첫째, 가족관계는 혈연으로 맺어진 인간관계 영역이다. 가족은 부부와 그들의 자녀로 구성되는 기본적인 사회집단이며, 이해관계를 초월한 애정적인 혈연집단이다. 이 점에서 가족관계는 다른 인간관계와 확연하게 구분된다. 가족은 유전자의 일부를 공유하고 따라서 외모나 심리적 특성에 있어서 유사성을 가진다. 혈연으로 이어지는 가문을 보존하기 위해 조상의 성(姓)을 따르게 되는 것이다.

둘째, 가족은 운명공동체이다. 함께 먹고 자고 생활하는 생활공동체이고 모든 소유를 공유하는 소유공동체이며 가정의 행-불행을 함께 경험하는 운명공동체이다. 달리 말하면, 가족 구성원 모두의 행-불행은 서로 밀접하게 연결되어 있다. 구성 면에서 가족공동체가 다른 생활공동체와 구분되는 점은 바로 부부관계를 기초로 하기 때문이다.

셋째, 가족관계는 부여된 인간관계이다. 다른 인간관계와 달리, 가족은 출생과 더불어 주어지는 인간관계이다. 우리는 부모나 형제자매를 선택할 수 없다. 부부는 예외이지만, 부모-자녀 관계와 형제-자매 관계는 주어진 인간관계이다. 따라서 가족관계에서는 대상선택의 문제보다 주어진 대상과 어떻게 화목한 관계를 맺느냐가 중요한 과제가 된다.

넷째, 가족관계는 지속적이다. 가족관계는 이혼이나 의절과 같은 극히 예외적인 경우를 제외하고는 평생 동안 유지되는 인간관계이다. 가족 구성원과 불만이나 갈등이 있다고 해서 관계를 끊거나 이탈할 수 없는 인간관계이다.

마지막으로, 가족은 여러 구성원으로 구성된 하나의 역동적 체계이다. 가족 구성원은 모두 서로 밀접한 영향을 주고받는데, 가족 구성원 한 사람의 변화는 다른 구성원에게 영향을 미친다. 가족관계는 부부관계, 부모-자녀 관계, 형제-자매 관계 등 다양한 개별적 관계로 구성된다. 이처럼 가족 내에서도 성별과 나이가 다른 여러 구성원 간에 복잡한 상호작용이 일어나게 된다. 대가족처럼 조부모나 다른 친인척까지 가족관계에 포함되면 더욱 복잡한 역동적 관계를 나타내게 된다.

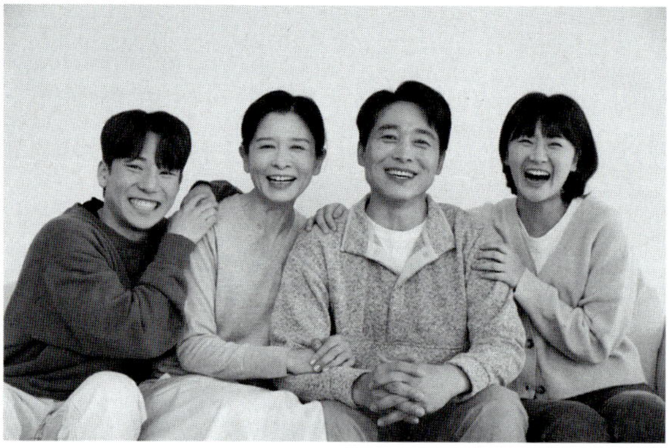

가족은 가장 강력한 정서적 지지원이다

(2) 가족의 기능

우리나라의 가족관계는 현대사회의 변화와 흐름에 따라 가족형태의 변화를 초래하기도 하였다. 가정은 인간의 가장 기본적인 욕구를 충족하는 곳이다. 즉, 생존의 필수요소인 의식주의 해결이 이루어지는 곳이며, 뿐만 아니라 기본적인 동기인 성욕구가 충족되는 곳 역시 가정이다. 기능적 측면에서 이와 같은 기본적인 가족의 기능 외에 많은 변화가 생겨났는데, 그 내용을 살펴보면 다음과 같다.

첫째, 가족의 생산기능은 거의 소멸된 반면 소비단위로서의 기능은 강화되었다. 가족 안에서 소비되는 많은 상품을 어떻게 현명하게 구입하고 소비하느냐의 문제는 가정경제의 분야로 인식하게 되었다.

둘째, 자녀의 기술, 직업교육기능은 약화되었고 기본적인 인성과 전인교육이 중요시되었다. 가정은 한 인간의 가장 기본적인 성격이 형성되는 곳이다. 특히 인간의 성격은 성장과정 초기에 기본적인 틀이 형성되므로 부모의 역할은 매우 중요한 영향을 미친다. 자녀의 사회생활을 위한 기본적인 적응능력이 키워지고, 한 인간의 언어, 인지, 정서 그리고 사회성 발달에 가족은 중요한 영향을 미친다.

마지막으로, 가정은 가장 강력한 정서적 지지원이다. 직장과 일, 학업 등으로 시달린 가족들이 휴식하며, 긴장과 경쟁 속에서 시달린 심신의 피로를 풀고 서로를 돌보아 줌으로써 다음 날의 노동력 재생산을 위한 쉼터의 기능을 가지고 있다. 이는 현대사회에서 무엇보다 중요한 가족의 기능이라 할 수 있다. 2011년 일반인의 정신질환실태조사 결과(보건복지부, 2011)에 따르면, 성인 10명 중 4명이 정신질환을 가지고 있는 것으로 나타났다. 현대사회의 과도한 경쟁, 가족해체, 양극화 등을 그 원인으로 보고 있다. 개인의 정신건강을 위해서는 어느 인간관계나 기관에서보다 가족과 함께하는 가정 안에서 가지는 정서적 지지가 무엇보다 중요한 영향을 미친다.

이렇듯 가족은 의식주를 비롯한 인간의 가장 기본적인 욕구가 충족되는 곳인 동시에 인간의 인격발달이 형성되는 곳이며 정서적 지지원으로서 중요한 역할을 한다. 이와 같이 가정은 개인이 건강하게 성장하여 궁극적으로 우리 사회가 유지되고 발전해 나가는 데 근원이 되는 요소라 할 수 있다. 따라서 개인의 적응과 정신건강을 위하여 가족관계는 다른 인간관계에 비해서 보다 일차적이며 근원적인 관계라고 할 수 있다.

2) 이성관계

이성관계는 연령에 따른 발달단계에 따라 차이가 있다. 즉, 초등학생과 중 · 고등학생에게 있어서 이성과의 관계는 친구의 범주 내에서의 이성관계로 볼 수 있고, 대학생이 되면 사랑이라는 개념으로 발달하기 시작한다. 그리고 이러한 이성

관계는 연인관계로 발전하여 결혼을 통해 부부관계를 형성하게 된다. 여기서는 사랑을 중심으로 이성관계를 살펴보도록 하겠다(권석만, 2008; 정옥분, 2005).

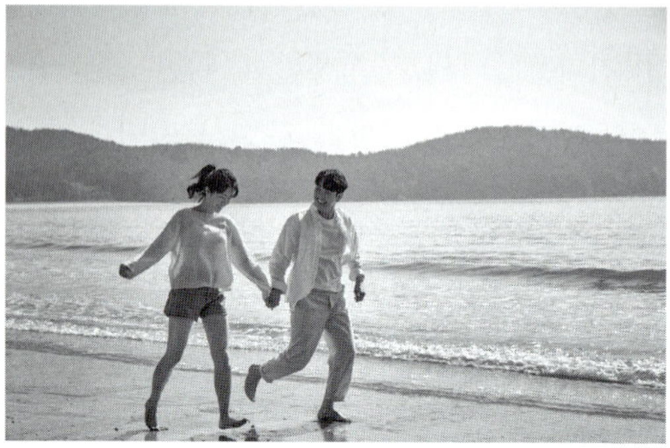

이성관계는 연인관계로 발전하여 결혼을 통해 부부관계를 형성하게 된다

(1) 사랑의 삼각형 이론

사랑은 모든 사람들이 느낄 수 있지만 정확하게 또는 완전하게 정의하기 어렵다. 그럼에도 불구하고 사랑은 인생에서 가장 중요한 관계들에 근본을 이루고 있다. 심리학자 에릭슨(Erikson) 또한 사랑(love)을 일(work)과 함께 인간의 삶 속에서 이루어야 할 가장 중요한 가치로 보았다.

스턴버그(Sternberg, 1986)는 사랑에 대한 사람들의 개념에 대해 상세연구를 하였는데, 이러한 연구에 근거하여 사랑은 세 가지 구성요소, 즉 열정, 친밀감, 책임으로 구성되어 있다고 하였다.

첫째, 열정(passion)은 사랑의 동기유발적 요소로서 열정적인 감정, 신체적 매력, 성적 욕망 등을 포함한다. 열정은 친밀감과 달리 급속히 발전한다. 열정은 사랑하는 사람과 신체적으로 하나가 되고 싶어 하는 욕망을 갖게 하고, 이러한 상대방에 대한 열정의 감정은 마치 중독과 같은 강한 갈망으로 나타나기도 한다. 그러나 열정은 오래 지속되기 어렵다. 열정은 일반적으로 사랑을 느끼는 순간 맨 처음 나타나는 사랑의 구성요소이지만, 오래된 관계에서는 맨 먼저 사라지는 요소이기도 하다.

둘째, 친밀감(intimacy)은 사랑의 정서적 요소로서 상대와 '가깝게 느끼는 정서적인 감정'이다. 친밀감은 상대에 대한 따뜻한 마음, 가깝고 편하게 느끼는 것, 서로를 잘 이해하는 것, 정서적인 친밀감, 정서적 지원 등을 포함한다. 친밀감은 물론 남녀 간의 사랑에서뿐만 아니라 친한 친구 사이나 부모와 자녀 간에도 존재 한다. 그러나 친밀감은 어느 정도 이상의 높은 친밀수준에 이르면 더 이상 증가하지 않으며 서로 친밀하다는 것을 의식하지 않게 되는 상태가 된다.

셋째, 책임(commitment)은 인지적 요소로서 관계를 유지하기 위한 약속이며, 관계를 지속시켜야 한다는 책임감이자 노력이다. 이 사랑의 책임요소는 상대방을 사랑하겠다는 결단과 행동적 표현의 의미이며, 아울러 사랑하는 사람과의 지속적인 관계를 위해 자신을 구속시키는 행위를 포함한다. 사랑의 가장 대표적인 책임행위는 약혼과 결혼이며 그 밖에 사랑의 약속과 맹세, 사랑의 징표나 선물의 교환, 주변 사람들에게 연인을 소개하는 일, 연인과 함께 고통스러운 일을 돕고 견디는 일 등이 해당한다. 부부간 기념일을 챙기며 특별한 이벤트를 가지는 것도 일종의 서로의 사랑관계를 유지하기 위한 노력의 행위로 설명할 수 있다.

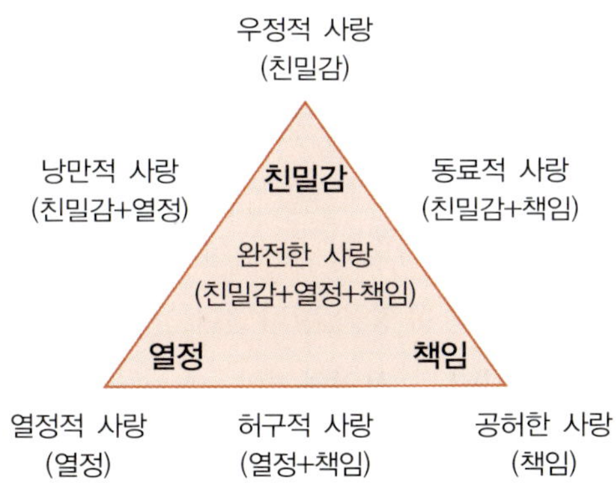

| 그림 13-1 | 스턴버그의 사랑의 삼각형

스턴버그에 의하면, 열정은 사랑하는 관계에서 초기에 발생하지만 시간이 지나면서 점점 강도가 줄어든다. 그러나 친밀감과 책임감은 시간이 지나면서 서서히 발전한다. 사랑하는 사람들 사이에서 생기는 성적이고 열정적인 사랑은 빨리 발전하고 급속도로 정상의 감정에 도달하지만 또한 쉽게 식어간다. 따라서 사랑

하는 사람들 사이에서 지속적인 사랑을 위해서는 친밀감과 책임감 요소도 필요하다. 따라서 사랑은 성적인 감정의 표현만이 아니고 완전한 사랑을 위해서는 사랑의 세 가지 요소가 항상 균형을 이루어야 한다.

"사랑에는 유효기간이 있다?"

'사랑의 유효기간'에 관한 연구 중 세계적인 지지를 받은 가설은 지난 2000년 미국 코넬 대학 인간행동연구소 신디아 하잔 교수팀이 만든 '3년 이내의 유효기간'이다. 신디아 하잔 교수팀은 사랑의 지속 기간과 정도를 파악하기 위해 2년에 걸쳐 다양한 문화집단에 속한 남녀 5천 명을 대상으로 인터뷰와 호르몬 작용을 관찰했다. 관찰 결과 사랑에 관여하는 신경전달물질과 호르몬 등의 화학물질이 일정한 기간이 지나면서 서서히 줄어드는 현상을 발견했다. 상대방에게 호감을 느끼는 시기에 분비되는 것으로 알려진 '도파민'과 사랑에 빠졌을 때 만들어지는 '페닐에틸아민', '옥시토신' 등이 2년 후부터 급격히 줄어들고 오히려 사라지기 시작한다는 것이다. 연구팀은 "사랑을 시작한 지 18개월에서 30개월가량이 지나면 대뇌에 항체가 생겨 사랑의 화학물질이 생성되지 않으며, 이로 인해 사랑의 감정이 자연스레 변한다"고 결론 내렸다.

출처 : 매일신문(2009. 1. 16).

(2) 사랑의 8가지 유형

스턴버그(Sternberg)에 의하면, 사랑의 세 구성요소의 속성들은 서로 차이를 보이며, 이에 따라 다양한 사랑의 유형을 나타낸다. 사랑의 세 요소의 조합에 따라 스턴버그는 8가지 형태의 사랑을 정의하였다.

첫째, 비사랑(nonlove) : 사랑의 세 요소 중 아무것도 갖추지 않은 관계는 사랑이라고 할 수 없으며 우리가 일상적으로 만나 지나치게 되는 많은 사람들과의 무의미한 대인관계가 이에 속한다.

둘째, 우정적 사랑(liking) : 친밀감만 있는 경우로서 친구관계에서 느끼는 우정과 같은 것이다. 뜨거운 열정과 상대에 대한 책임 있는 행동은 없지만 친숙함, 이해, 지지, 따뜻함과 같은 친밀함이 있다.

셋째, 열정적 사랑(infatuation) : 열정만 있는 상태이다. 여기에는 강력한 신체적 매력에 근거한, 대단한 열정이 있다. 이러한 형태는 소위 우리가 "첫눈에 사랑에 빠졌다"라고 말하는 것이다. 그러나 열정적인 것은 시작만큼이나 빠르게 끝날 수 있는데, 그것은 친밀감이나 책임행위가 없기 때문이다.

넷째, 공허한 사랑(empty love) : 열정이나 친밀감이 없이 책임행위만 있는 경우이다. 사랑으로 결혼했지만 오랜 결혼생활 속에서 열정은 다 식고 잦은 다툼으로 친밀감도 떨어졌지만 자녀를 위해 결혼관계를 유지하는 부부들이 이러한 예에 해당된다.

다섯째, 낭만적 사랑(romantic love) : 열정과 친밀감은 가지고 있지만 책임행위가 없는 사랑의 경우이다. 서로 친밀하고 열정을 느끼지만 결혼과 같은 미래에 대한 약속이나 확신 없이 서로를 사랑하는 경우이다. 휴가나 여행에서 만나 며칠 동안 나눈 뜨거운 사랑이 그 예이다.

여섯째, 허구적 사랑(fatuous love) : 열정을 느껴 책임행위를 하지만 친밀감이 형성되지 못한 사랑의 경우이다. 흔히 할리우드식 사랑이라고도 한다. 만난 지 며칠 만에 열정을 느껴 약혼하고 보름 만에 결혼하는 식의 사랑을 말한다. 이 경우에는 열정을 가지고 있고 결혼이라는 책임행동도 있다. 그러나 서로를 깊이 이해하는 친밀감으로 발전시킬 시간을 가지지 못했기 때문에 흔히 이런 사랑은 지속되기 어렵다고 한다.

일곱째, 동료적 사랑(companionate love) : 친밀감과 책임행위는 있으나 열정이 없거나 식어버린 사랑이다. 오랜 결혼생활을 한 부부간의 관계에는 이런 사랑이 흔하다.

여덟째, 완전한 사랑(consummate love) : 사랑의 세 가지 요소를 모두 갖춘 완벽하고 이상적인 사랑이다. 이러한 사랑을 얻는 것은 불가능하지는 않지만 그렇게 하기까지 많은 에너지를 소모하지 않고는 유지하기 어렵다.

사랑의 형태는 시간이 흐르고 관계가 지속됨에 따라 한 형태에서 다른 형태로 변해가는 것이 일반적이다. 초기관계에서 열정은 보통 높지만, 친밀감과 책임은 낮은 경향이 있다. 관계가 계속 유지됨에 따라 동료적 사랑이 발전하는데, 이 유형은 친밀감과 책임이 더 깊지만 열정은 거의 없다. 핫필드와 월스터(Hatfield & Walster, 1978)는

"열정적 사랑은 연약한 꽃과 같아서, 그것은 때가 되면 시들어버린다. 동료적 사랑은 생명력이 강한 상록수 같아서 어떤 해충에도 살아남는다"고 비유하였다. 비록 사랑의 양식은 나이에 따라 다르게 나타나지만, 애정관계에 있어서 중요한 측면은 시간이 지나도 상대적 중요성을 유지하고 있다고 볼 수 있다(김수정 외, 2001).

3) 친구관계

친구란 어떤 존재인가? 나에게 두려움 없이 진실을 말해줄 사람은 누구인가? 내가 원할 때 함께 있어줄 사람은 누구인가? 이 질문에 확실히 대답하기 어려울 수도 있다. 그러나 우리의 삶에서 중요한 역할을 하는 사람 중 하나는 우정을 느낄 수 있는 친구이다. 이는 혈연관계나 직업적 이해관계보다는 개인적인 친근감과 신뢰에 바탕을 두고 긍정적인 정서적 교류를 하는 관계이다. 친구는 서로에 대한 호감과 공통적 관심에서 출발하여 서로의 개인적 정보를 공개하고 서로를 잘 이해하게 됨으로써 친밀감을 느끼는 편한 사람이다. 따라서 친구는 인생을 살아가는 동안 우리의 삶 속에서 즐거움을 공유하고 괴로움을 함께 나누며 서로 돕는 인생의 중요한 동반자이다.

(1) 친구의 특성

친구관계는 다른 인간관계와 다른 몇 가지 특성을 가지고 있다(권석만, 2008).

첫째, 친구관계는 서로 동등한 위치의 인간관계이다. 친구관계는 대등한 위치에서 맺는 인간관계이기 때문에 위계관계에서 지켜야 하는 심리적 부담과 제약이 적다. 때로는 이러한 조건을 넘어서 친구관계를 형성하는 경우도 있으나 기본적으로는 수직적 관계라기보다는 수평적 관계의 속성을 지닌다.

둘째, 친구관계는 가장 순수한 인간 지향적인 대인관계이다. 즉, 친구관계는 함께 추구해야 할 목표나 과업을 지니고 있는 업무 지향적 관계와는 구분된다. 실리적 목적보다는 상대방에 대한 호감과 우정이 친구관계를 유지하는 주요한 요인이 된다. 따라서 친구관계는 우정과 친밀감을 지향하는 인간중심적 인간관계라고 할 수 있다.

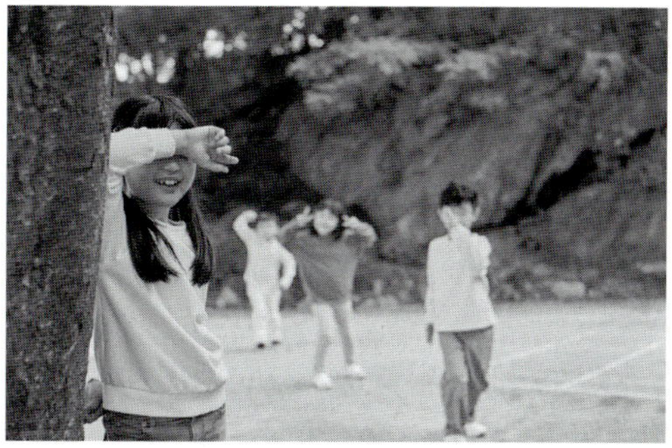

친구관계는 우리의 삶 속에서 서로 돕는 인생의 중요한 동반자이다

셋째, 친구는 여러 가지 측면에서 서로 공유할 삶의 영역이 넓다. 친구관계는 나이, 학력, 지식수준, 사회적 신분 등에 있어서 비슷한 사람들끼리 형성되는 경향이 있다. 삶의 체험이 유사하기 때문에 서로를 이해하고 공감할 수 있는 공유영역이 가장 넓은 관계이기도 하다. 따라서 다른 관계에서 할 수 없는 이야기를 허심탄회하게 할 수 있다.

마지막으로, 친구관계는 구속력이 적어 해체되기 쉽다. 가족관계나 직장에서의 인간관계처럼 관계를 유지해야 하는 의무나 구속력이 적기 때문에 관계의 해체가 어떤 인간관계보다 용이하다. 따라서 친구관계는 그 관계를 유지하기 위한 자발적이고 적극적인 노력을 기울이지 않으면 약화되고 해체되기 쉬운 인간관계이기도 하다.

(2) 친구의 기능

우리는 종종 '친구가 있는가? 가장 친한 친구는 어떤 친구인가?'라는 질문을 받는다. 이러한 질문은 친구가 우리의 삶에 미치는 영향력을 반영하는 것이다. 여기서 친구가 우리의 삶에 미치는 기능을 살펴보면 다음과 같다(정옥분, 2005; Atwater, 1996).

첫째, 친구집단은 사회적 지원과 안정감을 제공한다. 친구는 인생주기에서 서로 유사한 문제를 겪고 있기 때문에 자신의 고통, 갈등, 고민 등을 쉽게 공개할 수 있다. 따라서 친구 간에 서로의 고민에 대해 이해받고 위로받을 때 정서적 안정감을 가지게 되고 스트레스와 긴장 해소에 도움을 준다.

둘째, 친구는 준거집단으로서의 역할을 한다. 우리는 타인과의 비교를 통해 자신을 평가한다. 자신과 여러 가지 조건에서 차이가 있는 사람보다는 비슷한 사람과의 비교자료가 자신을 평가하는 신뢰로운 자료가 될 수 있다. 특히 급격한 변화를 겪는 청년기에는 자신의 경험과 행동을 판단하는 데 기준이 되는 준거집단이 특히 더 필요하다. 부모와의 갈등, 여러 가지 학교문제로부터 오는 스트레스는 비슷한 경험이 있는 친구들의 이해를 받음으로써 도움이 될 수 있다.

셋째, 친구는 보다 성숙한 인간관계를 형성할 기회를 제공한다. 친구관계에서 무엇을 기대하고 기대하지 말아야 하는지를 배우게 된다. 여러 형태의 친구 관계에 참여함으로써 상호성, 협동심의 가치를 배우게 되고, 권위–복종이 특징이던 부모나 교사와의 관계로부터 보다 상호적이고 평등한 관계로 옮겨가는 것을 배운다.

넷째, 친구는 자신의 정체감을 형성하는 데 중요한 역할을 한다. 새로운 역할을 시험해 보고자 할 때 친구들과의 상호작용을 통해 격려를 받을 수 있고, 이는 긍정적인 자아상을 발견하는 데 도움을 준다. 그러나 친구의 기능이 반드시 긍정적인 것만은 아니다. 좋지 못한 친구집단에 소속될 경우 부정적 정체감을 형성하게 될 수 있다.

우리는 인생을 살면서 때로는 친구들에게 어떻게 보여지는가를 우리의 삶에서 매우 중요시 여긴다. 따라서 원만한 친구관계를 유지하고 심화시키기 위해서는 이러한 기능과 역할을 고려하여 노력하는 것이 중요하다.

4) 직장관계

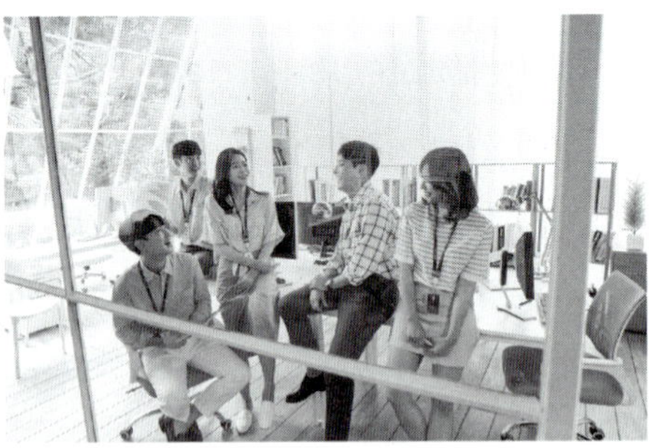

직장에서 함께 일을 하는 직장동료는 우리의 인생에서 매우 중요한 인간관계의 대상이다

에릭슨(Erikson)은 인간의 삶 속에서 일과 사랑의 추구를 가장 중요한 가치로 보았다. 여기서 일(work)이란 휴식, 놀이, 여가활동을 제외한 모든 생산적인 활동을 의미하며 인간은 누구나 일을 하며 산다. 일에 경제적으로 보상이 이루어지는 활동을 직업(occupation)이라 하는데, 여기에는 개인이 지닌 잠재능력을 발휘하는 자기실현활동도 포함된다. 이러한 직업활동은 우리 삶의 매

우 중요한 일부이며 따라서 직장에서의 동료는 우리의 인생에서 매우 중요한 인간관계의 대상이다. 여기서 우리는 직장관계의 특성과 직장에서의 인간관계 유형에 대해 살펴보도록 하겠다.

(1) 직장관계의 특성

직장에서 맺어지는 인간관계의 특성을 살펴보면 다음과 같다.

첫째, 직업은 경제적 보상을 제공한다. 가족이나 친구관계가 애정중심적 인간관계라면 직장은 업무중심적 인간관계로 구분된다. 업무중심적 인간관계는 어떤 사람이든 상관없이 업무 때문에 관계가 형성되고 유지되는 관계이다. 따라서 상대방과의 상호작용을 통해 얻게 되는 이득과 성과가 주요한 목적이 된다. 한편 직장에서 소득을 얻는 대가로 대신 업무수행의 의무가 따라오게 된다. 직장에서 요구하는 기본 방침에 따라야 하고 주어지는 업무를 수행해야 한다.

한편 산업심리학자인 루소(Rousseau, 1990)는 직장 구성원에게 공식적으로 명시된 업무나 의무 이외에 직장조직과 구성원 간에 서로에 대해 문서화되지 않은 암묵적인 기대를 지니고 있다고 하였다. 그는 이를 심리적 계약(psychological contact)이라고 불렀다. 예를 들면, 미국기업체의 인사책임자를 대상으로 신입 사원에 대한 기대를 조사한 결과, 크게 열심히 일하는 것(심지어 근무시간 외에)과 회사에 대해 충성적 태도를 나타냈다. 반대로 신입사원은 역시 직장에 대해 공정한 승진, 높은 임금 등의 암묵적 기대를 가지고 있다(권석만, 2008). 따라서 상호 기대가 충족될 때 원만한 관계를 유지할 수 있다.

둘째, 직장은 목표 지향적인 공동체이다. 직장은 인간의 공통적인 목표를 실현하기 위한 목표 지향적인 공동체이며 직장동료는 이러한 목표 지향적 활동을 협력적으로 하는 동반자이다. 따라서 긍정적으로는 공동의 목표를 위해 함께하는 동지적 관계이며, 부정적으로는 동일한 장에서 비교되는 경쟁자이기도 하다. 직장에서 맺는 인간관계는 업무를 추진하기 위해 구성된 인간관계이므로 추구하는 목표가 달성되면 관계가 해체될 수 있다.

마지막으로, 직장에서 인간관계는 여러 사람으로 구성된 인적 조직구조를 가진다. 인간관계는 구성원의 나이, 춘수, 학번, 계급, 지위, 권한 등의 동등성 여부에 따라 수직적 인간관계와 수평적 인간관계로 나눌 수 있다. 직장에서 맺게 되는 관계는 어느 영역에서보다 다양하다. 직장에서 상대해야 하는 사람들은 상사나 동료, 후배, 그리고 고객 등 무수히 많다. 따라서 직장은 상사와 부하 관계와 같은 수직적 관계와 직장동료와 같은 수평적 관계가 모두 존재한다. 모든 직장은 나름대로의 조직과 운영방침을 가지고 있으며 개인은 그러한 조직과 운영방침에 적응해야 한다. 따라서 효율적인 업무수행을 위해서는 직장 내 또는 관련 기관의 직원들과 원활한 인간관계가 필수적이다.

(2) 직장에서 인간관계 유형

직장에서 맺게 되는 관계는 다양하나 여기서 대표적으로 상사, 부하 그리고 동료관계로 나누어 살펴보면 다음과 같다.

첫째, 직장에서 상사는 부하직원을 통솔하는 리더로서 다양한 역할을 하게 된다. 리더의 역할은 지시자, 감독자, 혁신자, 중재자, 조정자, 촉진자, 후견자, 생산자 등의 역할로 구분할 수 있는데(Quinn, 1988), 일반적으로 다음과 같은 다섯 가지로 분류할 수 있다. 첫 번째 역할은 업무지휘자로서, 부하직원들에게 업무를 설정하고 수행방식을 지시하며 목표달성을 위해 부하직원을 독려한다. 두 번째 역할은 감독평가자로서, 부하직원들이 업무를 제대로 수행하고 있는지를 평가하고 감독한다. 세 번째 역할은 선도혁신자의 역할로서, 부하직원에게 새로운 기술과 지식을 전수할 뿐만 아니라 솔선수범하여 새로운 업무수행방식이나 문제해결방식을 생각해 내고 실현한다. 네 번째 역할은 중계조정자로서, 부하직원 간의 업무협조체계를 조정하고 부서의 대표로서 타 부서나 상관에게 부서의 입장을 설명하고 필요한 지원을 얻어낸다. 마지막으로 다섯 번째 역할은 화합촉진자로서, 부하직원들에게 관심과 애정을 보이고 부서직원 간의 팀워크를 조성하여 의사결정에 부서원들을 참여시키는 역할이다. 이와 같이 직장 내에서 상사의 역할은 다양하며 어떤 역할에 치중하느냐에 따라 직장 내 분위기나 업무유형에 큰 차이를 나타낸다. 따라서 어느 한 역할에 치중하기보다 조화로운 역할수행이 요구된다.

둘째, 직장에서 부하는 나타내는 행동양식에 따라 여러 가지 유형으로 구분된다. 먼저 상사를 대하는 태도의 우호성에 따라 추종형, 저항형, 합리형, 분리형으로 구분할 수 있다. 추종형 부하는 상사의 의견을 존중하고 순종하며 잘 따르는 유형이다. 저항형은 상사의 지휘방식에 불만을 느끼고 반항적인 행동을 나타낸다. 특히 상사가 권위적이고 지배적인 행동방식을 할 경우 더욱 저항적 행동으로 표출될 수 있다. 합리형은 상사에 대해 일방적 추종이나 저항을 나타내기보다는 지시내용의 적절성을 합리적으로 판단하여 행동한다. 즉, 상사의 의견을 존중하되 자신의 의견을 적절하게 제시하는 자기주장적 행동을 나타낸다. 또한 분리형은 상사와 소원한 관계를 맺으며 상사의 지시에 무관심한 태도를 나타낸다.

또한 업무를 수행하는 태도에 따라 부하직원은 만족 열성형, 만족 태만형, 불만 열성형, 불만 태만형으로 나눌 수 있다. 이는 직장과 상사에 대해 호의적인 태도를 가지고 있는지 여부에 따라 만족 또는 불만으로 나누고, 동시에 자신의 업무에 열성적이고 적극적인지 여부에 따라 열성 또는 태만으로 구분한다. 상사의 입장에서 부하가 나타내는 행동양식이나 업무를 수행하는 태도는 직장 내에서는 중요한 평가요인이 되며 인사선발에 중요한 작용을 한다.

셋째, 직장에는 함께 입사했거나 같은 직급에서 일하는 동료관계가 있다. 이러한 직장동료들은 나이, 전공분야, 관심사, 업무내용, 조직에서 겪는 고충 등 여러 측면에서 유사성이 많기 때문에 가장 친밀한 직업적 동반자이자 사교적 동반자가 된다. 그러나 진급과정에서 동료들은 경쟁자가 되기도 한다. 직장에서의 동료관계는 개인에 따라 다양하게 나타날 수 있는데, 직장중심적 인간관계를 나타내는 사람은 동료들과의 관계를 중시하고 근무시간 외에도 취미활동이나 여가활동을 함께하는 반면, 직장 탈피형 인간관계 유형은 동료들과의 관계가 피상적이어서 퇴근 후에는 다른 인간관계에 시간과 애정을 투여한다. 또한 업무를 수행하고 상사와의 관계에서 동료를 배려하는 정도에 따라 직장동료는 돌출형, 희생형, 원만형, 위축형으로 구분될 수 있다. 돌출형은 동료에 대한 경쟁의식이 강해서 상사에게 자신의 업무능력이나 성취를 과장되게 표현하거나 각별한 충성행동을 나타낸다. 따라서 상사와의 돈독한 관계는 유지하지만 동료와의 관계에서는 빈축을 사거나 따돌림 당할 수 있다. 희생형은 자신의 성취를 드러내지 않고 다른 동료의 공으로 돌리고 힘든 일을 자원하여 한다. 이런 사람은 경쟁관계의 긴장을 참지 못하거나 동료로부터 소외되는 것을 두려워하는 경향이 있다. 그리고 속으로는 자신을 알아주지 않는 동료나 조직에 대해 불만을 지닐 수 있다. 원만형은 업무활동이나 상사와의 관계 그리고 동료관계에서 균형을 이루는 사람이다. 가장 원만한 동료관계를 유지하는 사람이지만 한편 상사의 눈에는 평범한 직원으로 여겨질 수 있다. 위축형은 자신의 직무능력에 자신감이 없고 동료들에 대한 열등감을 지니며 동료관계에 소극적인 행동을 나타낸다. 직장조직에서는 고용되어 주어진 직무를 충실히 수행해야 하며 상하 좌우의 직원들과 원만한 관계를 맺어야 한다.

직장은 인생의 가장 많은 시간을 보내게 되는 생계유지와 자기실현의 장이자 인간관계의 장이다. 따라서 직장생활의 만족은 인생의 행복을 결정하는 중요한 요인이 된다. 따라서 직장생활을 성공적으로 이끌기 위해서는 다른 사람에게 호감을 줄 수 있어야 하고, 또 자신의 뜻을 분명히 전달하고 상대방의 말을 정확히 알아듣는 원활한 소통의 기술이 필요하다.

3. 인간관계의 형성

인간관계는 부모-자녀 관계나 형제관계처럼 자신의 선택이 아니라 운명적으로 주어지는 경우도 있고, 친구관계나 연인관계처럼 서로가 원해서 이루어지는 경우도 있다. 이처럼 우리는 인생을 살면서 다양한 관계를 맺게 되는데 관계 양상은 때로는 긍정적이고 때로는 부정적일 수 있다. 따라서 어떤 사람과 어떤 관계를 형성하느냐는 개인의 삶의 질과도 직결되는 중요한 문제이기도 하다. 여기서는 인간관계의 형성을 위한 인상형성, 긍정적 인간관계 형성 측면의 호감, 부정적인 측면의 편견에 관해 살펴보기로 하겠다.

1) 인상형성

사회 속에서 살아가면서 사람과 사람 간의 관계를 형성하는 데 중요한 역할을 하는 것 중 하나가 첫인상이다. 어떤 사람이나 어떤 대상에 대한 첫인상은 그 사람이나 대상에 대한 전반적인 신념이나 지식 또는 기대를 형성하는 데 결정적인 영향을 미친다.

사람들은 단 몇 분간의 만남 속에서도 상대방의 다양한 특징들(예 지능, 연령, 성격, 취미, 습관 등)을 평가하려고 한다. 그런데 대부분의 사람들은 타인이 가지고 있는 특징들을 모두 고려해서 공정하게 인상을 형성하기보다는 매우 한정된 정보에 기초하여 타인들에 대한 광범위한 인상을 형성하게 된다. 사람들이 타인에 대한 인상을 형성할 때 생기는 편향(bias)은 매우 다양하다. 대체로 첫 만남에서는 외모나 외적인 분위기가 첫인상 형성에 영향을 미치게 되는데 이를 초두효과(primacy effect)라고 한다. 첫 만남에서 형성된 인상이나 개인이 어떤 대상에 대해 지닌 고정관념은 상대방에 대한 전반적인 인상을 형성하는 데 영향을 미치게 된다. 이를 후광효과(halo effect)라고 한다. 그러나 장기간 사귀다 보면 처음에 형성된 인상은 차츰 사라지고 개인이 가지고 있는 다양한 특성들이 전반적인 인상형성에 영향을 미치게 되는데 이를 최신효과(recency effect)라고 한다(김애순 · 윤 진, 1997).

2) 호 감

우리는 나에게 물리적인 어떤 불이익이나 이익을 가져다준 경험이 없이도 어떤 사람은 좋아하고 어떤 사람에 대해서는 부정적 평가를 가진다. 이성 간에는 두 남녀가 만나 사랑하는 관계로 발전하거나 또는 취직을 하고 직장사회에서 상사나 동료들과 유대관계를 확장해 간다. 이처럼 어떤 사람은 실제적인 인간관계에 있어 점점 더 마음이 다가가는 데 비해 또 어떤 사람과는 점점 더 멀어지는 경우도 있다. 사회심리학자들은 이와 같이 호감과 대인매력을 느끼게 되는 요인에 대해 연구해 왔다. 다음은 서로에게 호감을 느끼게 되는 요인에 대해 네 가지로 요약하여 설명한 것이다.

(1) 신체적 매력

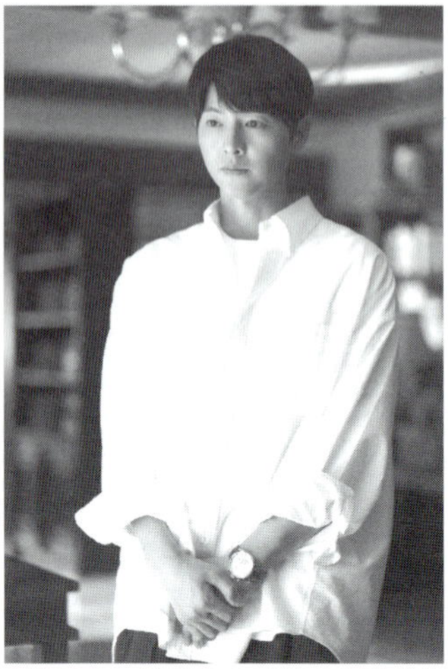

우리는 잘생긴 외모를 가진 사람에게 호감을 가진다
출처 : 열린뉴스통신 (https://www.onews.tv).

우리는 처음 다른 사람을 만났을 경우 그의 외모나 분위기에 따라 호감을 느끼게 된다. 그리고 신체적으로 매력이 없는 사람보다는 신체적 매력이 있는 사람에게 더 호감이 가게 된다. 신체적 매력에 관한 서구사회 선행연구들을 살펴보면 신체적 매력 고정관념이 사회적 능력에 대한 사람의 판단에 가장 큰 영향을 끼치는 것으로 나타났다. 즉, 사람들은 매력이 있는 사람이 덜 매력적인 사람보다 사회적이고 능력이 뛰어날 가능성이 있다고 믿는 것으로 나타났다(Eagly et al., 1991). 신체적 매력은 다른 문화에서도 호감을 예측하는 것으로 보인다. 예를 들어, 10학년에서 12학년 사이의 중국 학생들은 신체적으로 매력 있는 학우들을 더 따랐다(Dong et al., 1996). 그러나 문화 또는 개인적 취향에 따라 매력의 기준은 다르다. 예를 들면, 아프리카계 미국인은 백인보다 비만인 사람에 대하여 부정적인 성격 특성과 연관하는 비율이 낮았다(Hebl & Heaktherton, 1998; Jackson & McGill, 1996). 다행스럽게도 우리는 오랜 기간 동안 인간관계를 맺다 보면 신체적 특성보다는 성격이나 능력 등이 호감도에 더 큰 영향을 미치게 된다.

여기서 신체적 매력이란 단순하게 외모가 '잘생겼다' 또는 '예쁘다'는 평가만을 의미하는 것은 아니다. 실제로 우리는 잘생기거나 예쁜 연예인 모두에게 호감을 가지지는 않는다.

그 밖에 개인적인 특성들로서 성격, 능력 등도 호감에 영향을 미친다. 다른 조건이 같다면 누구나 능력이 있는 유능한 사람을 더 좋아한다. 그러나 보통 사람들은 너무 완벽한 사람보다는 유능하면서도 어딘가 허점이 있는 사람을 더 좋아하는 경향이 있다(Aronson et al., 1966).

(2) 근접성

사람들은 가까이에 있는 사람에게 끌리는 경향이 있다. "out of sight, out of mind"라는 말은 인간관계에서 근접성이 친숙함을 이끌어 낸다는 속성을 잘 표현하고 있다. 따라서 우리는 한 동네에 살거나 같은 대학에 다니는 등 물리적으로 가까이 있는 사람을 좋아하게 될 가능성이 크다. 근접성이 매력을 증가시키는 이유는 우선 자주 만날 수 있어서 친숙성이 증가되기 때문이다. 낯선 자극을 반복해서 접하게 되면 호감이 증가하는 경향이 있으며 이를 단순접촉효과(mere exposure effect)라고 한다. 무엇이나 누구나 더 자주 접촉하면 더 좋아하게 된다(Zajonc, 1968). 일상에서 우리가 흔히 사용하는 '이웃사촌'이라는 표현이나 '열 번 찍어 안 넘어가는 나무 없다'는 속담은 이와 같이 자주 접촉하는 것의 영향력을 설명하는 것이다. 그런데 매일 가깝게 접촉하는데도 좋은 감정이 형성되지 않는 경우는 무엇 때문일까? 그것은 근접성이 호감을 촉진시키기 위해서는 최소한 첫인상이 중간 수준 이상으로 형성되어야 한다는 전제조건이 있다. 최초의 만남에서 첫인상이 부정적으로 형성된 경우에는 아무리 가까이 접근해도 호감이 일어나지 않을 수도 있다는 것이다. 따라서 적어도 최초의 만남에서 부정적인 인상을 주지 않는 것이 호감형성을 위해서는 무엇보다 중요하다.

(3) 유사성

유유상종이라는 말처럼 사람들은 태도, 가치관, 기호, 성격 또는 배경 등이 자신과 비슷하다고 지각되는 사람을 좋아한다. 유사성-매력 효과는 앞에서 말한 신체적 매력 효과보다 더 우세하다. 즉, 사람들은 일반적으로 잘생긴 사람이 나 유능한 사람을 좋아하지만 궁극적으로 자신과 유사한 수준의 외모나 능력을 지닌 사람에게 끌린다. 왜 그럴까? 우리와 유사한 사람은 개인적 타당성을 느끼게 해준다. 유사한 사람은 우리가 가지고 있는 태도가 실제로 옳은 것이라고 느끼게 해주고 한편 유사하지 않은 것은 반감을 불러일으키기 때문이다(Byme & Clore, 1970; Rosenbaum, 1986). 특히 부부나 연인 사이처럼 장기간 지속되는 인간관계에서는 유사성이 두 사람의 관계에 중요한 영향을 미친다. 이와 같이 외모나 기타 특성이 유사해서 자신과 걸맞은 상대를 선택하는 경향을 걸맞추기 현상(matching phenomenon)이라고 한다.

미국의 결혼한 부부를 대상으로 한 통계조사 연구에 따르면, 95% 이상이 같은 인종이었다. 이처럼 부부관계를 맺은 사람들은 연령, 종교, 교육수준, 사회 · 경제적 지위와 같은 사회적 특징들에서뿐만 아니라, 지능과 같은 심리적 특징들 및 신장과 눈동자 색깔 같은 신체적 특징들에서도 서로 유사하였다(Rubin, 1973).

(4) 상호성

사람들은 자신을 좋아한다고 생각하는 사람을 좋아하는 경향을 보인다. 사람은 자신의 욕구를 충족시켜 주거나 보상을 주는 사람을 좋아한다. 아마도 인간에게 가장 좋은 보상은 누군가가 자신을 좋아한다는 사실일 것이다. 사람들은 자신을 좋아한다고 믿어지는 사람들에게 호감을 되돌려준다(Backman & Secord, 1959; Kenny & La Voice, 1982). 자신에게 호의를 보이는 상대를 좋아하는 이유는 상대에게 동일한 정서로 보답하는 일종의 의무감을 느끼기 때문이라는 해석도 있다.

그런데 늘 칭찬하거나 관심을 보이는 사람보다는 애초에는 무관심하다가 점차 호의를 보이는 사람을 더 좋아하게 된다. 반대로 일관되게 비난하는 사람보다는 좋아하다가 태도가 돌변하여 비난하는 사람을 더 싫어하게 된다. 이와 같이 상대의 예상하지 못한 칭찬이나 비난이 호감에 더 큰 영향을 미치는 현상을 득실효과(gain-loss effect)라고 한다. 더욱이 자신이 부정적으로 몰린 상황에서 자신을 긍정적으로 인정해 주는 사람이 있다면 더욱 그를 좋아하게 된다. 그러나 아부나 이익을 위한 칭찬은 호감을 절감시킬 수 있다.

3) 편 견

편견(prejudice)은 주요 대상을 향한 학습된 태도로서, 부정적 감정(혐오, 공포), 부정적 태도를 정당화하려는 부정적 신념(고정관념), 거부를 위한 행동적 의도,

통제, 대상집단의 사람들을 몰아내거나 지배하는 것 등을 포함한다. 따라서 편견은 어떤 집단이나 집단 구성원에 대한 비합리적인 부정적 평가로서 객관적 사실보다는 집단소속에 근거하여 발생한다. 예를 들면, 열심히 일하고 있는 아프리카계 미국인 동료에 대해, 그들은 모두 게으르다고 주장한다면 이는 편견이 나타난 것이다. 편견적인 태도는 개인을 특정 집단의 구성원으로 범주화하거나 취급하는 데 영향을 미치는 편향된 여과기 구실을 하게 된다.

우리가 어떤 대상에 대해 편견을 가지면 그 대상에 대한 판단, 귀인 및 행동 전반에 영향을 미치게 된다. 미국인을 대상으로 한 한 연구에 의하면(Duncan, 1976), 히스패닉계 미국인이 아프리카계 미국인을 뒤에서 밀치는 장면을 보여주었을 때 히스패닉계 미국인 대부분은 장난치고 있다고 보고한 반면, 아프리카계 미국인이 히스패닉계 미국인을 밀치는 장면에 대해서는 폭력을 가하고 있다고 지각하였다.

(1) 사회적 범주화

사람들은 자신이 속하지 않은 집단 구성원들을 향해 부정적인 태도를 쉽게 가진다. 사회적 범주화(social categorization)는 자신과 다른 사람이 속한 집단범주를 통해 사회적 환경을 조직화해 가는 과정이다. 범주화의 가장 단순하고 일상적인 형태는 타인을 좋아하는지 여부에 관한 개인적인 결정으로 구성된다. 이는 '우리와 그들'이라는 범주화를 만들게 된다. 이러한 인지적 구별은 자신이 속한 집단이 다른 집단보다 낫다고 평가하는 등의 내집단 편향(in-group bias)을 야기한다(Jones, 1997). 이와 같은 편견을 가질 때 극히 사소한 차이를 보이는 단서도 외집단을 향한 차별과 편향을 일으키기에 충분한 계기가 된다.

우리는 때로는 이러한 사회적 범주화에 부응하여, '우리'집단에 편향하기 위하여 노력하는 경우도 있다. 이를 사회적인 적응이라 할 수 있을까? 다시 생각해보면, 때로는 '우리'집단에 소속되었을 때 나는 후광효과로 덕을 볼 수도 있을 것이다. 한편 내 자신이 그들의 외집단으로 분류되었다면 나는 나의 본질과는 달리 잘못된 판단으로 피해를 보게 될 것이다. 우리도 일상생활을 해나가면서 주변에서 우리 지역 사람, 우리 학교 출신 사람이라는 내집단 편향 현상을 종종 접하게 된다. 사회심리학에서 말하는 이와 같은 '사회적 범주화'는 일종의 인지적 게으름에서 시작된 것이라 볼 수 있다. 결국 현재의 이익이 이후 나의 불이익 조건이 될 수도 있는 것이다. 만일 인위적으로 구성된 모든 집단에 이러한 영향력이 적용된다면 실제로 이러한 압력이 얼마나 심각하게 작용하는지 이해할 수 있을 것이다.

(2) 고정관념

일반적으로 편견은 고정관념에서 비롯되는데, 고정관념이 어떤 집단이나 구성원의 특징에 관한 인지적 신념이라면, 편견은 평가적 감정을 의미한다. 예를 들면, 미국사회에서 아프리카계 미국인은 게으르다는 생각은 고정관념이며, 그래서 아프리카계 미국인은 싫다는 감정은 편견이다. '인종차별(racism)', '성차별(sexism)'이라는 말을 들으면 어떠한가? 단순하게 판단한다면 이는 '나쁜 것이다'라고 대답할 수 있다. 그러나 우리가 사회에서 인위적으로 구성된 모든 집단에 이러한 영향력이 적용된다면 이는 어렵지 않게 발생하는 현상이다.

'나는 차별행위를 하지 않는다'고 누구도 장담할 수 없다. 왜냐하면 범법행위로 간주되는 차별행위는 고정관념에서 시작되고, 고정관념(stereotypes)은 같은 집단의 모든 구성원에게 적용되는 특성들을 특정 집단 구성원에게 일반화하는 것이다. 우리는 우리에게 익숙한 일반적인 관념에 대해서는 의심의 여지 없이 받아들인다. 남성과 여성에 대한 신념은 어떠한가? 아프리카계 미국인과 백인에 대해서는 어떤 생각을 가지는가? 그렇다면 이러한 신념이 각각의 집단에 속한 구성원들과의 일상생활의 상호작용에 어떻게 영향을 미치는가?

우리는 어떤 대상 또는 집단에 대해 고정관념을 가지면, 이와 같은 관념에 일관성을 유지하기 위해서 자신의 고정관념과 일치하지 않는 정보를 무시하게 된다. 그리고 자신의 고정관념과 일치하지 않는 정보의 가치를 평가절하하는 경향이 있다. 그리고 이와 같은 과정에서 판단된 근거에 대해서 깊이 생각해 보면 '그냥'이라는 대답밖에는 할 수 없다. 우리는 매우 객관적이고 과학적인 방법으로 사고할 것 같지만, 우리 일상에서는 암암리에 많은 고정관념이 있으며, 이는 자연스럽게 평가의 잣대를 만들게 되고 행동적 결과는 차별을 정당화하게 되는 것이다. 따라서 어떤 대상이나 집단에 대해 우리가 가지는 지각에 대해 우리는 '왜'라는 질문을 해볼 필요가 있다. 지금 우리가 혹시 '우리'집단과 사회가 적용하는 긍정적인 고정관념의 이득을 보고 있더라도 이는 객관적 사실이 아니기 때문에 이후에 '우리' 대 '그들'이라는 임의적 구분이 나에 대한 불합리한 부정적인 고정관념으로 작용하여 큰 적대감으로 변할 수 있기 때문이다.

우리는 자신에 대해 '나는 차별적인 사람은 아니야, 편견을 가지지 않아'라고 믿고 있을지 모르지만, 동시대 사회에 존재하는 고정관념에 대해 알고 있다면, 고정관념에 대한 지식은 자신이 깨닫지도 못하는 사이에 어떤 방법으로든 그것을 이용하도록 우리 자신을 자극할 것이다(Devine & Monteith, 1999). 따라서 사회에서 다양한 사람들과 건강한 인간관계를 형성하기 위해서는 먼저 다른 사람을 대면할 때 우리가 가지는 지각이나 판단이 고정관념에 의한 것은 아닌지 끊임없는 인지적 자극을 가질 필요가 있다.

학습정리

1. 현대사회의 조직화, 거대화, 경쟁적이고 다원화된 사회, 질적 가치가 강조되고 전자통신기술의 발달이라는 특성은 현대인을 고독하게 만드는 요인이 된다. 현대 사회구조적 특성은 인간을 근본적으로 타인과의 관계 속에서 살아가야 하는 사회적 존재로 만든다. 따라서 현대는 어느 시대보다 인간관계의 의미를 깊이 생각하고 친밀한 인간관계의 형성을 위해 더 많은 노력이 필요하다.

2. 인간관계의 영역은 크게 가족관계, 이성관계, 친구관계, 직업적 동료관계로 나눌 수 있다.
   1) 가족관계의 특성은 이해관계를 초월한 애정적인 혈연집단이고, 운명공동체이며 출생과 더불어 부여된 인간관계이다. 따라서 지속적이고 여러 구성원으로 구성된 하나의 역동적 체계이다.
   2) 이성관계에서 나타날 수 있는 사랑의 양상은 다양하고 사람마다 사랑을 하는 방식도 각기 다르다. 스턴버그(1986)에 의하면, 사랑은 열정, 친밀감, 책임이라는 세 가지 요소로 구성되어 있다. 사랑의 세 요소(열정, 친밀감, 책임) 각각의 존재 여부에 따라 8가지 조합의 사랑유형, 즉 비사랑, 우정적 사랑, 열정적 사랑, 공허한 사랑, 낭만적 사랑, 허구적 사랑, 동료적 사랑, 완전한 사랑으로 설명할 수 있다.
   3) 친구관계는 대등한 사람과 맺는 수평적 관계이며, 가장 순수한 인간중심적 관계이고 서로 공유할 삶의 영역이 많지만, 구속력이 적어 해체되기 쉬운 특성이 있다. 친구는 주요한 정서적 공감자이자 지지자이며 자기 자신과 자신의 삶을 평가하는 주요한 비교준거가 되기도 한다. 또한 즐거운 체험을 함께 공유하며 자신의 정체감을 형성하는 데 중요한 역할을 한다.
   4) 직장은 공동의 목표와 업무수행을 위해 구성된 사람들의 조직이며 위계적인 인적 구조 속에서 업무를 수행하는 목표 지향적인 공동체이다. 직장에서의 인간관계는 맺게 되는 관계유형이 어느 영역에서보다 다양한데, 예컨대 상사, 부하, 그리고 동료관계 등이 있다.

3. 사람 간의 관계를 형성하는 데 중요한 역할을 하는 것 중 하나가 첫인상이다. 대부분의 사람들은 타인이 가지고 있는 특징들을 모두 고려해서 공정하게 인상을 형성하기보다는 매우 한정된 정보에 기초하여 타인들에 대한 광범위한 인상을 형성하게 된다.

4. 우리는 어떤 물리적 불이익이나 이익을 가져다준 경험이 없이도 어떤 사람은 좋아하고 어떤 사람에 대해서는 부정적 평가를 가진다. 사회심리학자들은 사람들 간의 관계에서 호감과 대인매력을 느끼게 되는 요인으로서, 사람의 신체적 매력, 유능성, 근접성, 유사성, 상호성을 설명하고 있다.

5. 편견(prejudice)은 어떤 집단이나 집단 구성원에 대한 비합리적인 부정적 평가로서 객관적 사실보다는 집단소속에 근거하여 발생한다. 대인관계에서 편견적인 태도는 개인을 특정 집단의 구성원으로 범주화하거나 취급하는 데 영향을 미치는 편향된 여과기 구실을 하게 된다. 편견은 고정관념에서 비롯되는데, 고정관념이 어떤 집단이나 구성원의 특징에 관한 인지적 신념이라면, 편견은 평가적 감정을 의미한다.

CHAPTER 14

건강한 인간관계

학습목표

1. 대인관계 유형에 대해 살펴본다.
2. 부적응적 인간관계의 기준 및 유형에 대해 살펴본다.
3. 건강한 인간관계를 위한 비언어적 대인기술에 대해 살펴본다.
4. 건강한 인간관계를 위한 언어적 대인기술에 대해 살펴본다.

일상을 살다 보면 어떤 사람은 다른 사람들과 비교적 관계를 잘 맺고 바람직한 방향으로 유지하는 반면, 또 어떤 사람들은 인간관계 문제로 많은 고민을 하고 있는 것을 보게 된다. 인간관계는 '나'와 '타인'의 만남을 통한 상호교류에 의해 이루어진다. 이때 나와 타인은 서로 다른 환경에서 성장하여 각기 다른 욕구, 가치관, 사고방식 그리고 행동방식을 지닌 독특한 개성을 지니고 있다. 따라서 우리가 인생을 통해 겪게 되는 사건에 대한 해석과 대처방식도 개인마다 다르다. 하지만 우리는 사회인으로서 어쩔 수 없이 다양한 사람들과 관계를 맺을 수밖에 없다. 인생을 살아가는 과정 중에 인간관계에는 많은 일들이 일어난다. 서로에게 호감을 느껴 우정과 사랑을 주고받는 친밀한 관계로 발전하기도 하지만, 때로는 서로에게 거부감을 느끼고 상처를 주고받으며 미움과 증오를 느끼는 적대적인 관계로 발전하기도 한다. 그렇다면 싫은 사람, 내게 이익이 될 것 같지 않은 사람, 해를 주는 사람이라고 판단되면 그저 회피하면 되는 것일까?

인간관계를 성공적으로 이끌어 갈 수 있는 사교적 능력을 대인기술(interpersonal skill)이라고 한다. 필립스(Phillips, 1978)는 대인기술을 '자신의 권리, 요구, 만족 또는 의무를 효율적으로 수행하며 동시에 타인의 유사한 권리, 요구, 만족, 의무를 훼손시킴이 없이 타인과 자유스럽고 개방적인 교환관계 속에서 자신과 타인의 권리 등을 생산적으로 공유하는 방식으로 타인과 의사소통할 수 있는 능력'이라고 정의한다(강문희 외, 2000). 적절한 대인기술은 건강한 인간관계 형성에 매우 중요한 역할을 한다. 대인기술은 크게 언어적인 영역과 비언어적인 영역으로 구분할 수 있다. 여기서는 먼저 나의 대인관계 양식을 분석해 보고 대인관계를 촉진하는 언어적 대인관계 기술과 비언어적 대인기술에 대해 살펴보도록 하겠다.

1. 나의 대인관계 유형 분석

사람들은 주위 사람들과 인간관계를 맺는 양식이 각기 다르다. 대상에 따라 관계를 맺는 양식이 변화될 수 있지만, 대부분의 사람은 일관성 있는 독특한 대인관계 양식을 성격적 요소로 지니고 있다. 키슬러(Kiesler, 1996)는 대인관계 양식을 지배-복종 차원과 친화-냉담 차원에서 8가지 유형으로 구분하고 있다.

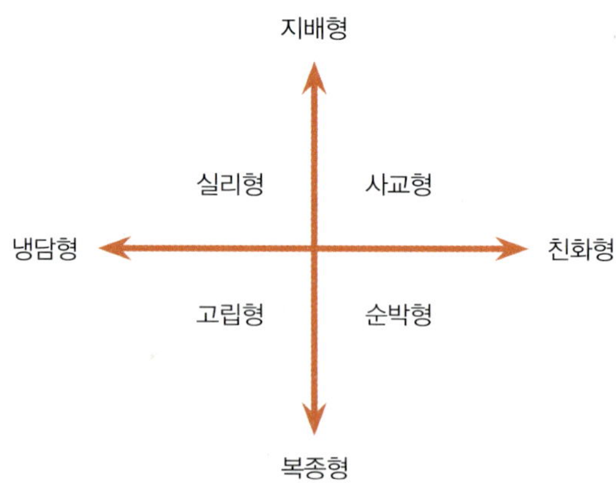

| 그림 14-1 | 대인관계 양식구조

출처 : 권석만(2008). 인간관계의 심리학. 학지사, p. 461.

〈표 14-1〉 나의 대인관계 양식분석

나의 대인관계 양식은 어떤 특성을 나타내는가?

다음 문항은 대인관계 형용사 척도(Interpersonal Adjective Scale : Wiggins, 1995)의 일부 문항을 발췌하여 대인관계 양식을 간편하게 평가해 볼 수 있도록 권석만(2008)이 구성한 것이다. 이 질문지는 자신의 대인관계 양식이나 타인의 대인관계 양식을 평가해 보는 데 사용될 수 있다. 다음에 제시된 문항을 읽고 자기의 성격이나 대인관계를 잘 나타내는 정도에 맞추어 적절한 숫자에 O표 한다.

전혀 그렇지 않다	약간 그렇다	상당히 그렇다	매우 그렇다
1	2	3	4

문 항	평 가				문 항	평 가			
1. 자신감이 있다	1	2	3	4	21. 온순하다	1	2	3	4
2. 꾀가 많다	1	2	3	4	22. 단순하다	1	2	3	4
3. 강인하다	1	2	3	4	23. 관대하다	1	2	3	4
4. 쾌활하지 않다	1	2	3	4	24. 열성적이다	1	2	3	4
5. 마음이 약하다	1	2	3	4	25. 지배적이다	1	2	3	4
6. 다툼을 피한다	1	2	3	4	26. 치밀하다	1	2	3	4
7. 인정이 많다	1	2	3	4	27. 무뚝뚝하다	1	2	3	4
8. 명랑하다	1	2	3	4	28. 고립되어 있다	1	2	3	4
9. 추진력이 있다	1	2	3	4	29. 조심성이 많다	1	2	3	4
10. 자기 자랑을 잘한다	1	2	3	4	30. 겸손하다	1	2	3	4
11. 냉철하다	1	2	3	4	31. 부드럽다	1	2	3	4
12. 붙임성이 없다	1	2	3	4	32. 사교적이다	1	2	3	4
13. 수줍음이 있다	1	2	3	4	33. 자기주장이 강하다	1	2	3	4
14. 고분고분하다	1	2	3	4	34. 계산적이다	1	2	3	4
15. 다정다감하다	1	2	3	4	35. 따뜻함이 부족하다	1	2	3	4
16. 붙임성이 있다	1	2	3	4	36. 재치가 부족하다	1	2	3	4
17. 고집이 세다	1	2	3	4	37. 추진력이 부족하다	1	2	3	4
18. 자존심이 강하다	1	2	3	4	38. 솔직하다	1	2	3	4
19. 독하다	1	2	3	4	39. 친절하다	1	2	3	4
20. 비사교적이다	1	2	3	4	40. 활달하다	1	2	3	4

- 채점하기

(1) 각 유형별 문항에 대한 응답을 합산하여 아래 빈칸에 기록한다. 각 유형의 점수범위는 5~20점이다.

- 지배형(1, 9, 17, 25, 33) ________ - 복종형(5, 13, 21, 29, 37) ________
- 실리형(2, 10, 18, 26, 34) ________ - 순박형(6, 14, 22, 30, 38) ________
- 냉담형(3, 11, 19, 27, 35) ________ - 친화형(7, 15, 23, 31, 39) ________
- 고립형(4, 12, 20, 28, 36) ________ - 사교형(8, 16, 24, 32, 40) ________

(2) 아래 주어진 원형구조상에 자신의 각 유형별 점수를 표시하고 점수들을 연결하여 팔각형을 그린다.

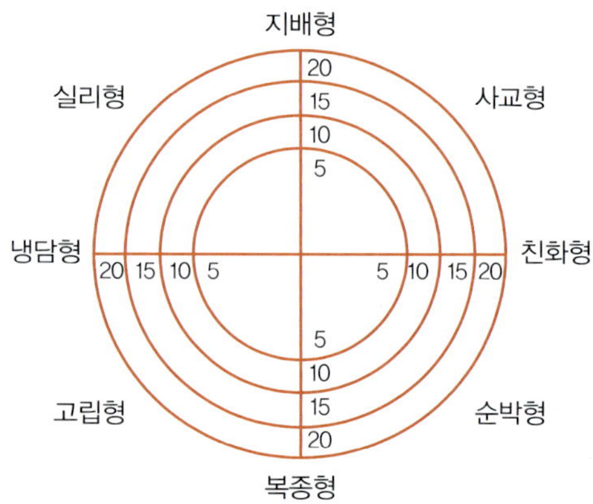

(3) 팔각형의 모양이 중심으로부터 특정 방향으로 기울어진 형태일수록 그 방향의 대인관계 양식이 강한 것으로 해석된다.

- 해석하기

당신의 대인관계 양식은 어떤 특징을 보이는가?

위 원형구조상에 당신의 점수를 표시하고 그것을 선으로 연결하면 팔각형의 모양이 나온다. 그 팔각형이 어느 유형 쪽으로 기울어 있는가에 따라서 당신의 대인관계 유형이 결정된다. 가령 당신의 점수가 실리형과 냉담형 쪽으로 기울어진 팔각형을 그리고 있다면, 당신은 사람들과 사귈 때 거리감을 두며 실리적인 면을 중시하는 유형이라고 볼 수 있다. 이에 대해 당신은 그와 상반된 유형인 순박형과 친화형의 특성을 좀 더 개발하도록 노력한다면 대인관계가 훨씬 더 향상될 것이다.

※ 단, 이 결과는 자신의 대인관계에 대하여 주관적으로 지각한 것일 뿐이므로 고정관념을 갖지 않도록 유의할 필요가 있다.

출처 : 권석만(2008) 재인용.

키슬러의 대인관계에 대한 여덟 가지 유형의 특징은 다음과 같다.

(1) 지배형

대인관계에서 자신감이 있으며 자기주장이 강하고 타인에 대해서 주도권을 행사하는 경향이 있다. 지도력과 추진력이 있어서 집단적인 일을 잘 지휘할 수 있으나, 이러한 경향이 과도할 경우 강압적이고 독단적인 행동으로 나타나서 타인과 잦은 마찰을 겪을 수 있다. 윗사람과의 관계에서는 순종하지 못하고 거만한 모습으로 비쳐질 수 있다. 이런 사람은 타인의 의견을 잘 경청하고 수용하는 자세가 필요하다.

(2) 실리형

대인관계에서 이해관계에 예민하고 치밀하며 성취 지향적이다. 이런 경향이 강한 사람은 자기중심적이고 경쟁적이며 자신의 이익을 우선적으로 생각하기 때문에 타인에 대한 관심과 배려가 부족할 수 있다. 타인을 신뢰하지 못하고 불공평한 대우에 예민하며 자신에게 피해를 입힌 사람에게는 보복하는 경향이 있다. 이런 사람은 대인관계에서 타인과 신뢰를 형성하고 타인의 이익과 입장을 배려하는 노력이 필요하다.

(3) 냉담형

대인관계에서 이성적이고 냉철하며 의지력이 강하고 타인과 거리를 두는 경향이 있다. 이런 경향이 강한 사람은 타인의 감정에 무관심할 뿐만 아니라 타인에게 상처를 잘 줄 수 있다. 타인에게 따뜻하고 긍정적인 감정을 표현하기 어렵고 대인관계가 피상적이며 오랜 기간 깊게 사귀지 못하는 경향이 있다. 이런 사람은 대인관계에서 타인의 감정상태에 깊은 관심을 지니고 타인에게 긍정적인 감정을 부드럽게 표현하는 기술을 습득하는 것이 필요하다.

(4) 고립형

대인관계에서 혼자 있거나 혼자 일하는 것을 좋아하며 감정을 잘 드러내지 않는다. 이런 경향이 강한 사람은 타인을 두려워하고 사회적 상황을 회피하며 자신의 감정을 지나치게 억제한다. 자주 침울한 기분을 나타내며 사회적으로 고립될 수 있다. 이런 사람은 대인관계의 중요성을 인식하고 대인관계 형성에 좀 더 적극적인 노력을 할 필요가 있다.

(5) 복종형

대인관계에서 수동적이고 의존적이며 타인의 의견을 잘 따르고 주어지는 일을 순종적으로 잘한다. 그러나 자신감이 없고 타인으로부터 주목받는 일을 피하며 자신이 원하는 것을 타인에게 잘 전달하지 못한다. 이런 사람은 어떤 일에 대한 자신의 의견과 태도를 확고하게 지니지 못하며 상급자의 위치에서 일하는 것을 매우 부담스러워한다. 이런 사람은 대인관계에서 독립심을 키우고, 자기표현이나 자기주장을 위한 노력이 필요하다.

(6) 순박형

단순하고 솔직하며 대인관계에서 너그럽고 겸손한 경향이 있다. 그러나 이런 경향이 강한 사람은 타인에게 잘 설득당하고 주관 없이 타인에게 너무 끌려다닐 수 있다. 원치 않는 타인의 의견에 반대하지 못하고, 화가 나도 이를 타인에게 잘 표현하지 못한다. 이런 사람은 대인관계에서 타인의 의도를 좀 더 깊게 생각하고 행동하는 신중함이 필요하며 아울러 자신의 의견을 표현하고 주장하는 노력이 필요하다.

(7) 친화형

대인관계에서 따뜻하고 인정이 많으며 타인을 잘 배려하고 도와주는 자기희생적인 태도를 보인다. 그러나 타인을 즐겁게 해주려고 지나치게 노력하며 타인의 고통과 불행을 보면 과도하게 나서서 도와주는 경향이 있다. 타인의 요구를 잘 거절하지 못하고 타인의 필요를 자신의 것보다 앞세우는 경향이 있어 자신의 이익을 잘 지키지 못할 수 있다. 이런 사람은 타인과의 정서적 거리를 유지하고 타인의 이익만큼 자신의 이익도 중요함을 인식할 필요가 있다.

(8) 사교형

대인관계에서 외향적이고 쾌활하며 타인과 함께 대화하기를 좋아하고 타인으로부터 인정받고자 하는 욕구가 강하다. 혼자서 시간 보내는 것을 어려워하고 타인의 활동에 관심이 많아서 간섭하며 나서는 경향이 있다. 흥분을 잘하고 충동적인 성향이 있으며 타인의 시선을 끄는 행동을 많이 하거나 자신의 개인적인 일을 타인에게 너무 많이 이야기하는 경향이 있다. 이런 사람은 타인에게 인정받으려는 자신의 욕구에서 벗어나 자신의 내면적 생활에 좀 더 깊은 관심을 가질 필요가 있다.

2. 부적응적 인간관계

1) 부적응적 인간관계의 준거

현대사회를 살아가면서 우리는 많은 사람들과 접촉하며 생활한다. 성공적인 인간관계 형성은 일상을 살아가며 겪게 되는 시련을 초월할 수 있으며, 우리에게 희망과 기쁨을 주는 원동력이 되기도 한다. 한편 대인관계의 실패는 심각한 정서적 상처와 깊은 우울, 외로움을 가져오기도 한다.

우리는 사람과의 관계 속에 적응해 가야 한다. 인간은 환경과의 상호작용을 통해 적응해 가는 존재이다. 우리는 살아가면서 크고 작은 변화하는 상황에 직면하게 된다. 그러나 그 많은 다양한 상황에서 적응하는 일은 결코 쉬운 일이 아니다. 그래서 많은 사람들이 인간관계 속에서 고통을 느끼고 부적응을 경험하게 된다. 권석만(2008)은 인간이 관계 속에서 겪는 부적응에 대한 기준을 세 가지로 요약하여 설명하였다.

(1) 주관적 불편감

인간관계에서 느끼는 주관적 불편감이 부적응의 기준이 될 수 있다. 이러한 불편감은 다양한 부정적인 불쾌감정을 뜻하며 인간관계 속에서 느끼는 불안, 분노, 우울, 고독, 좌절감 등을 포함한다. 이러한 불쾌감정은 인간관계 속에서 누구나 약간씩은 경험하는 것이지만 이러한 불쾌감정이 참기 어려울 정도로 과도한 상태를 부적응 상태라고 할 수 있다.

(2) 사회규범의 일탈

사회문화적 규범으로부터의 일탈은 부적응의 기준이 될 수 있다. 모든 사회와 집단에는 구성원의 행동규범이 외현적으로 또는 암묵적으로 정해져 있는 것이 일반적이다. 어느 사회이든 남녀노소와 상황에 따라서 상대방에게 지켜야 할 여러 가지 행동규범이 있다. 특히 유교적 예의범절이 중요시되는 한국사회에서는 연소자와 연장자, 남자와 여자, 하급자와 상급자 간에 사용하는 호칭, 인사법, 말투와 행동에 대한 행동규범이 있다. 또한 축하할 때, 애도를 표시할 때, 부탁이나 요청을 할 때 등 상황에 적합한 행동양식이 있다. 인간관계에서 자신이 한 행동이 다른 사람에게 불편감을 주고 불쾌하게 만든다면 그들과 원활하고 친밀한 인간관계를 맺기 어려울 것이다.

(3) 역기능적 인간관계

인간관계의 역기능은 부적응의 기준이 될 수 있다. 이는 개인이 자신의 능력을 발휘하고 추구하는 목표를 달성하는 것이 결과적으로는 손해와 지장을 초래하게 될 때 인간관계는 역기능적이며 부적응적이라고 말할 수 있다. 예컨대 여러 부하직원을 거느리고 일하는 상급자가 지나치게 권위적이고 공격적이어서 부하직원의 사기를 저하시키고 반발을 야기하여 업무를 효율적으로 추진하지 못한다면, 자신은 스스로 불편함을 느끼지 않고 그런 행동을 하더라도 다른 사람들로부터 따돌림을 당하고 집단활동의 효율성을 떨어뜨려 결과적으로 자신에게도 손해를 자초하게 된다.

인간사회 속에서 일어나는 갈등과 불행은 이러한 인간관계의 부적응으로부터 파생되는 경우가 많다. 다원적이고 복잡한 현대사회에서 다양한 상황과 다양한 사람과 부딪히면서 그 속에서 발생하는 인간관계에 모두 원만하고 건강하게 적응하는 것은 쉽지 않을 것이다. 그래서 또한 현대인들의 정신건강을 위해 인간관계가 중요한 문제이기도 하다.

2) 부적응적 인간관계의 유형

개인의 인간관계 문제는 그 사람이 처한 주변 상황에 의해 발생하는 경우도 있고, 그 사람의 개인적인 성격 특성 때문에 발생하는 경우도 있다. 이러한 인간관계 문제는 일시적으로 특정 시기에 발생하기도 하고, 지속적으로 장기간에 걸쳐 만성적으로 겪게 되기도 한다. 권석만(2008)은 부적응적인 인간관계 유형에 대해 크게 네 가지, 즉 인간관계 회피형, 인간관계 피상형, 인간관계 미숙형, 인간관계 탐닉형으로 분류하여 설명하였다.

(1) 회피형

인간관계의 부적응을 경험하는 사람 중에는 인간관계를 회피하고 고립된 생활을 하는 사람들이 많다. 이러한 사람들을 인간관계 회피형이라고 할 수 있다. 이러한 사람들은 인간관계에 대한 욕구와 동기가 적은 사람들이 많다. 인간관계에 매우 소극적이어서 그 결과 거의 친구가 없거나 인간관계의 폭이 매우 제한되어 있다. 인간관계 회피형은 달리 말하면 인간관계 고립형이라고 할 수 있다. 이런 사람은 많은 시간을 혼자 있으려 하며 사람을 만나서 하는 일을 가능한 한 피하는 경향이 있다. 지향적인 일보다는 특히 혼자 하는 일에 몰두하는 경향이 있다. 이러한 유형에 속하는 사람들은 인간관계를 중요하게 생각하지 않는 인간관계 경시형과 인간관계에 대한 불안과 두려움을 가지는 인간관계 불안형으로 구분된다.

(2) 피상형

인간관계 피상형은 깊이 있고 의미 있는 인간관계를 맺지 못하고 피상적인 인간관계를 맺는 사람들이다. 이들은 겉으로 보기에 넓고 건강한 인간관계를 맺고 있는 듯이 보일 수 있지만, 자신의 속마음을 털어놓고 이야기할 수 있는 친한 친구가 없는 사람들이다. 즉, 아는 사람은 많지만 진정한 친구가 없는 사람들이다. 이러한 사람들은 평소에는 커다란 갈등 없이 지내지만 어려움이 생기면 속마음을 털어놓고 자신의 고민이나 괴로움을 같이 나눌 사람이 없기 때문에 심한 외로움과 고독감에 빠져들게 된다.

인간관계 피상형은 다른 사람과 깊이 있고 밀착된 관계를 맺는 것에 대한 불편함과 두려움을 가지고 있는 경우가 많다. 친밀한 관계를 맺게 되면 자신이 상대방에게 구속되어 종속됨으로써 자율성이나 자기정체감을 잃게 될 것에 대한 두려움을 느낀다. 또 친밀한 관계를 형성하는 과정에서는 자기공개를 통해 서로에 대한 개인적인 정보를 주고받는 것에 대한 두려움을 지니며 상대방의 사적인 은밀한 신상 이야기를 듣는 것에 대해서 부담스러워하는 경향이 있다. 따라서 다른 사람과 적당한 거리를 두고 피상적인 수준에서 사귀는 것이 편안하게 느껴진다. 이러한 인간관계 피상형은 피상적인 인간관계를 맺는 이유에 따라 인간관계 실리형과 인간관계 유리형으로 구분된다.

(3) 미숙형

인간관계 미숙형은 대인관계기술 또는 사교적 기술이 부족하여 인간관계가 원활하지 못한 사람들이다. 이러한 사람들은 인간관계 회피형이나 피상형과 달리, 다른 사람과 친밀하고 깊이 있는 인간관계를 맺고자 하는 상당한 욕구를 지니며 사람들에게 접근하지만 다른 사람에게 호감을 느낄 수 있도록 자신을 적절하게 표현하는 기술이 부족하다. 대인관계 기술이 부족하고 미숙한 사람들이다. 따라서 사람들에게 접근하고 친밀한 관계를 맺기 위해 노력하지만 결과적으로 친밀한 관계를 맺는 데 실패하는 사람들이다. 흔히 이러한 유형의 사람들은 다른 사람과의 관계에서 소외당하거나 갈등을 야기하는 경우가 많다. 인간관계 미숙형은 대인관계기술의 미숙으로 인해 나타나는 부적응 문제의 양상에 따라 인간관계 소외형과 인간관계 반목형으로 구분된다.

(4) 탐닉형

인간관계 탐닉형은 다른 사람과의 친밀한 관계를 강박적으로 추구하는 사람들이다. 이러한 유형에 속하는 사람들은 마치 인간관계에 중독된 것처럼 혼자 있으면 불안하고 허전하여 참을 수 없다. 그래서 이러한 불안과 고통을 덜어줄 사람을 찾아 해맨다. 또한 다른 사람과 피상적인 관계가 아니라 서로 깊이 신뢰할 수 있는 밀접한 관계를 맺으려 한다. 이들은 항상 서로에 대해 관심과 애정을 가지고 서로의 요구를 무엇이든지 받아주며 심지어 생명까지도 함께 나눌 수 있는 강렬한 인간관계를 원한다. 이러한 관계의 형성을 위해서 이들은 상당한 희생과 부담도 감수한다.

아울러 인간관계 탐닉형은 친밀해진 사람을 구속하는 경향이 있다. 늘 자신과 함께 있어주기를 원하고 늘 자신에 대해서 관심과 애정을 가지고 배려해 주기를 원한다. 흔히 늘 붙어 다니며 다른 친구가 가까이 접근하지 못하게 하는 배타적인 단짝친구가 그 한 유형이다. 이런 유형에 속하는 사람은 흔히 질투가 강하다. 이렇게 상대방을 구속하고 인간관계를 제한하게 되면, 상대방은 구속감과 부담감을 느끼게 되고 결국 그러한 인간관계에 불편함을 느끼게 된다. 인간관계 탐닉형은 비교적 짧은 기간 동안에 매우 친밀하고 깊은 관계를 형성하는 경향이 있지만 이러한 관계를 장기간 안정적으로 유지시키지 못하는 경향이 있다. 또한 이들은 소수의 사람들과 배타적이고 제한적인 인간관계에 집착하기 때문에 폭넓은 인간관계를 형성하지 못한다. 이러한 인간관계 탐닉형은 인간관계를 충족시키고자 하는 심리적 목적에 따라 인간관계 의존형과 인간관계 지배형으로 구분된다.

이와 같이 부적응적 인간관계에서 오는 스트레스는 다양한 심리적장애를 유발할 수 있다(제12장 기타 성인기의 정신장애 참조). 또한 이러한 심리적장애는 인간관계의 부적응으로 인해 발생할 뿐 아니라 인간관계의 부적응을 더욱 악화시키는 결과를 초래한다는 데 이의는 없다. 긍정적이고 건강한 인간관계는 행복한 삶뿐만 아니라 정신건강을 유지하는 필수적 조건이라고 할 수 있다.

3. 대인관계 기술

인간관계를 원만히 이끌어 갈 수 있는 사교적 능력을 대인기술(interpersonal skill)이라고 할 수 있다. 이는 자신이 원하는 바를 타인과의 관계 속에서 효과적으로 수행하는 행동적 능력으로서 인간관계에서 자신이 추구하는 목표를 달성하기 위해 구사할 수 있는 언어적 또는 비언어적 능력을 의미하며 사회적 기술(social skill)이라고 부르기도 한다. 대인기술은 크게 비언어적 대인기술과 언어적 대인기술로 나누어 볼 수 있다.

1) 비언어적 대인기술

비언어적 대인기술은 비언어적인 행동을 통해 자신의 의사와 감정을 표현하는 기술을 의미한다. 따라서 의사소통을 촉진하는 여러 가지 기능을 갖는데, 첫째, 언어적 소통내용을 대체하거나 보완해 준다. 둘째, 시각적인 정보들을 추가적으로 제공함으로써 언어적 소통의 강조사항이나 정서적 내용을 풍부하게 전달하게 한다. 셋째, 화자와 청자 간의 의사소통의 흐름을 조절하는 데 도움을 준다. 넷째, 언어적 소통만으로는 표현할 수 없는 타인에 대한 미묘한 태도나 감정을 전달하는 의사소통적 기능을 가진다(Hargie, Saunders, & Dickson, 1981).

특히 동양문화권에 속하는 한국사회는 서구사회에 비해 언어적 행동보다는 비언어적 행동을 통해 의사소통을 하는 비언어적 문화를 지니고 있다. 따라서 비언어적 행동을 잘 구사하여 자신의 의사를 표현하는 기술이 중요하다. 뿐만 아니라 비언어적 행동에 의해서 표현되는 타인의 의도와 감정을 잘 파악하는 것이 매우 중요하며 이러한 능력을 '눈치'라고 한다. 다음은 비언어적 대인기술로서 활용될 수 있는 소통수단에 대한 설명이다(권석만, 2008; 홍경자, 2007).

(1) 얼굴 표정

얼굴 표정은 인간이 감정을 표현하는 가장 중요한 비언어적 수단이다. 인간은 기본적 정서인 기쁨, 놀람, 두려움, 슬픔, 분노, 혐오 등의 감정을 나타내기 위한 독특한 얼굴 표정이나 얼굴 근육운동의 패턴을 가진다(Ekman, 1971). 때로는 어떤 상황에서 느끼는 감정이 우리의 의도와 상관없이 얼굴에 나타나기도 한다.

감정은 얼굴 표정을 통해 분명하게 드러나기도 하지만 미묘하고 약한 감정일 경우 얼굴 근육도 미세하게 움직이기 때문에 우리가 얼굴 표정을 통해 상대방의 감정을 읽는다는 것은 쉬운 일은 아닐 것이다. 그러나 계속 노력하고 훈련하면 얼굴 표정은 의도적으로 조절될 수 있다.

한편 얼굴 표정에서도 시선은 대인관계에서 중요한 역할을 한다. 눈은 '마음의 창'이라는 말이 있듯이, 눈은 우리의 감정을 표현하는 주요한 통로이다. 시선 맞추기(eye-contact)는 눈빛의 강렬함과 눈을 마주치는 시간상의 길이에 따라서 그 사람의 마음과 의도가 달리 전달된다. 강렬한 눈빛은 강한 감정, 즉 정열, 애정, 분노, 증오를 느끼게 한다. 상대방을 응시하지 않거나 보는 둥 마는 둥 하면 상대는 자신을 무시하거나 냉담하게 여긴다고 느낀다.

상대방과 어느 정도로 시선 맞추기를 유지해야 하느냐는 문화권에 따라 다소 차이가 있다. 그러나 어떠한 문화권에서든 상대방과 대화할 때 적절하게 시선을 맞추는 것은 매우 중요하다.

(2) 몸 움직임

우리는 이야기를 하는 동안, 손, 팔, 머리, 다리, 몸통을 끊임없이 움직인다. 이와 같이 타인과 대화할 때 몸 움직임은 많은 뜻을 전달하고 있다. 대화자가 상대방에게 주먹을 불끈 쥔다거나 손가락질을 하거나 목에 힘을 주는 행위를 한다면 자기가 몹시 화가 나 있거나 상대를 제압하겠다는 것을 의미한다. 강연이나 연설을 하는 사람이 어느 대목의 내용을 강조할 때는 강력한 제스처를 사용하기도 한다.

인간관계에서 특히 중요한 몸동작은 인사행동일 것이다. 이러한 인사행동은 문화권마다 매우 다르다. 즉, 고개를 숙이는 방법, 악수를 하는 방법, 엎드려 절을 하는 방법, 코를 비비거나 몸을 껴안는 방법 등 매우 다양하다. 유교적 전통이 살아 있는 우리 문화에서 인사행동은 예의를 나타내는 주요한 방법 중의 하나이다.

몸의 자세 역시 상대방에 대한 태도를 표현하는 중요한 수단으로서, 예를 들면 상대방에 대해 호의와 관심을 지니고 있을 때는 그를 향해 몸을 앞으로 기울이는 경향이 있다. 반면 자신을 과시하려 하거나 상대방에 대해서 지배적 태도를 나타내려는 사람은 가슴을 펴고 목에 힘을 준 상태로 몸을 약간 젖히는 자세를 취한다. 특히 우리 문화에서는 윗사람과 대화를 나누는 상황에서 팔짱을 끼거나 다리를 꼬고 몸을 지나치게 뒤로 젖히는 자세를 취하는 것은 무례하고 건방진 사람으로 오인될 수 있다.

우리는 또한 신체적 접촉을 통해서 상대방에 대한 감정과 태도를 표현한다. 부모는 유아를 안아주고 쓰다듬어 줌으로써 애정을 전달한다. 사랑의 감정과 친밀감은 등을 토닥거림, 팔짱, 키스, 포옹, 애무 등과 같은 신체접촉을 통해서 가장 효과적으로 전달된다. 상대방에게 애정과 호감을 나타낼 때는 말과 함께 적절한 신체적 표현을 하는 것이 좋다.

(3) 말하는 태도

비언어적 의사소통에서 가장 민감한 단서는 억양, 어조와 말의 속도다. 낮고 고른 음색으로 조용히 말하는 사람과 흥분된 음색으로 소리 높여 말하는 사람은 감정표현에서 크게 차이가 있다는 것을 직감할 수 있다. 즉, 억양이나 어조는 말하는 사람의 감정을 전달하는 매체이다. 주저하듯이 말하는 사람을 보면 그가 자신감이 없거나 혼란을 겪고 있다는 것을 느끼게 되고, 헛기침을 하면 쉽게 말이 나오지 않거나 말하는 데 다소 부담감을 느낀다는 것을 감지할 수 있다.

이처럼 상대방에 대한 물리적 거리, 대하는 방향 그리고 만남의 장소 등과 같은 공간적 요인을 잘 활용하여 효과적인 의사소통을 하는 것도 대인기술의 하나이다. 따라서 만남의 목적에 따라 적절한 대화장소나 문화시설에 대한 정보를 활용하는 것도 중요한 사회적 기술이 될 수 있다.

(4) 대화하는 거리

대개 심리적으로 가까운 사람과는 물리적으로 가까이 앉거나 서로 마주보며 대화한다. 반면에 낯선 사람과는 어느 정도의 거리를 유지한다. 그러므로 낯선 사람이 너무 가까이 다가서면 우리는 불안감을 느끼게 되고 의심과 경계의 눈초리를 보내게 된다. 대화하는 상대와 어느 정도의 거리가 적절한가는 문화에 따라 다양하므로 이에 대한 정보를 미리 알고 상대방에 대한 물리적 거리, 바라보는 방향, 만남의 장소 등을 잘 활용하는 것도 중요한 의사소통의 기술이다.

〈표 14-2〉 대화하는 물리적 거리

물리적 거리뿐만 아니라 서로 앉는 방향도 상대방에 대한 태도를 표현하는 중요한 수단이 된다. 아래 그림과 같이 A와 B 두 사람이 직사각형의 탁자에 앉아 서로 대면하는 방식은 여러 가지 경우가 있다. 예를 들어, A가 먼저 와서 앉아 있을 경우 B가 앉는 자리의 선택은 목적과 관계에 따라 다르게 표현된다.

1) B1의 좌석위치 : 매우 친밀한 사이거나 서로 협동적인 일을 할 경우, 특히 이성친구인 경우 상당히 친밀한 애정을 느끼고 있음을 나타낸다.
2) B3의 좌석위치 : 서로 낯선 사이거나 또는 면접이나 협상을 하는 경우, 특히 두 사람이 경쟁적이거나 대립적인 관계에서 협상이나 토론을 할 때 선택한다.
3) B2의 좌석위치 : 두 사람이 어느 정도 친밀하거나 또는 대화나 협의를 하고자 하는 경우에 선택한다.
4) B4와 B5의 좌석위치 : 보통 잘 앉지 않는 자리이며 상대방에게 관심이 없거나 만남에 대한 적극적인 태도가 없음을 나타낼 수 있다.

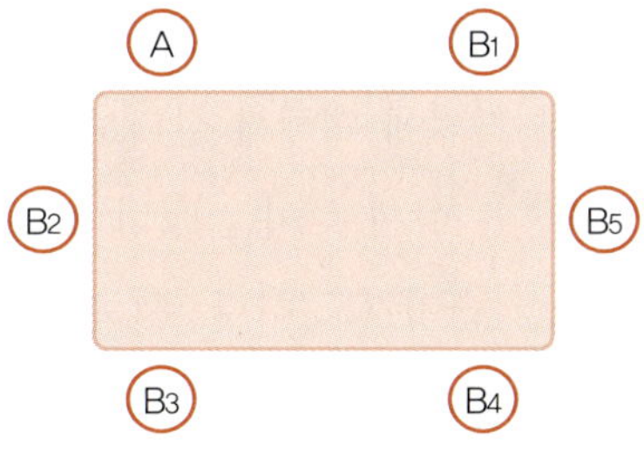

출처 : 권석만(2008). 인간관계의 심리학. 학지사, p. 165.

사람들은 주위 공간에 대해 자신을 중심으로 친밀역(0~60cm), 개인역(60~120cm), 사회역(120~330cm), 공공역(330cm 이상)으로 나누고 매우 친밀한 사람은 친밀역 안으로 들어오는 것을 허용한다고 한다(Hall, 1966). 이렇듯 물리적 거리는 상대방에 대한 친밀감을 표현하는 주요한 공간적 수단이다. 이러한 공간행동은 문화에 따라 차이가 있는데, 예를 들면 아랍인과 남미인들은 매우 가까이 거리하여 대화하는 반면, 아시아인과 유럽인들은 상당히 떨어져서 대화하는 경향이 있다. 상황과 목적에 따라 적절한 인간관계를 형성하기 위해서는 문화적 특성에 따른 대인관계 기술의 특성도 이해할 필요가 있다.

2) 언어적 대인기술

인간의 의사소통에서 주된 통로는 언어이다. 실제로 우리는 일상에서 한 마디 말로 인해 인간관계를 더욱 돈독히 하기도 하고, 반대로 오랜 인간관계를 단숨에 종결시키기도 하는 경우를 종종 경험한다. 우리는 대화하면서 상대방의 이야기를 잘 경청하고 질문도 하며 상대방의 이야기 속에 담긴 뜻을 다시 확인하고 그의 마음에 공감하는 반응을 보낸다. 그리고 경우에 따라서는 설명도 해주고 칭찬, 격려, 훈계나 지적을 해주며 자신의 개인적인 정보를 노출하여 알려주기도 한다. 또한 유머와 농담도 가끔씩 던진다. 자기의 권리나 입장을 지킬 필요가 있다고 생각될 때는 자기를 주장하기도 한다.

여기에서는 대인관계에서 발생하는 문제점이나 갈등을 대화로 풀어가는 데 효과적인 의사소통의 여러 가지 기법에 대해서 살펴보기로 한다. 그것은 문제해결적 대화기법이라고 보아도 좋다. 실제로 이는 상담과 심리치료에서 상담자가 익숙하게 사용하는 의사소통의 기술이기도 하다. 서로 마음이 통하는 관계로 발전시키고 문제해결의 방향으로 인도하기 위해서는 다음과 같은 언어적 의사소통기술이 필요하다(권석만, 2008; 홍경자, 2007).

(1) 공감하기(Empathy)

상대방의 입장에서 상대방을 대하는 태도는 인간관계에서 무엇보다 중요한 대인기술이다. 우리는 대화를 통해서 자신이 한 이야기에 대해서 이해받고 공감받고자 하는 내면적 욕구를 지닌다. 인간관계를 발전시키는 요인으로서 앞에서도 언급했듯이 인간은 자신을 잘 이해해 주는 사람을 좋아하고 호감을 가지며 인간관계를 맺고자 한다. 이렇듯 상대방이 하는 말을 정확하고 깊이 있게 이해하며 감정적으로도 공감하는 반응을 보여주는 것은 깊이 있는 인간관계를 촉진하는 필수적인 요소이다.

특히 상대방의 표현내용에 대해 사실적인 이해를 넘어서 상대방의 주관적인 기분과 입장에 대한 정서적 이해는 매우 중요한 요소이며 이러한 정서적 이해를 특히 '공감' 또는 '감정이입(empathy)'이라고 부른다.

'공감하기'는 상대방이 자신의 상황과 감정을 잘 이해하며 수용하고 있다는 느낌을 주게 된다. 즉, 공감하기는 '내 마음을 나와 같이 알아준다'는 느낌을 주게 되어 상대방과의 관계에서 신뢰가 증대되고 자기공개가 촉진된다. 이러한 공감하기는 노력과 훈련에 의해서 증진될 수 있다. 공감을 잘 하기 위해서는 첫째, 상대방의 말을 자신의 입장과 관점에서 듣기보다 상대방의 입장과 관점에서 이해해야 한다. 둘째, 공감을 잘 하기 위해서는 상대방이 하는 말의 사실적 의미와 더불어 그 이면에 깔려 있는 정서적 의미를 포착하려는 노력이 필요하다. 상대방이 느끼고 있는 감정을 그가 처한 입장과 상황에서 느껴보려는 노력이 중요하다. 그래서 공감을 '감정이입'이라고 부르기도 한다. 셋째, 이렇게 느낀 감정을 상대방에게 적절하게 전달해 주는 것이 필요하다. 특히 상대방이 충분히 표현하지 못한 감정이 있다면 이를 정확한 언어로 표현해 줄 경우 상대방은 자신이 충분히 이해받고 있다는 느낌을 받게 된다.

(2) 경청하기(Listening)

경청하기는 의사소통의 기본적인 과정이며 상대방이 보내는 소통내용에 주의를 기울이고 이해를 하기 위한 노력행동이라 할 수 있다. 이러한 경청하기는 상대방의 소통내용에 대한 관심과 흥미를 표현하며 상대방으로 하여금 개방적이고 솔직한 표현을 촉진하는 기능을 가진다. 언어적 의사소통에서 상대방의 이야기를 잘 듣는 것만큼 중요한 것도 없다.

상대방의 이야기를 경청하는 방법은 크게 '적극적 경청'과 '소극적 경청'으로 나눌 수 있다. '적극적 경청'은 자신이 상대방의 이야기에 주의를 집중하고 있다는 것을 외현적으로 표현하며 듣는 것을 말한다. 예를 들면, 상대방이 한 말 중에서 불확실하거나 이해가 되지 않는 부분에 대해서는 질문을 하거나 자신이 이해한 내용을 상대방에게 말로써 확인하고 때로는 상대방의 말에 공감하고 있음을 나타내기도 한다. 어떤 사람과 대화를 할 때 적극적으로 경청하는 태도는 매우 중요한데, 예를 들면 그 사람과 시선을 맞추고 상대방 쪽으로 몸을 기울이며 그의 어조나 억양의 특징, 언어적-비언어적 표현의 불일치 여부 등에 주의를 기울이고, 때때로 고개를 끄덕이며 상대방이 이야기하는 주제나 흐름을 따라가 주는 것이다. 이에 반해 '소극적 경청'은 상대방의 이야기에 대해서 특별한 외현적 표현 없이 수동적으로 듣는 경우를 말한다. 실제로 우리는 대화 중에 상대방으로부터 외현적 반응이 없을 때 내 말을 듣고 있는지 확인하기도 한다.

우리는 우리의 이야기를 진지하게 잘 들어주는 사람에게 호감을 느낀다. 특히 적극적 경청을 통해 상대방이 나의 이야기에 깊은 관심과 공감을 나타낼 때 우리는 이해받고 있다는 느낌을 갖게 된다. 이런 점에서, 다른 사람의 이야기를 잘 경청한다는 것은 매우 중요한 대인기술이다.

(3) 질문하기(Questioning)

대인관계는 상호작용으로서 서로 다양한 정보를 교환하는 과정이라고 할 수 있다. 질문하기는 이러한 상호작용을 촉진하는 중요한 대인기술이다. 질문하기는 기본적으로 상대방에게 추가적인 정보를 요청하고 상대방의 태도, 감정, 의견을 확인하는 행동이다.

질문은 상대방에게 정보를 요청하는 소극적인 기능뿐만 아니라 상대방의 의견을 변화시키는 적극적인 기능도 지니고 있다. 그러나 때때로 적절치 못한 질문은 상대방을 당혹하게 하거나 조롱과 비난으로 받아들여져 인간관계를 악화시킬 수도 있다. 특히 낯선 사람과 처음 만나는 상황에서 질문을 많이 하는 것은 상대방에 대한 관심과 호기심의 표현보다는 상대방을 당황하게 할 수 있으므로 적절한 내용의 질문을 하는 것이 중요하다. 예를 들면, 그다지 신뢰와 친밀감이 형성되지 않은 사람에게 지나치게 개인적인 사생활이나 열등한 신체적 특성에 대해 질문하는 것은 적절하지 않다. 대인관계에서는 상대방에 대해 관심이 있다고 해서 일방적으로 질문공세를 퍼붓는 것보다는 상대방의 질문을 받고 응답을 하고 또 상대방에게 질문을 하는 균형 있는 주고받기식 질문이 중요하다.

(4) 설명(Explaining)과 강화주기(Reinforcement)

우리는 인간관계 속에서 자신의 입장, 생각, 지식을 상대방에게 전달해야 하는 상황에 자주 부딪히게 된다. 예를 들면, 자신이 처한 상황을 상대방에게 납득시켜야 하는 경우, 상대방에게 자신의 의견을 이해시키고 설득시키는 경우, 자신이 알고 있는 지식을 여러 사람 앞에서 발표하는 경우와 같이 자신의 생각을 전달해야 하는 상황이 많다. 이렇듯 자신의 생각을 표현하고 설명하는 일은 중요한 대인기술의 하나이다.

설명하기는 자신이 소유하고 있는 정보를 상대방에게 제공하고 공유하기 위한 중요한 의사소통기술이다. '설명하기'를 잘 하기 위해서는 몇 가지 노력이 필요하다. 첫째, 설명하는 상황과 대상에 대한 고려가 필요하다. 개인적인 입장을 설득하기 위한 설명과 여러 사람 앞에서 공부한 내용을 발표하기 위한 설명의 경우에는 그 방식이 달라질 수 있다. 또한 듣는 사람의 이해수준에 맞추어 설명하는 것이 중요하다. 둘째, 설명할 내용, 순서, 방식 등에 대해서 미리 계획하고 준비하는 노력이 필요하다. 설명할 내용의 골격을 메모지에 정리해 보거나 간략한 경우에는 머릿속으로 정리해 보는 것이 좋다. 셋째, 설명할 내용을 간결하고 분명하며 정확하고 체계적으로 표현하는 것이 바람직하다. 장황하고 불분명하며 비논리적인 설명은 상대방이 이해하기 어렵다. 물론 이런 점들은 설명의 내용과 목적에 따라 조절되어야 할 것이다. 설명하는 상황에 따라 때로는 간결하게, 때로는 구체적으로 상세하게, 때로는 명쾌하게, 때로는 감동적으로 설명해야 할 때가 있다. 마지막으로, 보조적인 발표도구를 활용하는 것도 도움이 된다. 특히 여러 사람 앞에서 발표를 해야 하는 상황에서는 그림이나 표와 같은 시각적 자료를 시각적 매체를 사용하여 제시하는 것도 효과적인 설명에 중요하다.

한편 대인관계에서 나를 설명하고 알리는 것도 중요하지만 더불어 상대를 인정한다는 설명도 필요하다. 즉, 대인관계에서 타인에 대한 강화주기는 타인에 대한 인정, 긍정, 칭찬, 격려, 지지를 전달하는 언어적 표현을 의미한다. 강화주기는 상대방으로 하여금 자신이 따뜻하게 이해받고 수용되고 있다는 느낌을 갖게 함으로써 현재의 대인관계에 대한 관심과 참여를 높인다. 아울러 상대방의 자신감과 자존감을 높여주게 되어 대인관계가 즐겁고 보상적인 것으로 느껴지게 한다(Hargie et al., 1981).

(5) 자기공개하기(Self-disclosure)와 자기주장하기(Self-assertion)

대인관계를 심화시키는 대인기술이 자기공개하기이다. 자기공개하기는 대인관계에서 주변 사람들에게 일반적으로 알려져 있지 않은 자신의 개인적인 정보를 상대방에게 의도적으로 노출시키는 행위이다(Fisher, 1984; Worthy, Gary, & Kahn, 1969). 자기공개하기는 상대방으로 하여금 자신에 대한 경계심과 두려움을 완화시키고 신뢰감을 증진시키는 데 효과적이다. 자기공개 이후에는 좀 더 솔직하고 깊이 있는 대화가 가능해지며 서로 사적인 정보를 공유하게 된다. 따라서 상대방에 대한 개방성과 신뢰가 높아지게 되어 대인관계가 심화된다.

한편 대인관계에서 그저 자신을 낮추고 상대를 따라 문제를 일으키지 않는 상황에 대해 잘 적응했다고 표현할 수 있는가? 우리는 대인관계에서 적절한 자기주장기술이 필요하다.

자기주장하기는 여러 심리학자에 의해서 오래전부터 주목되어 온 중요한 대인기술이다. 자기주장하기는 자신의 개인적인 권리를 옹호하고 향상시키기 위해서 타인의 권리를 존중하면서 동시에 자신의 사고, 감정, 신념을 직접적이고 솔직하게 표현하는 행동을 의미한다(Lange & Jakubowski, 1976). 이러한 자기주장하기는 타인의 권리를 손상하고 위협하는 공격적 행동과는 구분된다. 자기주장하기에 대해 라자루스(Lazarus, 1971)는 네 가지로 구분하였는데, 그 첫째는 들어주기 어려운 타인의 요청을 거절하는 것, 둘째는 타인에게 부탁을 하거나 요청을 하는 것, 셋째는 긍정적 감정과 부정적 감정을 표현하는 것, 마지막으로 대화를 원하는 때에 시작하고 원하는 때에 종결하는 것을 말한다.

(6) 유머(Humor)

유능한 사람은 분명 인간관계에서 호감의 요인이다. 하지만 유능하고 완벽하여 흐트러짐이 없는 사람과 실수가 있어 해프닝을 만들어 내어 웃음을 짓게 하는 사람 중 우리는 누구와 관계를 유지하고 싶겠는가?

유머는 유쾌한 익살, 해학, 농담으로서 인간관계를 맛깔나게 하는 양념과 같은 것이다. 유머는 인간관계의 긴장을 해소하여 타인을 편안하게 만드는 기능을 한다. 인간관계가 항상 재미있고 유쾌할 수만은 없지만, 지나치게 진지하고 딱딱한 인간관계는 부담스러울 수 있다. 따라서 적절하게 재미있는 이야기를 통해 만남을 편안하고 유쾌하게 만드는 것은 중요한 대인기술이다.

그러나 유머를 사용할 때는 몇 가지 주의가 필요하다. 부적절한 상황에서 농담을 하게 되면 오히려 역효과를 가져올 때가 많다. 유머의 내용이 때로는 이성 상대나 연장자에게는 결례가 될 수 있다. 또한 농담에는 타인에 대한 조롱, 무시, 모욕, 비난, 험담과 같은 공격적 내용을 담고 있는 것이 많아 주의해서 사용할 필요가 있다. 악의 없이 무심코 던진 농담이 때로는 상대방의 감정을 상하게 하여 인간관계를 악화시키기도 하고 그 사람에 대한 평가에 부정적 영향을 미치기도 한다. 따라서 유머와 농담은 때와 장소 그리고 대상을 고려하여 적절하게 하는 것이 중요하다.

(7) 신뢰 형성하기(Trusting)

인간관계에 있어 서로를 믿고 신뢰한다는 것은 무엇보다 중요하며 인간관계를 장기적으로 지속시키기 위한 필수적인 요소이다. 루소 등(Rousseau et al., 1990)은 신뢰란 '타인이 나에게 도움이 되는 의도와 행동을 나타낼 것이라는 긍정적 기대와 더불어 그를 돕기 위해 나의 위험을 감수하려는 심리적 상태'라고 정의하였다. 이와 같은 정의에 근거하여 신뢰를 형성하고 유지하기 위한 방법을 살펴보면 다음과 같다. 첫째, 신뢰는 상대방에 대한 깊은 이해이다. 상대방을 잘 알지 못하는 상태에서 그 사람을 신뢰하기란 어렵다. 상대에 대한 진솔한 이해와 서로에 대한 자기공개 수준에 따라 신뢰는 발전하게 된다. 한편 서로 관계가 지속되어 왔음에도 불구하고 적절한 자기공개가 이루어지지 않는다면 신뢰관계로 발전하는 데 제약이 된다. 둘째, 상대방에 대해 수용하고 인정하는 것이다. 수용이란 상대방이 장점과 강점뿐 아니라 단점과 약점을 이해하고 받아들이는 것을 의미한다. 셋째, 서로의 생각과 경험을 공유하는 것이다. 개인적인 신념, 가치, 견해, 감정뿐만 아니라 개인이 가지고 있는 정보나 아이디어를 함께 나누는 것은 신뢰를 돈독히 하는 일이다. 실제로 우리는 개인의 치명적인 비밀스러운 경험을 서로 공유함으로써 상대와의 관계를 더욱 심화시키는 경험을 해보았을 것이다. 넷째, 상대방에 대한 도움행동이 신뢰를 발전시킨다. 상대방을 위해서 기꺼이 나의 위험과 희생을 감수하며 도우려는 의도는 신뢰관계를 강화하게 된다. 실제로 위험상황에서 보여준 상대의 행동이 신뢰를 쌓는 계기가 되기도 한다. 다섯째, 일관성 있는 행동이 중요하다. 신뢰는 상대방의 행동에 대한 일관된 기대와 관련이 있다. 다양한 상황에서 변함없이 일관성 있는 행동을 나타내는 것은 우리에게 신뢰로운 믿음을 준다. 마지막으로 신뢰는 상호적 관계에서 발전한다. 신뢰는 상호적이라서 일방적으로 도움을 주는 관계에서는 신뢰가 형성되기 어렵다. 신뢰는 서로 주고받는 과정에서 발전한다. 인간관계에서 절대적인 신뢰나 절대적인 불신은 바람직하지 않다. 신뢰는 두 사람 간의 상호작용에 의해 끊임없이 변화하는 것이다.

학습정리

1. 나의 대인관계 유형에 대해 살펴본다. 키슬러는 대인관계 유형을 8가지 특징, 즉 지배형, 실리형, 냉담형, 고립형, 복종형, 순박형, 친화형, 사교형으로 설명하였다.

2. 인간은 환경과의 상호작용을 통해 적응해 가는 존재이다. 부적응적 인간관계는 인간관계 속에서 주관적 불편감을 느낄 때, 인간관계 속에서 다양한 부정적인 불쾌감정을 느낄 때, 사회문화적 규범으로부터 일탈될 때, 그리고 인간관계에서의 역기능적 태도로 나타난다. 인간관계의 부적응은 그 원인, 발생 양상, 내용, 심리적 결과 등에 따라 네 가지 유형, 즉 인간관계 회피형, 피상형, 미숙형, 탐닉형으로 분류될 수 있다.

3. 인간관계를 성공적으로 이끌어 갈 수 있는 사교적 능력을 대인기술이라고 한다. 대인기술은 크게 비언어적 대인기술과 언어적 대인기술로 나누어 볼 수 있다.
   1) 비언어적 대인기술은 비언어적인 행동을 통해 자신의 의사와 감정을 표현하는 기술이며 한국사회는 서구사회에 비해 언어적 행동보다는 비언어적 행동을 통해 의사소통을 하는 비언어적 문화를 지니고 있다. 몸의 움직임은 의사소통의 주요한 수단으로서, 얼굴 표정, 시선 맞추기, 몸 움직임, 말하는 태도 및 대화하는 거리를 통해 많은 의미를 전달하게 된다.
   2) 대인관계는 언어적 의사소통의 내용과 질에 의해 크게 영향을 받게 된다. 인간의 의사소통의 주된 통로는 언어이다. 인간은 대화하면서 상대방의 이야기를 잘 경청하고, 질문하며 상대방의 이야기 속에 담긴 뜻을 확인하고 상대의 마음을 공감하는 반응을 보낸다. 경우에 따라서는 설명해 주고 칭찬, 격려, 훈계나 지적을 해주며 자신의 개인적인 정보를 전달하기도 한다. 또한 유머와 농담도 가끔씩 던진다. 자기의 권리나 입장을 지킬 필요가 있다고 생각될 때는 자기를 주장하기도 한다.

4. 대인기술이 부족한 사람은 관계를 형성하고 싶은 동기가 있어도 어떻게 행동해야 하는지 잘 모를 수 있다. 인간관계와 관련된 문제 중에는 혼자만의 노력으로 해결되기 어려운 것들이 많다. 이러한 경우에는 전문가의 도움을 받는 것이 바람직하다.

CHAPTER 15

정신건강 서비스 기관

학습목표

1. 정신건강 서비스 기관의 종류에 대해 살펴본다.
2. 정신건강 서비스 기관의 주요 내용을 살펴본다.

우리는 인생을 살면서 수많은 관계를 형성하며 성장해 간다. 그리고 연령에 따라 적합한 성숙한 기술을 습득하고 적절한 관계 형성에 동참한다. 이러한 관계는 성장과정에서 자연스럽게 학습되기도 하지만 의식적인 노력을 통해 더욱 건강하게 개선되고 향상될 수도 있다. 그러나 때로는 개인적 성향과 환경의 영향으로 적절한 관계 형성에 실패하고 어려움을 겪기도 한다. 이는 관계에서뿐만이 아니라 개인적 심리발달에도 영향을 미치며 개선하려는 시도가 혼자만의 노력으로 성과를 거두지 못하는 경우도 있다. 우리가 사회 속에서 살아가면서 겪는 어려움들은 어떤 것이든 혼자서 이루어지는 것이 아니며 상호적이라는 특성을 가지는 것처럼, 인간관계와 관련된 문제 중에는 혼자만의 노력으로 해결되기 어려운 것들이 많다. 이러한 경우에는 전문가의 도움을 받는 것이 바람직하다. 어떤 형태로든 겪게 되는 심리적 고통이 참기 어렵거나 오래도록 지속되는 경우는 전문가의 도움을 받는 것이 필요하다.

심리적 문제를 가진 개인은 때로는 심리적으로 많이 위축되어 있고 스스로 자신의 문제를 해결하지 못하는 것이 문제인 경우도 있어 문제해결력을 발휘하지 못하고 쉽게 전문가의 도움을 받으려는 문제를 가질 수도 있다. 여기서 제시하는 정보들은 우리가 주변에서 자신 또는 도움을 필요로 하는 다른 사람에게 쉽게 접근할 수 있는 방법을 찾는 데 도움이 될 것이다.

1. 대학상담

우리나라 대학들은 대학교 부설 법정 연구소로서 '학생생활연구소' 혹은 이와 유사한 이름(예 학생상담소, 학생생활상담소 등)을 가진 상담소를 두게 되어 있다. 대학생들의 대학생활 적응상의 문제, 정신건강 문제 및 대인관계 문제, 진로나 취업 등 다양한 문제에 대해 심리 상담 전문가들이 정신건강을 위한 상담활동을 담당한다.

각 대학교마다 실시하는 서비스 내용에는 차이가 있으나 대학생들은 자신이 소속되어 있는 대학교의 이와 같은 상담연구소에서 자유롭게 상담을 신청하여 상담서비스를 받을 수 있다.

2. 산업상담

고용노동부에서는 종업원을 일정 인원 이상 둔 기업은 상담실을 설치하여 종업원의 고충(성희롱 포함)을 듣고 처리해 주도록 권고하고 있다. 최근에는 대기업체에서 그룹사원 및 그 가족들의 심리, 교육, 직장적응의 문제들을 상담할 수 있는 전문상담실을 설치, 운영하기도 한다.

3. 복지기관상담

복지기관은 기본적으로 '사회사업' 혹은 '사회복지'의 개념에 의해서 설립, 운영되므로 그곳에서 상담활동을 하는 이들은 대개 사회복지학에 배경지식을 가지고 있으며 사회복지사 자격을 취득한 사람들이다. 또한 부가적으로 복지관에서는 재활치료팀에서 사회복지학 전공자 이외에 임상심리, 정신건강, 심리학 등의 전공자들을 고용하여 심리검사 및 상담 서비스를 제공하기도 한다. 복지관에 따라 고용되어 있는 상담 관련 전문가와 상담분야의 서비스 내용은 차이가 있으므로 각 복지관에 문의하여 정확한 정보를 얻을 수 있다.

4 정신과 전문의사 상담

종합병원, 대규모 정신병원, 신경정신과 또는 정신건강의학과 등의 이름으로 개업한 개인 정신과 의원에서도 각종 상담활동이 이루어진다. 정신과에서는 약물요법을 비롯한 의학적 처치방법을 주로 사용하지만 상담심리사나 치료사들에 의해 상담을 비롯한 각종 심리치료 및 교육을 다양하게 시도하고 있다.

5. 사설 상담기관

개인, 법인, 혹은 사설단체가 설립하고 유료로 상담을 제공하기도 한다. 아직 유료 상담기관을 개업할 수 있는 전문가 자격에 대해서는 법적으로 구체적인 정의가 되어 있지 않지만 대개는 발달심리사, 상담심리전문가와 임상심리전문가 등 학회나 협회가 인정하는 상담 관련 전문가 자격을 취득한 전문가들이 상담 서비스를 제공한다.

6. 국가정신건강서비스

우리나라는 국가정신건강정책의 일환으로 정신건강서비스를 실시하고 있다. 그중 정신건강센터는 지역사회 중심의 정신질환의 예방, 조기발견, 상담치료, 재활 및 사회복귀를 목적으로 지역사회 중심으로 서비스를 제공하고 있다.

국가정신건강서비스로서 직장인 정신건강증진사업에서는 직장인의 직무스트레스, 우울 등 정신건강 문제에 관한 자가검진도구 프로그램 제공, 지역사회 내 정신과 전문인력정보 제공 및 연계, 정신건강시리즈 등 관련자료 제공, 직장 정신교육 지원 및 상담서비스를 제공한다. 또한 자살, 중독 등 위기상담에서부터 정신재활, 요양시설까지 정신질환자 및 가족의 삶의 질 향상 및 사회복귀를 위한 재활, 건강관리 서비스 등을 제공하고 있다. 국가가 운영하고 있는 정신건강서비스 기관들을 소개하면 다음과 같다.

1) 정신건강 위기상담전화

정신건강 위기상담전화는 전국 어디에서나 전화를 걸면, 시 · 군 · 구별로 정신건강전문요원 등이 자살위기 상담 등 정신건강상담과 지지, 정신건강정보 제공, 정신의료기관 등을 안내해 준다[전국 동일번호 1577-0199, 국번 없이 129(보건복지콜센터)].

정신건강 위기상담전화 발신 시 휴대전화 이용자를 기준으로 가까운 기초 및 광역정신건강복지센터로 전화연결되며, 야간 및 공휴일의 경우 광역정신건강복지센터로 연결된다.

2) 광역정신건강복지센터

광역정신건강복지센터는 지역사회 중심의 정신건강사업 및 자살예방사업을 기획 및 수립 · 조정 · 수행하는 기관으로 정신건강문제에 대한 통합적이고 지속적인 서비스를 제공한다.

주요 서비스 내용은 다음과 같다.

- 지역사회정신건강복지사업 및 자살예방사업 기획 및 수립
- 지역사회정신건강 진단 및 연구조사 사업
- 지역사회 전문인력 교육 및 관리
- 정신건강 및 자살문제 인식개선을 위한 예방·홍보
- 정신건강문제 및 자살예방 대응체계 구축
- 정신건강위기상담 운영(1577-0199)

3) 기초정신건강복지센터

기초정신건강복지센터는 시·군·구의 지역사회 중심의 정신건강사업 및 자살예방사업을 기획 및 수립·조정·수행하는 기관으로 정신건강문제에 대한 통합적이고 지속적인 서비스를 제공한다.

주요 서비스 내용은 다음과 같다.

- 시·군·구 중증정신질환관리
- 자살 고위험군 조기발견 및 치료
- 아동·청소년 정신건강증진
- 재난 정신건강 서비스 지원
- 행복e음 보건복지통합전달체계 구축

4) 중독관리통합지원센터

중독관리통합지원센터는 지역사회 중심의 중독자를 조기에 발견하고 상담·치료·재활·사회복귀를 지원하는 기관이다.

주요 서비스 내용은 다음과 같다.

- 중독문제 조기발견 및 개입 서비스
- 알코올중독자 사례관리 서비스, 재활프로그램 등
- 중독질환 가족을 위한 사례관리 서비스, 가족모임 지원 서비스 등

- 취약계층 알코올 문제교육 사업
- 아동 · 청소년 예방교육
- 직장인 중독폐해 예방지원
- 마약류 중독자 치료보호사업

5) 자살예방센터

자살예방센터는 지역사회 내 자살문제에 대한 인식개선 노력을 통해 생명존중 문화를 조성하고, 자살 고위험군 조기발견 및 치료를 위한 서비스를 제공하는 기관이다.

주요 서비스 내용은 다음과 같다.

- 대상자 발견, 등록, 상담, 집단프로그램, 치료연계, 치료비(진료비) 지원
- 생애주기별 자살예방교육
- 고위험군에 대한 정신의료기관 연계 및 등록관리서비스 제공
- 자살 유족 지원체계 마련
- 자살 위기대응 및 사후관리체계 마련

6) 정신재활시설

정신재활시설은 정신의료기관에 입원하거나 정신요양시설에 입소하지 아니한 정신질환자의 사회복귀 촉진을 위하여 사회적응훈련, 작업훈련, 생활지도 등을 제공하는 기관이다.

이용대상은 다음과 같다.

- 만 15세 이상으로 정신의료기관의 정기적인 치료를 받고 있는 조현병, 양극성장애, 알코올 사용장애 등 정신질환자로서 사회적응훈련이 필요하고 자해 및 타해의 우려가 적은 자
- 알코올 사용장애를 동반한 정신질환자 및 만 15세 미만의 소아정신질환자는 특별 프로그램을 분리 · 운영하는 경우에 한하여 입소 · 이용 가능

- 정신질환을 동반하는 경우 지적장애인 입소 가능
- 기타 정신질환자의 주치의가 기능상의 장애로 인해 사회적응훈련을 포함한 정신재활시설의 입소 및 이용을 특별히 의뢰하는 경우 입소·이용 가능

7) 정신요양시설

가족의 보호가 어려운 만성 정신질환자를 정신요양시설에 입소시켜 요양 및 보호함으로써 이들의 삶의 질 향상 및 사회복귀를 위한 재활, 건강관리 서비스 등을 제공한다.

이용대상은 다음과 같다.

- 정신건강의학과 전문의에 의하여 정신질환자로 진단된 자로서 본인이 당해 시설에 입소하기를 원하는 자
- 정신건강의학과 전문의에 의하여 정신질환자로 진단된 자로서 보호의무자의 동의를 받아 시설에 입소하고자 하는 자
- 정신건강의학과 전문의에 의하여 정신요양시설에 입소가 필요하다고 진단된 정신질환자로서 보호의무자 2명 이상이 시설 입소를 신청한 자

주요 서비스 내용은 다음과 같다.

- 입소자 건강관리(진료, 약물복용, 건강진단 등), 재활 및 생활지도 등 입소자의 건강유지와 정서함양 및 효과적인 요양을 위하여 적절한 운동과 오락 등 규칙적인 생활 제공
- 작업요법 및 사회복귀 훈련 등

8) 정신의료기관

정신의료기관은 의료법에 따른 의료기관 중 주로 정신질환자를 치료할 목적으로 정신건강복지법상 시설기준 등에 적합하게 설치된 정신병원·정신과의원 및 병원급 이상의 의료기관에 설치된 정신건강의학과를 말한다. 정신의료기관에서 입원 또는 외래치료를 원하는 자를 대상으로 한다.

9) 마약류 중독자 치료보호기관

마약류 중독자 치료보호기관은 마약류 사용자에 대한 마약류 중독 여부의 판별검사와 마약류 중독자에 대한 치료보호를 하기 위해 보건복지부 및 시 · 도 지사가 지정한 전문치료기관이다.

이용대상은 마약류 중독자이며, 주요 서비스 내용은 마약류 중독자 입원 및 외래 치료이다.

10) 국가트라우마센터

2013년 재난 현장을 직접 찾아가는 위기대응 활동을 펼쳤던 국립서울병원 심리위기지원단을 모태로 하여 2018년 4월 국가트라우마센터로 정식 개소하였다. 정신건강복지법에 따라 재난이나 그 밖의 사고로 정신적 충격을 받은 재난 경험자의 심리적 안정과 사회 적응을 돕고 있다.

2020년부터는 코로나19 팬데믹 충격에 대응하기 위해 전국의 정신건강복지센터, 권역트라우마센터와 함께 보건복지부 코로나19 통합심리지원단을 구성하여 총괄운영하고 있다.

주요 서비스 내용은 다음과 같다.

- 권역 트라우마센터 지원 및 관리
- 국가 재난정신건강 전산시스템 운영
- 재난 정신건강 대국민 인식개선 사업
- 마음 안심버스 운영 관리
- 트라우마에 관한 조사 · 연구
- 위기대응 총괄 및 지원
- 재난 심리지원 위기대응 총괄 및 기술지원
- 심리지원 관련 기관 간 협력체계의 구축
- 심리지원을 위한 지침 등 개발 · 보급
- 회복을 위한 트라우마 치료 프로그램 개발 및 운영

- 재난 대응인력 소진관리 프로그램 개발 · 운영
- 재난 정신건강 인력개발(인력개발)
- 재난 정신건강 지원인력 양성 및 훈련
- 재난 정신건강교육 프로그램 개발 및 보급
- 재난 정신건강교육 관리시스템 운영

학습정리

1. 대학상담 : 대학교는 부설 법정 연구소를 두고 대학생들의 대학생활 적응상의 문제, 정신건강 문제 및 대인관계 문제, 진로나 취업 등에 대해 정신건강을 위한 상담활동을 담당한다.

2. 산업상담 : 고용노동부에서는 일정 인원 이상을 둔 기업은 상담실을 설치하여 종업원의 고충을 듣고 처리하도록 권고하고 있다.

3. 복지기관상담 : 복지기관은 기본적으로 사회사업, 사회복지의 개념에 의해 설립 운영하고 있다.

4. 정신과 전문의사 상담 : 종합병원, 대규모 정신병원, 신경정신과 또는 정신건강의학과 등의 이름으로 개업한 개인 정신과 의원에서 상담활동이 이루어진다.

5. 사설 상담기관 : 개인, 법인, 혹은 사설단체가 설립하고 유료로 상담을 제공하기도 한다.

6. 국가정신건강서비스 : 우리나라는 국가정신건강정책의 일환으로 정신건강서비스를 실시하고 있다. 정신건강센터는 지역사회 중심의 정신질환의 예방, 조기발견 상담치료, 재활 및 사회복귀를 목적으로 지역사회 중심으로 서비스를 제공하고 있다.

참고문헌

강문희 · 이광자 · 박 경(2000). **인간관계의 이해**. 서울 : 학지사.

강문희 · 장연집 · 정정옥(1998). **아동정신건강**. 경기 : 정민사.

강태준(2007). 목회자의 스트레스 분석 및 대처양식에 관한 연구. 서강대학교 공공정책대학원 석사학위논문.

곽봉화(2009). 스트레스와 대처방식에 관한 연구 : 인문계 고등학생을 대상으로. 부산대학교 대학원 석사학위논문.

구봉주(2011). 영어 학업 스트레스 및 자아개념이 영어 성취도에 미치는 영향. 단국대학교 대학원 석사학위논문.

권석만(2008). **인간관계의 심리학**. 서울 : 학지사.

권준수 외(2015). **DSM-5 정신질환의 진단 및 통계편람 제5판**. 서울 : 학지사.

김계현 외(2004). **학교상담과 생활지도**. 서울 : 학지사.

김기정(1985). 학업성취와 지각된 학습태도가 자아개념에 미치는 영향. 중앙대학교 대학원 박사학위논문.

김수정 외(2001). **성인발달과 노화**. 서울 : 시그마프레스.

김영애(1985). 유아의 자아개념 증진을 위한 프로그램 연구. 이화여자대학교 교육대학원 석사학위논문.

김유숙 · 박승호 · 김충희 · 김혜련(2007). **자기실현과 정신건강**. 서울 : 학지사.

김정택 · 심혜숙(2007). **16가지 성격유형의 특성**. KPTI 한국심리검사연구소.

김재민(2011). 중학생의 스포츠 활동 참여가 스트레스와 학교생활만족도에 미치는 영향. 경성대학교 교육대학원 석사학위논문.

김지영(2010). 어머니의 양육태도가 학령전기 유아의 자아탄력성에 미치는 영향. 인하대학교 대학원 석사학위논문.

김태련 외(1996). **여성심리**. 서울 : 이화여자대학교출판부.

김현택 외(2005). **현대 심리학 이해**. 서울 : 학지사.

나동석 · 서혜석 · 이대식 · 곽의향 · 김혜미(2008). **정신건강론**. 경기 : 양서원.

류승희(2000). 결손가정과 정상가정 중학생의 자아개념과 심리적 환경 특성의 비교. 충남대학교 교육대학원 석사학위논문.

문미애(2006). 집단미술치료가 저소득층 아동의 스트레스 감소 및 적응행동 향상에 미치는 효과. 서울여자대학교 특수치료전문대학원 석사학위논문.

문영선(2010). 수형자의 비합리적 신념, 스트레스 대처전략이 심리적 적응에 미치는 영향. 대구대학교 재활과학대학원 석사학위논문.

미래창조과학부(2015). 2014년 인터넷중독 실태조사 결과. 미래창조과학부 정보활용지원팀.

박권생 외(2006). 심리학과 삶. 서울 : 시그마프레스.

박명선(2011). 아동의 스트레스 및 자아탄력성과 학교생활 적응 간의 관계. 계명대학교 정책대학원 석사학위논문.

박선미(2010). 중학생의 학업 스트레스와 행복 및 성적의 관계에서 스트레스 대처방식과 정의적 변인의 매개효과. 전북대학교 교육대학원 석사학위논문.

박선환 · 박숙희 · 이주희 · 정미경 · 김혜숙(2008). 정신건강론. 경기 : 양서원.

박영숙(2008). 스트레스 경험과 정서지능이 신체적 증상에 미치는 영향. 순천대학교 대학원 석사학위논문.

박영애 · 최목화 · 양명숙 · 나종혜 · 김민정(2005). 현대인의 자녀양육. 서울 : 학지사.

박혜숙(2011). 아동의 학업 스트레스 수준과 스트레스 대처방식에 따른 심리적 안녕감 차이에 관한 연구. 경원대학교 교육대학원 석사학위논문.

박희숙 · 강민희(2021). 인간행동과 사회환경. 서울 : 창지사.

보건복지부(2021). 2021년 정신건강 실태조사.

__________(2022). 2021년 발달장애인 실태조사 자료.

설진화(2008). 정신건강론. 경기 : 학현사.

성상경(2001). 알코올 약물중독 치료의 실제. 서울 : 하나의학사.

송명자(1995). 발달심리학. 서울 : 학지사.

송인섭(1998). 인간의 자아개념 탐구. 서울 : 학지사.

안창일(2010). 임상심리학. 서울 : 시그마프레스.

오경희(2009). 대학생의 생활 스트레스와 신체 및 정신건강 간의 관계. 삼육대학교 보건복지대학원 석사학위논문.

오세진 외(2005). 인간행동과 심리학. 서울 : 학지사.

오현성(2008). 고등학교 학생의 학교 스트레스와 스트레스 대처행동 및 정신, 신체건강과의 관계. 강원대학교 교육대학원 석사학위논문.

우종하(2000). 인간심리의 이해. 서울 : 학지사.

원정희(2011). 대학 태권도 선수들의 스트레스 원인과 빈도에 관한 연구. 용인대학교 교육대학원 석사학위논문.
윤가현 외(2006). **심리학의 이해**. 서울 : 학지사.
이근후 외(1995). **정신장애의 진단 및 통계 편람**(제4판). 서울 : 하나출판사.
이미경(2004). 대학생의 취업 스트레스와 진로 자기효능감에 관한 연구. 한일장신대학교 아시아태평양 국제신학대학원 석사학위논문.
이선민(2007). 초등학생의 스트레스에 관한 연구. 전남대학교 교육대학원 석사학위논문.
이애경(2009). 자기효능감 수준에 따른 스트레스 요인과 스트레스 대처방안에 관한 연구 : 인문계 고등학생을 중심으로. 상명대학교 복지상담대학원 석사학위논문.
이영실 · 이윤로(2009). **정신건강론**. 서울 : 창지사.
이영철(2010). 지적 장애 용어의 변화와 최근 동향. **지적장애연구**, 12(3), 1-24.
이영호(2006). **정신건강론**. 경기 : 공동체.
이영호 · 송종용(1991). BDI, SDS, MMPI-D 척도의 신뢰도 및 타당도에 관한 연구. **임상심리학회지**, 10(1), 98-113.
이희숙(1984). 자녀가 지각한 부친의 양육태도와 자아개념과의 상관관계. 고려대학교 교육대학원 석사학위논문.
임 혁 · 채인숙(2015). **정신건강의 이해**. 경기 : 공동체.
장연집 · 강차연 · 손승아 · 안경숙(2008). **정신건강**. 서울 : 파란마음.
장연집 · 박 경 · 최순영(1999). **현대인의 정신건강**. 서울 : 학지사.
장윤정(1996). 아동, 청소년의 사회적 지지 및 적응행동에 관한 연구. 서울여자대학교 대학원 석사학위논문.
장현갑 외(2004). **힐가드와 에드킨슨 심리학**. 서울 : 박학사.
장휘숙(2006). **성인심리학**. 서울 : 박영사.
전석균(2014). **정신건강론**(제2판). 경기 : 공동체.
정성인(1998). 아동의 사회적 지지에 따른 일상적 스트레스 및 적응행동에 관한 연구. 이화여자대학교 대학원 석사학위논문.
정옥분(2005). **청년심리학**. 서울 : 학지사.
정옥분 · 정순화(2007). **예비부모교육**. 서울 : 학지사.
정지은 · 김민태(2011). **아이의 자존감**. 서울 : 지식채널.
조대경 · 이관용 · 김기중(1994). **정신위생**. 서울 : 중앙적성출판사.
조수환(2007). **건전한 삶을 위한 정신건강**. 서울 : 동문사.
지수연(2011). 동화책을 활용한 상호작용적 독서치료 활동이 유아의 일상적 스트레스에 미치는 영향. 고려대학교 교육대학원 석사학위논문.

최경숙(2006). 아동발달심리. 경기 : 교문사.

통계청(2022). 2021년 사망원인통계 결과.

홍강의 · 정도언(1982). 사회재적응평가척도 제작 : 방법론적 연구. 신경정신의학, 21(1), 123-136.

홍경자(2007). 자기주장과 멋진대화. 서울 : 학지사.

황혜정 · 김경회 · 이혜경 · 어주경 · 나유미(2003). 아동과 환경. 서울 : 학지사.

Amirkhan, J. H.(1990). A factor analytically derived measure of coping : The coping strategy indicator. *Journal of Personality and Social Psychology, 59,* 1066-1074.

Atwater, E.(1996). *Adolescence*(4th ed.). New York : Prentice-Hall.

Bandura, A.(2000). Social cognitive theory. In A. Kazdin(Ed.), *Encyclopedia of Psychology.* Washington, DC & New York : American Psychological Association and Oxford University Press.

Belsky, J.(1984). The determinants of parenting : A process model. *Child Development, 55,* 83-96.

Bernard, J.(1968). The Eudaemonists. In Klausner, S. Z.(Ed.), *Why Man Takes Chance : Studies in Stress Seeking.* Garden City : Doubled & Company.

Billings, A. G., & Moos, R. H.(1984). Coping, stress, and social resources among adults with unipolar depression. *Journal of Personality and Social Psychology, 46.*

Bloom, B. L.(1984). *Community Mental Bealth : A General Introduction.* Monterey, CA : Brooks/Cole.

Brenner, A.(1984). *Helping Children Cope with Stress.* Massachusetts D.C.

Bropy, J. E.(1979). Teacher behavior and its effects. *Journal of Educational Psychology, 71,* 733-750.

Clausen, J. A.(1993). *American Lives.* New York : Free Press.

Curtis, R. C., & Miller, K.(1986). Believing another likes or dislikes you : Behaviors making the beliefs come true. *Journal of Personality and Social Psychology, 51,* 284-290.

Davies, P. T., & Cummings, E. M.(1995). Children's emotions as organizers of their reactions to interadult anger : A functionalist perspective. *Developmental Psychology, 31*(4), 677-684.

Dong, Q., Weisfeld, G., Boardway, R. H., & Shen, J.(1996). Correlates of social status among Chinese adolescents. *Journal of Cross-Cultural Psychology, 27,* 476-493.

Easterbrooks, M. A., & Goldberg, W. A.(1984). Role of Material Quality in Toddler Development. *Development Psychology, 20,* 504-514.

Ekman, P.(1971). Universals and cultural differences in the facial expression of emotion. In J. Cole(Ed.), *Nebraska Symposium on Motivation*(Vol. 19, pp. 207-284). Lincoln : University of Nebraska press.

European Commission(1999). *Guidance on Work-related Stress.* New York : Bantam Books.

Fisher, D.(1984). A conceptual analysis of self-disclosure. *Journal of the Theory of Social Behavior, 14,* 277-296.

Gates, S. L.(1986). *Education Leadership.* New York : Basic Books Co.

Germain, C. B., & Gitterman, L.(1987). Ecological perspectives. In A Minahan et al.(Eds.), *Encyclopedia of Social Work*(pp. 488-499). MD : National Association of Social Works.

Gerrig, R. J.(2015). 심리학과 삶. 이종한 · 박권생 · 박태진 · 서현란 · 이승연 · 채정민 공역. 서울 : 시그마프레스. (원전은 2013년 출판)

Girdano, Daniel A., Everly, Geoge S., & Dusek, Dorothy E.(2008). *Controlling Stress and Tension.* Benjamin-Cummings Publishing.

Goodglass, H.(1979). Effect of aphasia on the retrieval of lexicon and syntax. In C. J. Fillmore, D. Kempler, & W. S. Y. Wang(Eds.), *Individual Differences in Language Ability and Language Behavior*(pp. 253-260). New York : Academic Press.

__________(1993). *Understanding Aphasia.* San Diego, CA : Academic Press.

Hall, E. T.(1966). *The Hidden Dimension.* New York : Doubleday

Hargie, O., Saudners, C., & Dickson, D.(1981). *Social Skills in Interpersonal Communication.* Cambridge : Brookline Books.

Hatfield, E., & Walster, E.(1978). *A New Look at Love.* Reading, MA : Addison-Wesley.

Hebl, M. R., & Heatherton, T. F.(1998). The stigma of obesity in women : The difference is black and white. *Personality and Social Psychology Bulletin, 24,* 417-426.

Hetherington, E. M., & Parke, R. D.(1993). *Child Psychology : A Contemporary Vieupoint*(4th ed.). New York : MeGraw-Hill.

Holmes, T. H., & Rahe, R. H.(1967). The social readjustment rating scale. *Journal of Psychosomatic Research, 11,* 213-218.

Jackson, L. A., & McGill, O. D.(1996). Body type preferences and body characteristics associated with attractive and unattractive bodies by African Americans and Anglo Americans. *Sex Roles, 35,* 295-307.

Kobasa, S. C.(1979). Stressful life events, personality, and health : An inquiry into hardiness. *Journal of Personality and Social Psychology, 37,* 1-11.

Lange, A., & Jakubowski, P.(1976). *Responsible Assertive Behavior.* Champaign, IL : Research Press.

Lazarus, A.(1971). *Behavior Therapy and Beyond.* New York : Mcgraw-Hill.

Lazarus, R, S., & Cohen, J. B.(1977). Environmental Stress. In Altman, I., & Wohlwill, J. F.(Eds.), *Human Behavior and the Environment : Current Theory and Research.* New York.

Lazarus, R. S., & Folkman, S.(1984). *Stress, Appraisal, and Coping.* New York : Springer.

Lepper, M. R., & Henderlong, J. R.(2001). Turning "play" into "work". In C. Sansone & J. M. Harakiewicz(Eds.), *Intrinsic and Extrinsic Motivation.* San Diego : Academic Press.

Lewis, M., & Brooks-Gunn, J.(1979). *Social Cognition and the Acquisition of Self.* New York : Plenum Press.

Mark, V. H., & Ervin, F. R.(1970). *Violence and the Brain.* New York : Harper & Row.

Maters, W., & Johnson, V.(1966). *Human Sexual Response.* Boston : Little, Brownn.

McClelland, D. C.(1961). *The Achieving Society.* Prinston : D. Van Nostrand.

McCullough, M. H.(1995). Prayer and health : Conceptual issues, research review, and research agenda. *Journal of Psychology and Theory, 23,* 15-29.

Miller, S. M.(1987). Monitoring and blunting : Validation of a questionnaire to assess styles of information seeking under threat. *Journal of Personality and Social Psychology, 52*(2), 345-353.

Mischeson, L., Sugai, D., Wood, R., & Kazdin, A.(1983). *Social Skills Assessment and Training With Children.* NY : Plenum.

Murray, H. A.(1938). *Explorations in Personality.* N. Y. : Oxford University Press.

Pargament, K. I.(1990). God help me : Toward a theoretical framework of coping for the psychology of religion. In M. Lynn & D. O. Moberg(Eds.), *Research in the Social Scientific Study of Religion*(Vol. 2). Greenwich, CT : JAI Press.

Paul, A. M.(1999). Do parents really matter? Kid stuff. In K. L. Freiberg(Ed.), *Human Development*(27th ed.), 128-130.

Pearling, L., & Schooler, C.(1978). The structure of coping. *Journal of Health and Social Behavior, 19.*

Phillips, E.(1978). *The Social Skills Basis of Psychopathology.* NY : Grune & Stratton.

Quinn, J. B.(1988). *Beyond Rational Management.* San Francisco : Jossey-Bass.

Rosenthal, R., & Jacobson, L.(1968). *Pygmalion in the Classroom.* New York : Holt, Rinehart & Winston.

Roth, S., & Cohen, L. J.(1986). Approach, Avoidance, and coping with stress. *American Psychologist, 41*(7), 813-819.

Rousseau, D. M.(1990). New hire perspections of their own and their employer's obligations : A study of psychological contacts. *Journal of Organizational Behavior, 11,* 389-400.

Schmidt, N., & Sermat, V.(1983). Measuring loneliness in different relationships. *Journal of Consulting Psychology, 29,* 552-557.

Selye, H.(1974). *Stress without distress.* Philadelphia : Lippincott.

Shaffer, D. R.(2005). 사회성격발달. 송길연 · 이지연 공역. 서울 : 시그마프레스. (원전은 2003년 출판)

Siegler, R., Deloache, J., & Eienberg, N.(2003). *How Children Development*. New York, NY : Worth Publishers.

Smith, V.(1968). Listening. In O. Hargie(Ed.), *A Handbook of Communication Skills*. New York : New York University Press.

Thomas, A., & Chess, S.(1991). Temperament in adolescence and its functional significance. In R. M. Lerner, A. C. Petersen, & J. Brooks-Gunn(Eds.), *Encyclopedia of Adolescence*(Vol. 2). New York : Garland.

Wiggins, J. S.(1995). *Interpersonal Adjective Scales : Professional Manual*. New York : Psychological Assessment Resources.

Worthy, M., Gary, A., & Kahn, G.(1969). Self-disclosure as an exchange process. *Journal of personalit and Social Psychology, 13,* 59-64.

Yerkes, R. M., & Dodson, J. D.(1908). The relationship of strength of stimulus to rapidity of habit formation. *Journal of Comparative and Neurological Psychology, 18.*

Zajonc, R. B.(1968). Attitudinal effects of mere exposure. *Journal of Personality and Social Psychology. Monograph Supplement, 9*(2, Part 2), 1-27.

경향신문(2014. 11. 5). 아이 조울증, '예민함과 과장' 증상이 4일 지속 시 진료 필요.

경향신문(2023. 5. 24). "SNS가 10대를 위협한다" … 미 공중보건당국 공개 경고. https://www.khan.co.kr/world/world-general/article/202305241757001

과학기술정보통신부(2021). 디지털정보격차, 접근성, 스마트폰과 의존 분야 2021년도 실태조사.

농민신문(2023. 5. 5). 학습장애는 공부 못하는 병? https://www.nongmin.com/article/20230504500346

뉴시스(2022. 3. 24). 스마트폰 이용자 4명 중 1명 '중독' … 유아 중독 비율 28.4%. https://mobile.newsis.com/view.html?ar_id=NISX20220324_0001805674#_PA

동아일보(2023. 5. 24). 가정 폭력 피해 아동 66% 현장 목격 … 적극 지원 필요. https://www.donga.com/news/Society/article/all/20230523/119445483/1

디지털타임즈(2015. 6. 10). 알츠하이머 원인과 진단기술 진화. http://www.dt.co.kr/contents.html?article_no=2015061102101876103001

리얼캐스트 뉴스(2023. 6. 3). 국내 자살률 OECD 평균 2배, 생명보험재단-복지부 자살예방 위해 나선다. https://www.rcast.co.kr/news/articleView.html?idxno=10043

매일경제(2022. 11. 7). 과도한 도파민, 뇌에 그대로 남아 … 마약 중독 땐 신경 영구손실. https://www.mk.co.kr/news/it/10519754

매일신문(2009. 1. 16). 사랑의 유효기간? 과학적으로 입증 가능할까. https//news.imaeil.com/page/view/2009011606312702769

머니투데이(2022. 7. 26). '이상한 변호사 우영우' 작가의 작품에 대한 Q&A. https://news.mt.co.kr/mtview.php?no=2022072617187264714

부산일보(2023. 5. 21). 정신과 질환 사망률 1위 거식증. https://www.busan.com/view/busan/view.php?code=2023051910134919600

아시아경제(2022. 10. 26). 이해받지 못하는 고통 '신체증상장애'. https://view.asiae.co.kr/article/2022102408055667104

아시아경제(2022. 11. 23). 반복 재생되는 고통 … '외상 후 스트레스장애'. https://view.asiae.co.kr/article/2022112114411425753

이데일리(2023. 5. 5). 우울·불안 겪는 아동·청소년 증가. https://www.edaily.co.kr/news/read?newsId=01157846635605968&mediaCodeNo=257&OutLnkChk=Y

전자신문(2022. 9. 5). 비오는 오늘 '한 잔'이 당긴다 … 나도 혹시 '알코올 의존'?!

조선일보(2023. 5. 16). 대한민국 허리 4050, 공황장애 시달린다. https://www.chosun.com/national/welfare-medical/2023/05/16/77IMXDQX5JANZAPRXLIXFK33BM/?utm_source=naver&utm_medium=referral&utm_campaign=naver-news

헬스인뉴스(2022. 9. 21). 오늘도 유치원가기 싫다고 떼쓰는 아이, 혹시 분리불안장애? http://www.healthinnews.co.kr/news/articleView.html?idxno=32502

헬스조선(2011. 1. 23). '사이코패스' 어린시절은 어땠을까?. https://m.health.chosun.com/svc/news_view.html?contid=2010031601716

헬스조선(2022. 12. 5). 신체적, 정서적, 성적 학대가 뇌에 미치는 영향. https://m.health.chosun.com/svc/news_view.html?contid=2022120501282

헬스조선(2023. 5. 28). 나에 대한 신체상을 점검해보자. https://health.chosun.com/healthyLife/column_view.jsp?idx=4574

BBC NEWS 코리아(2022. 7. 16). 살자, 함께하자, 나아가자 … 서울광장서 3년 만에 퀴어축제 열렸다. https://www.bbc.com/korean/62188873

TBC '이규연의 스포트라이트' 캡처(2019. 7. 7). https://blog.naver.com/PostView.nhn?isHttpsRedirect=true&blogId=pyc1909&logNo=221589184999&redirect=Dlog&widgetTypeCall=true&directAccess=false.

찾아보기

인 명

내 용

ㅎ

A

B

C

M

저/자/약/력

■ **김정미**

중앙대학교 심리학과 발달심리 전공 박사
미국 Case Western Reserve University, MSASS 박사 후 과정
전 백석예술대학교 사회복지학부 영유아보육 전공 교수
(주)한솔교육 상무, 한솔교육연구원 원장
현 한양대학교 대학원 아동심리치료학과 겸임 교수
(주)한국RT센터 대표, 한국RT협회 회장

〈주요 저서〉
부모와 교사를 위한 RT반응성교수 교육과정(2008, 2021, 학지사)
K-CDI아동발달검사(2010, 인싸이트)
부모-아동 상호작용 행동평가 K-MBRS & K-CBRS(2013, 학지사)
RT부모교육(2021, 학지사)
K-TABS영유아기질 및 비전형 행동 척도(2021, 인싸이트)

■ **박희숙**

성균관대학교 아동학과 학사
성균관대학교 아동학과 아동심리 및 교육 전공 석사 및 박사
분당차병원 정신과 사회성훈련클리닉 치료사
현 백석예술대학교 보건복지학부 부교수

〈주요 저서〉
인간행동과 사회환경(공저, 2010, 창지사)
언어지도(공저, 2012, 창지사)
협동적 문제해결을 통한 인지발달의 탐색(공저, 2013, 교문사)
유아발달(공저, 2015, 공동체)
보육학개론(공저, 2016, 창지사)
영유아발달(2021, 어가)
아동생활지도와 상담(2021, 창지사)

【제3판】

정신건강론

|공저자| 김정미 · 박희숙

|1판 1쇄| 발행 2016년 9월 5일
|1판 2쇄| 발행 2017년 8월 31일
|2판 1쇄| 발행 2019년 3월 5일
|2판 2쇄| 발행 2019년 9월 25일
|2판 3쇄| 발행 2020년 9월 15일
|3판 1쇄| 발행 2023년 7월 20일
|3판 2쇄| 발행 2024년 7월 30일
|3판 3쇄| 발행 2025년 1월 15일

|발행인| 김동훈
|발행처| 공 동 체

|주소| 경기도 고양시 일산동구 호수로 358-39, 동문타워I 905호(백석동)
|전화| 031) 814-3000(대표)
|팩스| 031) 814-3100
|홈페이지| www.compub.co.kr
|전자우편| compub@naver.com
|출판등록| 2005년 10월 6일
|등록번호| 제396-2005-36호

|ISBN| 979-11-6725-432-0
정가 21,000원